AF493639

TRAITÉ PRATIQUE

DE

LA PUSTULE MALIGNE

ET

DE L'ŒDÈME MALIN

OU DES DEUX FORMES

DU CHARBON EXTERNE

CHEZ L'HOMME

PAR J. BOURGEOIS

Docteur en médecine de la Faculté de Paris,
Ancien interne lauréat des hôpitaux de la même ville,
Médecin en chef de l'hôpital et médecin des épidémies de l'arrondissement d'Étampes,
Membre correspondant de la Société médicale des hôpitaux de Paris
et de celle de Poitiers, etc., etc.

Ars medica tota in observationibus.

BAGLIVI.

PARIS

J. B. BAILLIÈRE ET FILS,

LIBRAIRES DE L'ACADÉMIE IMPÉRIALE DE MÉDECINE,

Rue Hautefeuille, 19.

LONDRES, HIPP. BAILLIÈRE, 219, REGENT STREET. | **NEW-YORK**. BAILLIÈRE BROTHERS, 440, BROADWAY.

MADRID, C. BAILLY-BAILLIÈRE, CALLE DEL PRINCIPE, 11.

1861

TRAITÉ PRATIQUE

DE LA PUSTULE MALIGNE

ET

DE L'ŒDÈME MALIN

4093

8° Td 50 14

PRINCIPAUX TRAVAUX DU MÊME AUTEUR :

Considérations sur quatre polypes du rectum observés sur de jeunes garçons de deux ans et demi à sept ans et sur leur traitement (*Bulletin général de thérapeutique*, 1842).

Mémoires sur la Pustule maligne, spécialement sur celle qu'on observe dans la Beauce (*Archives générales de Médecine*, 1843, 4e série, tome I).

De la Cholérine chez les enfants pendant la première dentition (*Arch.*, 1846, tome XII).

D'une Épidémie particulière de suette survenue concurremment avec celle du choléra en 1849, à Étampes (*Arch.*, 1849, tome XXI).

Sur le traitement de l'Angine tonsillaire par le tartre stibié à haute dose, avec exclusion des émissions sanguines (*Arch.*, 1850, tome XXIII).

Coup d'œil sur les deux épidémies de choléra-morbus qui ont régné à Étampes et dans son arrondissement pendant les années 1832 et 1849. 90 pages.

De la Cautérisation par dilution, au moyen de la potasse caustique (*Arch.*, 1852, tome XXVIII).

De la Gangrène en masse des membres dans la fièvre typhoïde (*Arch.*, 1857, 5e série, tome X).

Sur le ramollissement gélatiniforme de l'estomac et de l'œsophage chez les enfants (*Union médicale*, 1855).

Sur un cas de luxation du fémur dont la réduction fut rendue impossible par un fragment du grand trochanter qui bouchait en partie la cavité cotyloïde et qui était attaché à un lambeau de la capsule fibreuse. (*Union médicale*, 1855).

Note sur une forme particulière d'anasarque déterminée par une longue rétention incomplète d'urine (*Acad. impériale de médecine*, 1855).

Note sur des vers lombrics engagés dans les canaux biliaires et dans le foie, ainsi que sur la fréquence de ces parasites à l'hôpital des Enfants, il y a trente ans (*Union médicale*, 1855).

Sur un cas de suspension complète de sécrétion urinaire, suivie de mort au bout de huit jours, chez un vieillard de 78 ans, bien qu'il n'y ait eu qu'un uretère obstrué par un calcul (*Union médicale*, 1856).

Traitement de la fissure à l'anus par la pommade au nitrate d'argent aidé de lavements froids (*Gazette hebdomadaire de médecine*).

Note sur le traitement de la pneumonie sans émissions sanguines (*Union médicale*).

Corbeil. — Typographie de Crété.

TRAITÉ PRATIQUE

DE

LA PUSTULE MALIGNE

ET

DE L'ŒDÈME MALIN

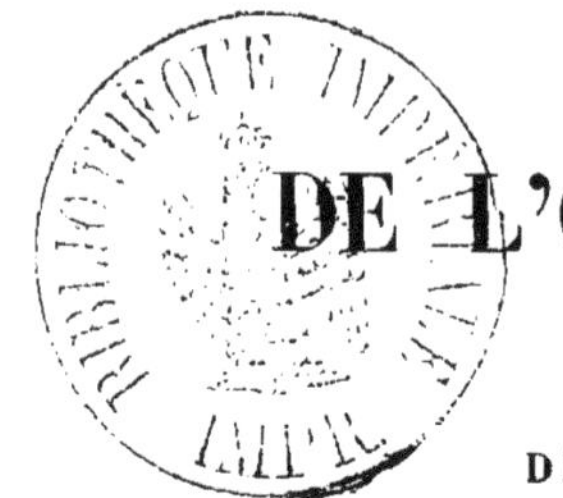

OU

DES DEUX FORMES

DU CHARBON EXTERNE

CHEZ L'HOMME

PAR J. BOURGEOIS

Docteur en médecine de la Faculté de Paris,
Ancien interne lauréat des hôpitaux de la même ville,
Médecin en chef de l'hôpital et médecin des épidémies de l'arrondissement d'Étampes,
Membre correspondant de la Société médicale des hôpitaux de Paris
et de celle de Poitiers, etc., etc.

Ars medica tota in observationibus.

BAGLIVI.

PARIS

J. B. BAILLIÈRE ET FILS,

LIBRAIRES DE L'ACADÉMIE IMPÉRIALE DE MÉDECINE,

Rue Hautefeuille, 19.

LONDRES, HIPP. BAILLIÈRE, 219, REGENT-STREET. | NEW-YORK, BAILLIÈRE BROTHERS, 440, BROADWAY.

MADRID, C. BAILLY-BAILLIÈRE, CALLE DEL PRINCIPE, 11.

1861

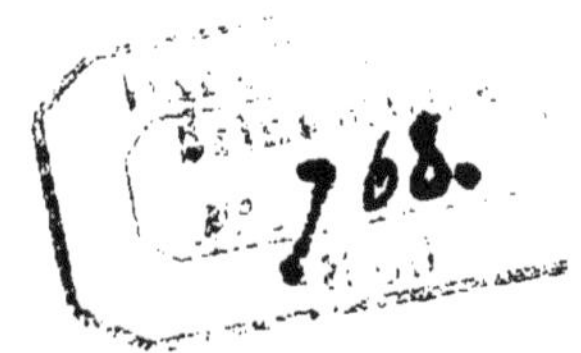

PRÉFACE

A peine fixé dans ce pays pour y exercer la médecine, je ne tardai pas à rencontrer une grande quantité d'affections charbonneuses, et j'avoue que, ne possédant guère que les notions qu'il m'avait été possible de recueillir dans les livres, — je n'avais vu, pendant mon séjour à Paris qu'un seul cas de pustule maligne, — j'étais, presque à chaque pas, étonné, dérouté, en présence des formes si variées qu'affecte ce genre de mal, ainsi que des nombreux faits de détail d'une très-grande importance, qu'il présente, et qu'aucun auteur n'avait exposés jusqu'à nos jours; aussi, je ne dissimulerai pas que je dus commettre beaucoup de méprises. J'étais surtout surpris et effrayé de ce que, dans l'immense majorité des cas, quand on n'est pas appelé pendant sa première période, et de quelque étendue qu'ait été d'ailleurs la destruction des tissus encore vivants au moyen du caustique les accidents tant internes qu'externes n'en continuaient pas moins leur marche progressive, encore bien que la guérison dût survenir le plus souvent; ce qui tient, de toute évidence, à ce que la partie du virus absorbée, ne peut être saisie par la médication topique, quelque énergique qu'elle soit. Je ne voyais jamais non plus ces gangrènes si étendues dont parlent les ouvrages de médecine et de chirurgie, ouvrages faits par des hommes éminents sans doute, mais qui ont à peine aperçu la maladie qu'ils décrivent, par la raison qu'elle est fort rare dans les grandes villes. Lorsque ces immenses escarres existent, elles sont, ou le résultat d'un traitement trop peu ménagé, ou celui d'accidents gangréneux secondaires, comme je crois l'avoir démontré dans le cours de cet ouvrage.

J'avais, en outre, observé que certains gonflements, qui au début n'avaient aucune apparence charbonneuse, ne présentaient pas le plus petit bouton, et étaient constitués par une tuméfaction pâle et indolente, revêtaient cependant au bout de quelques jours tous les caractères de la pustule maligne. Cette sorte de tumeur, inconnue ou non décrite jusque-là, et que je n'avais rencontrée qu'aux paupières lors de ma première publication, je l'avais désignée sous le nom d'*œdème malin* ou *charbonneux*, en raison de sa parfaite ressemblance avec ce genre de d'enflure et aussi de sa nature. Depuis, on l'a trouvée presque partout, et, moi-même, j'en ai vu tout dernièrement un cas mortel développé sous la mâchoire.

J'étais donc déjà en possession d'un grand nombre de documents recueillis sur près de trois cents cas de pustules charbonneuses, lorsque, après douze années de pratique, en 1843, je me décidai à faire paraître dans les *Archives générales de médecine* (1) mes premières recherches. Depuis j'ai eu la satisfaction de voir que les idées nouvelles que j'émettais il y a dix-sept ans ont été reconnues comme vraies par la plupart des hommes qui sont à même de voir fréquemment cette sorte d'affection. Aussi, le plus grand nombre des thèses et les rares mémoires qui ont paru postérieurement sur la matière, ont-ils tenu compte des faits inconnus que je signalais alors.

En 1857, lors de l'importante discussion soulevée devant l'Académie de médecine, à propos de la soi-disant action des feuilles de noyer fraîches (2), je fus, je dois le dire, très-flatté de voir les académiciens les plus éminens s'appuyer sur mes observations et me faire même l'honneur, ainsi que de savants publicistes, de me consulter sur une affection qu'ils étaient loin d'être à même de rencontrer aussi souvent que je puis le faire.

Notre confrère et compatriote, M. Raimbert (de Châteaudun), vient tout dernièrement de faire paraître un

(1) Quatrième série, année 1843, t. I.

(2) *Bulletin de l'Académie de médecine*, t. XXII.

livre remarquable sur les maladies charbonneuses en général, où la pustule maligne tient une large place, comme on doit le penser ; mais je crois être en droit de dire que tout ce qui, dans cet ouvrage, en tant que nouveau et purement pratique a trait à la maladie qui fait l'objet exclusif de cette monographie, est, en grande partie, une paraphrase de mon mémoire de 1843, bien que la source n'en soit pas toujours snffisamment indiquée ; j'en excepte toutefois ce qui concerne l'anatomie pathologique et les recherches microscopiques qui lui sont propres, ainsi que les curieuses expériences faites par la commission de la Société médicale d'Eure-et-Loir sur la transmission des affections charbonneuses des animaux à l'homme, de celui-ci aux animaux, et sur l'identité des diverses maladies charbonneuses affectant nos différentes espèces de bétail. Quelques-unes de ces expériences appartiennent en propre à l'auteur, mais, je le répète, malgré cette petite récrimination, son livre me paraît une œuvre importante sur le sujet qu'il embrasse.

Quand pour la première fois je publiai le résultat de ma pratique sur le charbon externe, mes intentions n'allaient pas jusqu'à donner un ouvrage classique, complet sous tous les rapports, mais bien un modeste mémoire que je m'efforçais de rendre en quelque sorte *tout pratique*. Aujourd'hui que dix-sept nouvelles années se sont écoulées, que pendant cette période de temps j'ai encore pu faire une ample moisson, et bien que mes idées premières n'en aient été que corroborées, j'ai pensé qu'il pouvait être utile de compléter ma précédente publication, et de donner, à cette seconde apparition de mon travail, une étendue plus considérable, ce qui devait amener, en quelque sorte forcément, une modification profonde dans sa forme. Mon premier mémoire destiné à une publication périodique, étant d'ailleurs plus condensé, n'avait besoin ni des divisions, ni des coupures qui m'ont semblé nécessaires dans cette nouvelle publication qui, quoique principalement encore dirigée vers le même but, a dû toutefois ne rien omettre d'important de ce qui a trait de près ou de loin à son sujet, et être, en un mot, plus *monographique*. C'est ainsi que, pour l'anatomie pathologique et l'histologie, j'ai dû faire d'assez nombreux emprunts à M. Raimbert, et comme détail matériel, j'ai été conduit par la force des choses à adopter quelque peu de son arrangement.

Je divise ce traité en deux parties : la première comprenant un court aperçu historique, la description générale de la pustule maligne, l'analyse de sa symptomatologie, l'étude des divers accidents réactionnaires qui lui sont propres, et qu'on confond souvent avec ses symptômes primitifs, l'examen spécial du mal suivant chaque région, l'exposition de l'œdème charbonneux, et enfin celle des désordres anatomiques observés après la mort ;

en un mot, cette première division ne contient, autant que possible, que tout ce qui, dans l'étude des affections charbonneuses externes se compose de faits plus ou moins bien présentés ou décrits, sans doute, mais ne se prêtant que le moins possible à l'interprétation.

Dans la seconde, je commence par l'étude de la nature du virus de la pustule maligne et de l'œdème malin; je fais connaître ensuite ma manière de voir sur leurs variétés *essentielles*. J'expose leur diagnostic, leur pronostic, leur traitement, et comme les difformités que laissent après elles ces maladies sont en grande partie le résultat de ce dernier, ce n'est qu'après l'avoir donné que je décris successivement et par région les désordres permanents qui suivent la cautérisation. Enfin, à l'exemple de M. Raimbert, je termine par une récapitulation générale et par une série de propositions, qui sont un résumé, une condensation de tout ce que contient ce travail.

Dans mon premier mémoire j'avais rassemblé un certain nombre d'exemples de pustules ou d'œdèmes charbonneux offrant les principales formes de ces affections, et je les avais fait précéder la description générale. Cette fois, j'ai préféré suivre la méthode hippocratique, celle qui est plus généralement admise, et consiste à appuyer la partie descriptive d'observations particulières et démonstratives. Ces observations, qui sont toutes tirées de ma pratique et dont je suis complétement sûr, ont dû être bien plus détaillées, quand, au début, il s'est agi de l'exposition d'ensemble que plus tard, lorsqu'il n'a plus été nécessaire que de venir à l'appui de faits exceptionnels ou rares. Dans ces derniers cas, en effet, pour ne pas allonger fastidieusement ces histoires particulières, je n'ai mis en relief que ce qui regardait le point qu'il fallait prouver.

Cette seconde publication, ainsi augmentée et modifiée, aura-t-elle, comme la première, le privilége de fixer l'attention du public médical? C'est aux faits à répondre. Toujours est-il que je me suis efforcé de ne pas démériter et de compléter une œuvre que je n'avais fait d'abord qu'ébaucher.

ÉTAMPES, 10 septembre 1860.

ERRATA.

Page 52, ligne 9, *au lieu de :* bonne augure, *lisez :* bon augure.

Page 64, ligne 1, *au lieu de :* pérotidiens, *lisez,* parotidiens.

Page 66, ligne 14, *au lieu de :* au-dessus, *lisez,* au-dessous.

Page 77, ligne 8, *au lieu de :* 2 heures, *lisez,* 24 heures.

Page 80, ligne 21, *au lieu de :* ne portent pas, *lisez,* ne perdent pas.

Page 85, ligne 2, *au lieu de :* tiraillé, *lisez,* éraillé.

Page 92, ligne 5, *au lieu de :* dangeris, *lisez,* danger.

Pages 118, 119, ligne 2, supprimer le mot nul.

Page 121, ligne 22, *au lieu de :* les branches, *lisez,* les bronches.

Page 123, ligne 1, *au lieu de :* tumescentes, *lisez,* turgescents.

Page 124, ligne 16, *au lieu de :* Rodin, *lisez,* Robin.

Page 239, ligne 21, *au lieu de :* truire, *lisez,* détruire.

Page 281, ligne 23, *au lieu de :* pus, *lisez,* plus.

Page 286, ligne 29, *au lieu de :* la commissure, *lisez,* leurs commissures.

IMPR.

TRAITE

DE LA

PUSTULE MALIGNE

ET DE L'ŒDÈME MALIN

BIBLIOTHÈQUE IMPÉRIALE

PREMIÈRE PARTIE

CHAPITRE PREMIER.

APERÇU HISTORIQUE.

La pustule maligne est encore désignée sous les noms de *feu persique*, *bouton malin*, *puce maligne*, etc. Dans les pays où elle règne, le public l'appelle ordinairement *charbon* tout court, notamment dans notre Beauce.

Autrefois on la confondait avec toutes les affections de nature ou d'apparence gangréneuse, principalement avec les tumeurs des pestiférés, celles d'aspect analogue qui, survenant dans certaines fièvres de mauvaise nature, sont désignées sous le nom d'*anthrax* malin ou charbon de cause interne ; les angines gangréneuses, mais surtout l'*anthrax* bénin.

Les érysipèles gangréneux étaient souvent pris aussi

pour des pustules malignes. Cette confusion n'a même pas encore entièrement cessé pour les médecins peu habitués à rencontrer la dernière de ces affections.

Toutefois les plus anciens auteurs ne paraissent pas l'avoir entièrement méconnue, on trouve dans Celse et dans Paul d'Égine des descriptions qui, sans être exactes, s'y rapportent évidemment. Néanmoins il faut dire qu'ils étaient loin d'en avoir une idée bien nette et même de la désigner par le nom qu'elle porte à présent. Ainsi Ambroise Paré, dans sa description de la peste, dit que le charbon, qu'il différencie de la *bosse* ou bubon, est une petite tumeur ou *pustule maligne*. Il faut arriver à la dernière moitié du dix-huitième siècle pour que la lumière se fasse à cet égard. Les travaux presque simultanés de Fournier, de Montfils, de Vesoul, de Saucerotte, de Chambon, et par-dessus tout le *Précis* d'Enaux et Chaussier (1), finirent seuls par isoler la maladie qui nous occupe, constamment de cause externe, de celles qui, n'étant qu'une manifestation d'affections générales ou internes, présentaient avec elles des ressemblances plus ou moins grandes; pour être entièrement juste, même, on doit dire que c'est dans le Précis des deux derniers auteurs, que cette distinction est nettement et tout à fait établie.

Depuis le mémoire d'Enaux et Chaussier qui parut en 1785, jusqu'à l'époque où j'ai publié mes premières recherches sur le même sujet, on trouve un certain nombre de thèses ou d'opuscules, comme ceux de Bayle, de Bi-

(1) *Méthode de traiter les morsures des animaux enragés et de la vipère, suivie d'un précis de la pustule maligne.* 1785, in-12.

dault, de Villiers, de Regnier (1), etc., qui sans rien ajouter à la description connue, ni s'appuyer en général sur de nombreux faits qui leur fussent propres, n'avaient guère pour but que la démonstration de certaines idées spéculatives ou de faire prévaloir dans le traitement les moyens préconisés par les théories médicales régnantes.

Lorsqu'en 1843 j'ai inséré mon premier travail dans les *Archives générales de médecine*, le grand nombre de cas de cette maladie que j'avais déjà observés, m'avait mis à même de reconnaître que l'histoire du *charbon externe* laissait beaucoup à désirer; ainsi la description générale pouvait être assez juste, mais elle n'entrait dans aucun détail précis de lieu, d'intensité, de durée, etc. Les symptômes internes étaient à peine énoncés encore, d'une manière fautive et méconnaissable ; aucune indication sur les difformités consécutives, sur le genre d'animaux qui peuvent transmettre ce mal à l'homme ne se rencontrait nulle part. Enfin, j'ai fait connaître à cette époque une forme qui n'avait jamais été signalée, et que je proposais d'appeler : *œdème malin* ou *charbonneux des paupières*, parce que je ne l'avais vue encore se développer que sur les voiles oculaires; depuis, on l'a non-seulement retrouvé sur ceux-ci, mais encore sur un très-grand nombre de points du corps.

A partir de 1843, presque tous les auteurs de thèses plus ou moins remarquables ayant pour sujet la pustule maligne, ont adopté les nouvelles idées que j'émettais alors. Il est de même du plus grand nombre de praticiens qui

(1) *Pustule maligne, ou Nouvel exposé des phénomènes observés pendant son cours*. Paris, 1829.

exercent dans les localités où ce mal est habituel. Il est vrai que la plupart des traités généraux s'inspirèrent encore du *Précis* d'Enaux et Chaussier, ce qui tient sans doute à ce que les auteurs de ces ouvrages, quelque position qu'ils occupassent dans la science, avaient peu d'occasions de la rencontrer et surtout de lire ce qui avait été publié depuis 1785, sur la matière. Cependant il serait injuste de passer sous silence les travaux de M. le docteur Rayer (1), ceux de MM. Maunoury et Salmon de Chartres (2), etc.; seulement on doit dire qu'ils n'ont trait qu'à certains points de l'histoire de la pustule charbonneuse. Je dois noter également ici les belles expériences de la commission de l'association médicale d'Eure-et-Loir sur les affections charbonneuses des animaux, leur transmission à l'homme et sur la contagion et l'inoculation de ces affections. Enfin, tout dernièrement, M. Raimbert vient de faire paraître son *Traité des maladies charbonneuses;* je ne répéterai pas ce que j'en ai dit dans la préface de ce traité, j'ajouterai seulement que ce livre remarquable comble une lacune qui restait dans la connaissance des deux formes de charbon externe, je veux dire une description assez étendue des désordres anatomo-pathologiques.

Pour mon compte, bien que depuis ma première publication j'aie rencontré plus de cinq cents cas de maladies charbonneuses, je n'avais guère qu'à venir appuyer de nouveaux faits mes premières idées; mais je ne puis m'empêcher de déplorer ici que les travaux épuisants

(1) *Traité des maladies de la peau.* Paris, 1845, t. II, p. 25 et suiv.

(2) *Mémoire sur l'inoculation de la pustule maligne* (*Gazette médicale,* 1857).

d'une clientèle en grande partie rurale m'aient mis hors d'état de recueillir toutes les observations de pustule maligne que j'ai pu observer pendant une pratique de près de trente années : ce serait assurément le recueil le plus complet qui puisse exister en ce genre.

Je ne terminerai pas ce rapide aperçu sans rendre hommage aux maîtres habiles, qui à la fin du dernier siècle ont débrouillé le chaos des maladies septiques, à manifestations extérieures, et ont mis en relief et bien isolé la pustule maligne de tout ce qui, de leur temps, était confondu avec elle. Ils ont bien mérité de la science et de l'humanité.

CHAPITRE II.

TABLEAU GÉNÉRAL DE LA MALADIE.

SYMPTÔMES, MARCHE, TERMINAISON, DURÉE.

La cause de la pustule maligne, ce qu'on nomme le *virus charbonneux* ou *carbunculeux*, ayant été déposée sur un point de l'enveloppe tégumenteuse externe, et après un laps de temps qui varie en général d'un à trois jours, rarement plus, il apparaît sur cette partie une petite tache d'un rouge plus ou moins vif ou sombre, semblable à une piqûre de puce, souvent précédée mais toujours accompagnée d'un prurit assez vif, parfois brûlant, de là le nom de *puce maligne* par lequel on la désigne dans certaines parties de la Bourgogne. Cette tache est fort éphémère, rarement même on peut la constater. Après 12 à 15 heures de durée, elle se soulève et se change en une vésicule fort peu étendue dans le principe, dont le diamètre ne dépasse pas celui d'une tête d'épingle, est comme froncée, le plus souvent aplatie et incomplétement remplie par une gouttelette de sérosité rougeâtre ou brunâtre, qui peut aussi être citrine. Ordinairement elle est rompue par le doigt du malade que tourmente une démangeaison agaçante, et est remplacée par une partie découverte du derme, sèche, habituellement jaunâtre, passant successivement au brun, puis au noir. Cette portion durcie du derme n'est autre chose qu'une petite escarre, qui d'abord fort mince envahit successivement dans un grand nombre de cas toute l'épaisseur de la peau. Le sentiment de prurit cesse ordinairement sitôt que la vésicule primitive est ouverte par le patient ou desséchée par la marche ultérieure du mal. Après un temps variant de quelques heures à une journée, on en voit apparaître de nouvelles, plus développées, renfermant un liquide séreux, jaune ou brunâtre; elles sont plus tendues que la première, et entourent l'escarre d'un cercle plus ou moins régulier, qui peut n'être qu'incomplet mais fait rarement défaut.

A ce moment le bouton redevient plus ou moins prurigineux, quelquefois pourtant plus du tout. Lorsqu'il est régulier, il est constitué par une couronne de petites bulles plus ou moins rapprochées, ordinairement isolées, c'est le *cercle* ou *aréole vésiculaire*. Au milieu de celles-ci apparaît une dépression dont la couleur varie du jaune chamois au plus beau noir, en passant par les teintes brunes. Le tout ressemble assez bien au chaton d'une bague enchâssé dans un cercle de petites perles formant saillie.

Si avec le doigt on appuie sur le mal, on sent que la peau sur laquelle il est développé devient dure, cette pression est peu douloureuse.

Après 24 ou 48 nouvelles heures, les chairs sous-jacentes, au niveau du siége de la pustule, se gonflent, se durcissent et donnent naissance à une sorte de tumeur qui lui sert de base, déborde légèrement les téguments voisins et s'enfonce plus ou moins profondément, suivant les cas, mais surtout suivant que la région envahie est douée de plus ou moins de parties molles et notamment de tissu cellulaire. Cette induration de forme, en général arrondie, est assez bien limitée à son pourtour, et on peut très-bien l'isoler en quelque sorte en la soulevant avec les doigts réunis. Elle ne se forme pas toujours, il est vrai, pourtant les cas où elle manque tout à fait ne sont pas très-fréquents. Je la désigne, avec le bouton qui la surmonte, sous le nom de *tumeur charbonneuse*, parce qu'il me semble évident que c'est en elle que s'élabore et se concentre dans le principe, le virus charbonneux. Sitôt qu'elle est apparue, la pustule qui n'occupait, escarre et cercle vésiculeux, que quelques millimètres, ne tarde pas à s'accroître; la mortification centrale s'étend en profondeur et envahit circulairement la partie interne de la couronne vésiculeuse, le point mortifié se fonce en couleur et devient sec comme du cuir ; cette escarre est ordinairement arrondie; si elle affecte une forme anguleuse, ses angles sont très-mousses. A mesure que les vésicules sont détruites à la partie interne de leur aréole, elles se reforment plus grandes et plus pleines en dehors. La peau qui environne le bouton et recouvre la tumeur elle-même, qui ne le dépasse guère habituellement que d'un ou deux centimètres, la peau, dis-je, pâle dans le principe, se colore bientôt, et le plus souvent d'une teinte variant du rose tendre au rouge livide. Cette coloration peut s'étendre à une certaine distance.

A ce moment, si le mal n'est pas enrayé, les accidents marchent ordinairement avec une grande rapidité, la tumeur charbonneuse s'agrandit, un gonflement œdémateux, mou, le plus souvent indolent, s'étend au delà de celle-ci ; il est loin de présenter cette forme soi-disant emphysémateuse, des auteurs qui tous se sont copiés sous ce rapport (1) ; souvent il conserve l'impression du doigt, d'autres fois ce fait n'existe pas, la sérosité étant moins mobile dans les mailles du tissu connectif. Primitivement la peau qui recouvre cette enflure, a conservé sa surface lisse, elle est parfois rosée, mais le plus souvent pâle, d'un blanc bleuâtre demi-transparent, ou encore d'un gris terne et jaunâtre. Cette sorte d'œdème gagnant toujours, la partie des téguments qui est rapprochée de la pustule, devient inégale, se couvre de larges bulles reposant sur un derme dénudé, d'un rouge plus ou moins foncé. Leur sérosité ordinairement abondante est le plus communément citrine, ambrée, et ressemble à celle des vésicatoires ou des brûlures ; quelquefois elle est brune. Alors, si on passe la main sur cette partie de la peau, ou qu'on la regarde obliquement, on reconnaît qu'elle est couverte de petites papules, de tubercules plus ou moins rapprochés, dont quelques-uns se changent en vésicules à leur sommet, ou même ils sont entremêlés de larges phlyctènes éloignées fréquemment de 8 à 10 centimètres et plus de l'escarre. La teinte en est ordinairement livide, violacée, bleuâtre, dans certains cas ecchymotique, et quand il n'existe que de simples tubercules

(1) Le premier, j'ai relevé cette erreur. Il n'y a pas la plus petite bulle d'air dans les chairs, mais bien de la sérosité. Quand il existe un véritable emphysème, celui-ci est le résultat d'une inflammation gangréneuse secondaire.

mamelonnés, ces téguments ressemblent assez bien à une peau de *crapaud*. A cette époque l'escarre s'agrandit, s'enfonce, se replie sur elle-même, sans presque jamais, si ce n'est aux paupières, acquérir un diamètre dépassant quelques centimètres, ni s'enfoncer au delà de quelques millimètres dans le tissu cellulaire sous-cutané. La partie centrale de l'enflure se bosselle, se durcit; la tumeur charbonneuse n'est plus distincte, et ce centre acquiert une consistance que je compare à celle d'un sein squirrheux, que M. Amédée Joux appelle ligneuse. Le gonflement extérieur envahissant toujours, il peut s'emparer de la plus grande partie du membre et du tronc; mais il n'y a que les points rapprochés du mal qui offrent une grande consistance ; le reste est d'autant plus mou, plus fluctuant et plus œdémateux, qu'on s'en éloigne davantage; la peau n'a pas changé de couleur à sa périphérie; et il s'arrête ordinairement insensiblement; quelquefois, au bras par exemple, ses limites, surtout quand il remonte de l'avant-bras, forment une sorte de bourrelet saillant sur les parties molles non encore envahies.

La partie de la tuméfaction qui environne l'escarre a 10, 15, 20 centimètres et même plus; en un mot tout ce qui présente l'induration que je viens de signaler, a une apparence qui ne ressemble en rien au gonflement produit par les autres causes morbides. Il y a ici des formes, des bosselures, des enfoncements, et une consistance plus facile à apprécier qu'à décrire; aussi quand on a l'habitude de voir souvent cette sorte de mal, et s'il est déjà accompagné d'une certaine enflure, on connaît facilement sa nature, bien que le bouton soit couvert. En général les parties où le tissu cellulaire est lâche sont des plus tendues, et là où il est serré et comme fibreux, il se forme des enfoncements, des sillons brusques, qui ne se remarquent que dans ces cas.

Une chose assez singulière, c'est le peu de douleur que produisent ces énormes distentions ; vous voyez des malades dont la face et la tête sont effrayantes de développement, et ces individus vous disent qu'ils ne souffrent pas de ces parties ; quand elles deviennent douloureuses, on peut presque dire que c'est un phénomène réactionnaire et de bon augure. La température des parties centrales du mal est en général un peu augmentée, mais beaucoup moins que dans les tumeurs phlegmoneuses; au loin elle est plutôt au-dessous qu'au-dessus de la normale.

Sur les membres et même sur le tronc on observe très-fréquemment des traînées rouges, inflammatoires, suivant le trajet des lymphatiques superficiels et allant aboutir aux ganglions voisins, en déterminant d'assez vives douleurs; ces traînées, du reste, quoi qu'en pensent nos paysans, qui les appellent les *racines du charbon*, sont loin de lui être particulières; on les rencontre encore plus souvent toutes les fois qu'il s'agit d'un bouton simple ou d'une petite plaie qui suppure.

Il ne faudrait pas croire que toutes les pustules malignes arrivent au développement extérieur dont je viens de chercher à exposer toutes les phases ; dans bien des cas, l'escarre n'est pas plus large qu'une lentille et n'occupe qu'une partie de l'épaisseur du tégument externe; le gonflement dépasse à peine la tumeur charbonneuse, qui elle-même peut manquer, et cela avec la terminaison la plus grave comme avec la marche la plus exempte de danger. Cependant on peut dire qu'en général il y a plus à redouter quand le mal prend de très-grandes dimensions que lorsqu'il reste borné ; dans tous les cas il faut tenir compte de l'appareil symptomatique interne qui va bientôt être exposé. Je le répète, quelle que soit l'étendue du gonflement, il est rare que celui-ci soit douloureux, il donne seulement lieu à une sensation d'engourdissement et de pesanteur plus ou moins considérable.

Tels sont en général les phénomènes morbides externes que présente la pustule maligne dans sa progression, et il faut le plus souvent de 4 à 9 jours pour qu'ils se bornent ou qu'ils marchent jusqu'à sa terminaison fatale.

On conçoit facilement que l'économie ne peut rester longtemps impassible au milieu des désordres qu'engendre le virus charbonneux à la surface du corps. Souvent, même, il n'existe encore aucun gonflement autour de la vésicule initiale, et à peine 24 ou 36 heures se sont-elles écoulées depuis son apparition, que déjà on peut reconnaître des signes d'imprégnation constitutionnelle ; le malade accuse de la lassitude, du frisson, du malaise et une céphalalgie plus ou moins intense. Dans d'autres circonstances ce n'est qu'au bout de plusieurs jours, et quand déjà la tuméfaction est devenue assez considérable que ces premiers symptômes apparaissent ; le plus ordinairement ces signes d'absorption virulente surviennent de 48 à 60 heures après la naissance du bouton. Le mal continuant à progresser, les premiers accidents s'aggravent, la céphalalgie devient très-intense, le malade ne peut plus marcher longtemps, il est même forcé de s'aliter, il est pris de dégoût, l'inappétence est complète, la langue se couvre d'un enduit blanchâtre à sa base ou sur toute sa surface, le pouls est plein, fréquent et mou. Urines encore à peu près normales, selles rares, somnolence parfois, et cependant peu de sommeil la nuit. Un jour ou deux se passent ainsi, mais bientôt vomissements glaireux puis bilieux, faiblesse, lipothymies, sifflements d'oreilles, la soif s'allume, déjections alvines, toujours rares, la diarrhée est peu commune; insomnie complète; la chaleur qui jusque-là avait augmenté sensiblement tend à tomber au-dessous de l'état habituel; les extrémités et la face surtout se refroidissent, mais les couvertures préviennent encore assez facilement cet abaissement de température; oppression déjà assez vive, anxiété, pouls toujours fréquent, mais faible, irrégulier et intermittent; une sueur encore peu marquée, collante et froide apparaît. Délire assez rare.

Pendant ce temps la tuméfaction externe continue à progresser, de larges phlyctènes se soulèvent sur des points fort éloignés de l'escarre, et généralement elles sont d'autant plus grosses qu'elles en sont à une plus grande distance, la peau devient d'un rouge bleuâtre, ou lie de vin près de la pustule, et dans le reste du gonflement elle est pâle et terne; il est rare qu'elle se colore franchement alors que l'appareil symptomatique continue à s'aggraver. On verra aussi dans certaines circonstances l'épiderme se détacher sur une large surface, surtout lorsqu'on le frotte légèrement avec le doigt.

Il y a quelquefois désaccord entre les accidents internes et externes ; ainsi avec des symptômes d'intoxications des plus graves et qui amènent la mort, on est étonné de ne constater que des désordres locaux peu marqués. Il semble alors, comme dit le vulgaire, que le mal soit rentré ; à un degré extrême et ordinairement du quatrième au neuvième jour, anxiété inexprimable, oppression telle que le malade ne peut respirer qu'assis sur son séant et penché en devant ; refroidissement presque général, sueur abondante et glacée, haleine glacée aussi, soif inextinguible, sentiment de chaleur brûlante à l'estomac ; le pouls disparaît plus ou moins complétement et ne peut guère se sentir qu'aux artères centrales ; les battements du cœur sont tumultueux et des plus faibles ; vomissements toujours bilieux, mais moins fréquents ; plus tard ils cessent même ; voix éteinte, hoquet, ni urines, ni selles, facies altéré, yeux caves (1), peau bleuâtre, cyanose, sans ressort, délire fort rare, malgré ce qu'en disent les auteurs. Enfin, après quelques heures d'un pareil état la mort vient presque toujours brusquement sans agonie, enlever le patient à ses souffrances et, dans l'immense majorité des cas, au milieu de la plus entière connaissance et sans qu'il paraisse souvent croire qu'il est aussi près de sa fin. La période ultime de l'empoisonnement que détermine le virus charbonneux a la plus grande analogie avec l'apparence qu'offrent les cholériques sur le point de succomber dans l'état algide, et quand les évacuations ont cessé. J'ai le premier signalé cette ressemblance, rappelée par M. Raimbert.

(1) Si le charbon ne siége pas au visage.

Ordinairement dans la dernière journée, quelquefois même un peu auparavant, l'état extérieur se modifie peu, le gonflement ne fait plus de progrès ; dans quelques cas fort rares, on le voit même légèrement rétrograder, seulement la teinte devient plus livide et l'abaissement de température augmente.

La mort n'est pas, heureusement, la terminaison la plus commune de la pustule maligne, alors même qu'elle est abandonnée à son cours et qu'elle n'est attaquée que par une médication insuffisante. Quand donc, sous l'influence des efforts salutaires de la nature ou d'un traitement approprié et appliqué de bonne heure, le mal s'amende, suivant la période à laquelle il était arrivé, on voit tous les symptômes tant internes qu'externes s'améliorer et disparaître successivement et dans l'ordre inverse de leur apparition. Une rougeur vive, érysipélateuse, remplace la teinte primitive pâle ou plus ou moins bleuâtre ; le gonflement diminue, après vingt-quatre ou trente-six heures d'arrêt ; la peau y devient flasque ; parfois elle est jaunâtre ; il n'est pas rare de voir l'épiderme se gercer, subir une sorte de squamation ; sa dureté centrale se réduit de plus en plus, mais persiste encore assez longtemps, dix, douze, quinze jours, suivant son étendue primitive ; il n'est pas rare d'observer à son niveau des ecchymoses, avec leurs teintes bleuâtre ou jaunâtre ; dans l'épaisseur des téguments, les escarres, qu'elles soient naturelles ou artificielles, commencent à se séparer à leur circonférence des chairs vivantes, puis s'isolent de plus en plus et finissent de se détacher par leurs parties les plus épaisses et les plus profondes. Si elles sont petites, il n'y a pas de suppuration ; quand elles sont larges, la cicatrice ne succède qu'à des bourgeons charnus, qui ont donné d'autant plus de pus et duré d'autant plus longtemps que la plaie était plus étendue. Il faut quelquefois plusieurs semaines, et souvent même des mois, pour que la solution de continuité ait disparu. Mais, en général, une fois l'escarre tombée, le mal marche rapidement vers sa cicatrisation.

L'appareil symptomatique interne s'amende en général plus promptement que l'externe ; ainsi, suivant le degré auquel il était arrivé, on voit successivement le pouls apparaître de nouveau ou se régulariser, devenir plus plein, la chaleur revenir ; les vomissements cessent de même que la soif ; le sommeil survient, l'appétit renaît ; et en quelques jours le malade serait rétabli, si les accidents locaux marchaient aussi rapidement vers leur disparition.

La durée de cette maladie est excessivement variable : à partir de l'apparition de la tache primitive jusqu'à la mort, quand celle-ci la termine, il peut s'écouler de trois à dix-huit jours. Ces deux termes extrêmes sont très-rares ; et quant à ces charbons externes qui enlèvent en vingt-quatre ou quarante-huit heures, en moins de temps encore, on les admet sur le dire de personnes étrangères à la médecine, qui ne sont frappées que des dernières phases du mal ; j'ai même souvent entendu dire que des malades de ma clientèle avaient succombé en un jour, quand leur mal, à ma connaissance, en avait duré plus de huit. Si on s'informe avec soin du moment où est apparu le bouton, on voit qu'il y a presque toujours plus longtemps qu'il dure qu'on serait tenté de le croire, encore le patient ne s'en est-il pas toujours aperçu dès son origine.

Il est aussi fort rare de voir sa durée se prolonger jusqu'au milieu de la troisième semaine ; je n'en ai été témoin qu'une seule fois. Le plus ordinairement c'est du cinquième au huitième jour qu'arrive la terminaison funeste. Dans les pustules malignes intenses qui doivent pourtant guérir, malgré les cautérisations les plus énergiques et les plus multipliées, vous voyez souvent le mal ne s'arrêter que vers le septième jour et ne s'amender franchement que vers le neuvième, quand vous n'avez pas été appelé dès le début.

Telle est la progression des accidents la plus constante et la physionomie la plus habituelle de la pustule maligne, ce qu'on pourrait appeler la marche normale *moyenne* ou *typique* de cette singulière et insidieuse affection. Pourtant il faut le dire, cette description serait très-incomplète et fort loin de pouvoir servir de cadre à tous les faits particuliers, si nous ne revenions pas sur chacun des phénomènes spéciaux qui caractérisent les variétés et les différences qu'elle présente sur chacune des parties du corps où elle se montre. Ce sera l'objet d'un chapitre particulier; mais auparavant j'ai dû donner quelques observations particulières concernant les formes les plus habituelles et faire suivre celles-ci d'une analyse symptomatique des principaux accidents tant internes qu'externes que peut offrir la pustule maligne.

OBS. I. *Pustule maligne commune du menton. Guérison* (1). —

(1) Je dois dire ici que j'entends par pustules malignes communes,

Le sieur X..., ouvrier mégissier, occupé depuis quelque temps à travailler des peaux de moutons morts du sang (1), voit se développer sur le côté droit du menton un petit bouton accompagné de prurit. Il l'écorche de l'ongle; malgré cela le bouton s'agrandit, et il survient un gonflement notable. Je le vois à la fin du quatrième jour, il est dans l'état suivant : A la partie droite du menton existe une petite surface sèche et brune, irrégulièrement arrondie, d'un demi-centimètre de diamètre, environnée d'une sorte de couronne composée d'un grand nombre de vésicules assez régulièrement disposées sur deux ou trois rangs; elles sont jaunâtres, transparentes et distendues par de la sérosité; la tache qu'elles enveloppent est déprimée. Cet ensemble repose sur une partie dure, en saillie sur les chairs voisines, s'enfonçant d'un centimètre dans les parties molles sous-jacentes gonflées; elle est facile à isoler en la palpant et la soulevant avec les doigts. De cette *tumeur charbonneuse*, de forme arrondie et à bords réguliers, part un gonflement pâteux, œdémateux, plus ferme au centre qu'à la circonférence, indolent, s'étendant en rayonnant dans une étendue de sept à huit centimètres. La peau voisine du bouton est d'un rouge vif, une légère teinte rosée colore en s'affaiblissant une partie de la tuméfaction située en dehors de la tumeur. Ganglions sous-maxillaires correspondants, engorgés et douloureux.

Appétit conservé; le malade vient même de manger; néanmoins léger mal de tête. Pouls large, déjà fréquent, mais mou, quelques malaises généraux et un peu de faiblesse.

(*L'escarre étant très-sèche, j'en enlève les couches superficielles avec le tranchant d'une lancette. Cautérisation par dilution avec la potasse, jusqu'à ce que le sang apparaisse; après celle-ci, je laisse même gros comme une forte tête d'épingle de potasse au fond du fonticule, et je recouvre le tout d'un disque d'agaric moelleux qui dépasse très-légèrement les parties cautérisées. Eau de tilleul, eau de groseille, diète, pédiluve, application de compresses de*

des faits de ce genre de mal qui ne présentent rien de remarquable et d'exceptionnel, dans leur marche et leurs symptômes, quel que soit leur siége et leur terminaison. Elles sont destinées à la démonstration de la description générale.

(1) En Beauce, on les nomme *peaux de morines*.

fleur de sureau, animées au cinquième d'eau-de-vie camphrée sur la tumeur.)

Le lendemain cinquième jour, l'escarre, bien limitée, a un centimètre de large; son pourtour se perd sans transition dans la peau, sur laquelle existe une assez vive rougeur. État stationnaire du gonflement; langue blanchâtre; un peu de mal de tête; sommeil la nuit; pas de garde-robes, urines normales, pouls comme hier, appétit à peu près nul. (*Même prescription que la veille.*)

Sixième jour, augmentation légère du gonflement, qui gagne l'oreille en arrière; la commissure labiale et l'origine des lèvres sont gonflées; celles-ci sont épaisses et déjetées en dehors; l'inférieure, double de volume, est surtout renversée; la membrane muqueuse de ces replis boursouflée est d'un rouge livide un peu jaunâtre; elles sont engourdies. Il ne s'est pas reformé de vésicules. L'escarre est sensiblement enfoncée. Céphalalgie, insomnie, urines rouges sans dépôt. (*Même prescription.*)

Septième et huitième jours. Les symptômes généraux disparaissent, gonflement moindre, les lèvres recouvrent leur souplesse et leur volume. L'escarre, large d'une pièce de cinq centimes, se détache au bout d'une vingtaine de jours; l'agaric fait corps avec elle, et le tout tombe sans trace de suppuration. Elle est remplacée par une cicatrice arrondie, régulière, d'un rouge assez vif, un peu saillante, et de dix à douze millimètres de diamètre.

Obs. II. *Pustule maligne commune du front. Guérison.* — La nommée Vassor, jeune fille de neuf ans, demeurant chez son oncle, qui est mégissier, remarque, le 27 décembre 1841, un léger mal vésiculeux qui lui est apparu sur le milieu du front et occasionne quelque démangeaison. Aussi l'écorche-t-elle. Je la vois le 30 au soir, et je constate ce qui suit : Un bouton large comme une forte lentille se voit, à deux centimètres au-dessus de la racine du nez; il est arrondi; son centre, qui est constitué par une escarre superficielle, est déprimé, sec et d'un jaune brunâtre; autour de lui existe un cercle de très-petites vésicules isolées, très-régulières et de couleur jaune. Il n'y a pas de tumeur charbonneuse à proprement parler; la peau, sur laquelle repose le bouton, et le tissu cellulaire sous-cutané sont néanmoins un peu durs. Léger gonflement circulaire, incolore et indolent. Céphalalgie, pouls un peu accéléré, dépressible; appétit. (*Cautérisation après avoir enlevé une pellicule de l'escarre avec la lancette. Application d'eau de fleur de sureau, eau de groseille, bouillon, repos à la chambre.*)

31. — L'enfant a bien dormi; langue un peu blanche, légère accélération du pouls, plus de céphalalgie, inappétence. Le pourtour de l'escarre est garni d'un mince bourrelet vésiculeux, grisâtre, continu, sans vésicules isolées. (*Même prescription.*)

2 janvier. — Affaissement complet du gonflement; le cercle grisâtre est flétri et desséché; bon appétit, sommeil. Au bout d'un mois seulement, l'escarre se détache avec le petit disque d'agaric; il n'y a pas de suppuration, et la cicatrice, large comme une forte lentille, est rouge et un peu saillante. Après plusieurs années, celle-ci a pâli, s'est affaissée, et on dirait aujourd'hui que cette personne a eu là une forte pustule de variole.

Obs. III. *Pustule maligne commune du cou. Guérison.* — Le nommé C..., berger au hameau du Chesnay, après avoir dépouillé pendant l'été une brebis morte du sang, et en avoir porté la peau, encore chaude, sur l'épaule et le cou nus, est pris deux jours plus tard d'une démangeaison assez vive à la région cervicale gauche; il y apparaît un bouton qu'il écorche, et il vient me voir trois jours après l'origine de celui-ci. Je trouve alors sur le point indiqué une petite surface noire, enfoncée, sèche, ovalaire, à grand diamètre transversal, de huit à neuf millimètres dans un sens, et de six à sept dans l'autre; elle est environnée d'un cercle de vésicules isolées, de même volume, remplies de sérosité; le tout siégeant sur une tumeur charbonneuse d'un rouge vif, dure, ovalaire aussi, dépassant la pustule de plus d'un centimètre tout autour, et s'enfonçant assez profondément dans les parties molles. Elle est environnée d'un gonflement rénitent vers le centre, mou à la circonférence, qui se porte en haut jusqu'à la joue, en bas atteint la clavicule, est limitée en devant par la ligne médiane, et en arrière gagne la partie postérieure du cou. Ce gonflement est pâle, comme semi-transparent, sans chaleur, et tout à fait indolent. Céphalalgie, lassitude, frissons, insomnie, peu ou point d'appétit, langue blanche; nulle évacuation alvine depuis trois jours, pas de soif. (*Cautérisation par dilution jusqu'à ce que le sang apparaisse:*

elle comprend l'escarre, les vésicules et la partie de la peau sur laquelle elles sont nées. Compresses d'eau de sureau, animées d'eau-de-vie camphrée. Potages, eau rougie.)

Le lendemain sixième jour, le gonflement a augmenté; les paupières gauches sont tuméfiées, mais peuvent encore s'ouvrir. La dépression naturelle du cou a presque disparu du côté de la pustule, qui se trouve enfoncée, et dont l'escarre, de deux centimètres, est entourée d'un cercle vésiculeux grisâtre, continu et peu élevé. La tumeur élargie se confond par son pourtour avec l'enflure voisine, qui prend elle-même beaucoup de fermeté, et en bas gagne la mamelle; sur ce point elle est tremblotante. Rougeur livide autour de l'escarre, qui diminue en s'étendant et disparaît à huit centimètres de celle-ci. Dans le reste, les téguments sont pâles et de couleur gris terne. Sur les points où la peau est colorée, on voit un grand nombre de petites élevures, d'inégale grosseur, confluentes; quelques-unes, et les plus grosses, contiennent évidemment de la sérosité. Inappétence, langue blanche, molle; céphalalgie, abattement, insomnie; pouls fréquent, plein, mou; brisement général. *(Même prescription.)*

Sixième jour. La tuméfaction fait de nouveaux progrès. Occlusion absolue des paupières gauches, qui forment une tumeur transparente pâle; une pression un peu forte y détermine une empreinte du doigt qui se conserve quelque temps. La joue, fortement gonflée, tendue et rénitente, présente *la fosse malaire* (1) très-manifeste. L'œdème a gagné le ventre par en bas, il se porte à droite du cou et surtout à gauche de celui-ci et en arrière. L'escarre semble encore plus enfoncée et comme ployée en deux de haut en bas; de nombreuses et larges bulles, pleines de sérosité ambrée, se sont soulevées jusqu'à plus de huit centimètres de la pustule; elles n'affectent aucun ordre, rougeur violacée s'étendant dans tout le périmètre des phlyctènes; au delà la peau est toujours pâle, d'un gris très-légèrement bleuâtre, sans

(1) Je nomme ainsi une dépression fort marquée qui existe toujours lorsque le gonflement de la face est considérable, elle est même caractéristique de la pustule maligne. Je ne l'ai jamais vue dans les gonflements d'une autre nature, et personne ne l'a jamais signalée.

chaleur anormale; celle-ci est assez marquée au centre. Pas de douleur locale. Insomnie, agitation, nausées, céphalalgie, chaleur générale, pouls petit, très-dépressible, très-fréquent (120), régulier. Selles naturelles, urines rouges, claires et rares; un peu de soif. (*Même pansement, mais pas de nouvelle cautérisation; eau rougie pour boisson, potion avec eau de menthe, de cannelle, élixir de Garus et sirop d'éther.*)

Septième jour, même état; quelques vésicules nouvelles ont encore apparu. (*Même prescription.*)

Huitième jour, diminution sensible du gonflement; le malade commence à entr'ouvrir les paupières. Une teinte rosée s'est manifestée sur presque la totalité de l'enflure, le centre prend une couleur moins livide, le tout a plus de chaleur que la veille. Quelques bulles se sont crevées, d'autres s'affaissent. Un peu de sommeil la nuit, plus de nausées, pas de soif ni de mal de tête, pouls moins fréquent et plus étoffé. (*Même prescription qu'hier. Bouillon.*)

Les jours suivants, l'amélioration va en progressant, mais l'induration centrale ne disparaît que vers le vingtième, et l'escarre ne se détache que vers le vingt-cinquième. La peau voisine reste longtemps ecchymosée, jaunâtre; l'épiderme crevassé se soulève par place. La cicatrice n'est complète qu'après cinq semaines; elle est rouge et saillante.

Obs. IV. *Pustule maligne commune du cou. Guérison.* — Un berger, de la commune de Brières-les-Scellées, tue un mouton qui paraissait déjà malade; un grand nombre avait péri depuis peu dans la ferme. En saignant l'animal, une goutte de sang jaillit sur le haut de sa poitrine, qui était découverte. Il l'essuie quelques instants après; malgré cela, le lendemain soir, environ trente-six heures plus tard, il ressent en ce point une légère démangeaison, et le surlendemain matin il y aperçoit une petite saillie rougeâtre; il la garde toute la journée sans réclamer du secours, et le troisième jour, qui était le 12 août, il vient me voir. Je constate alors ce qui suit: On voit au devant et en haut de la poitrine, vis-à-vis de la fourchette sternale, une petite tache sèche, lenticulaire, de couleur jaune brun: elle est déprimée et comme enchâssée dans un cercle régulier de petites vésicules citrines, placées sur un seul rang; celles-ci ressemblent assez bien à de petites perles ; le tout surmonte une légère tumeur déjà dure et un peu soulevée ; au delà de cette dernière il y a à peine un léger gonflement mollasse. Pas de rougeur, démangeaison modérée. Aucun symptôme général. (*Cautérisation potassique par dilution, jusqu'à ce que je voie sourdre une goutte de sang. Compresses d'eau de sureau, animée d'eau-de-vie camphrée. Légère alimentation ; eau rougie ; repos chez lui.*)

Cet homme me vient revoir le lendemain 13. L'escarre est large d'un centimètre et demi, bien régulière. Un mince bourrelet grisâtre complet la sépare des parties vives. La tumeur charbonneuse se soulève et se dessine mieux qu'hier, un gonflement mou, incolore, indolent, tremblotant, gagne le cou, le haut de la poitrine et les régions mammaires. Une rougeur livide entoure la pustule et s'étend à deux ou trois centimètres dans tous les sens ; pas de nouvelles vésicules. Malaises généraux, céphalalgie, langue blanche, inappétence, faiblesses, frissons, urines normales, pas de selles ; insomnie la nuit dernière. (*Eau rougie, légers potages ; même pansement.*)

Le 14, la tuméfaction œdémateuse s'étend jusqu'au menton et gagne inférieurement la base de la poitrine ; la teinte environnant la pustule s'est foncée ; quelques vésicules, de médiocre volume, se sont élevées un peu irrégulièrement, non loin des bords de l'escarre ; celle-ci est plus enfoncée qu'hier ; la surface de la peau offre, dans l'étendue de sept à huit centimètres, une foule de petites élevures, comme tuberculeuses ; quelques-unes de ces dernières renferment à leur sommet une gouttelette de sérosité jaunâtre. Le cercle grisâtre développé autour de la partie mortifiée le lendemain de la cautérisation s'est desséché et a disparu. La tumeur charbonneuse est moins marquée et fait presque corps avec le centre de la tuméfaction œdémateuse, qui a pris de la dureté. Pouls fréquent, plein, mou, faiblesse, céphalalgie, inappétence absolue, insomnie, urines rouges ; pour la première fois depuis le commencement de son mal, il est allé à la selle hier. (*Bouillons ; le reste* ut suprà.)

15. — Pas de changement notable ; il se lève toujours, mais je le vois chez lui. (*Prescription* idem.)

16. — Diminution sensible du gonflement, à la périphérie surtout. La coloration centrale est moins livide, l'escarre semble

moins déprimée; quelques bulles se forment encore, mais les premières se flétrissent. Accidents généraux sensiblement amendés, le pouls a plus d'étoffe, un peu de sommeil la nuit, léger appétit. (*Potages, pas de changement pour le reste.*)

17. — La tuméfaction ne persiste que dans le centre. Les téguments des parties dégonflées sont jaunâtres, ridés et flasques; on voit un peu d'ecchymose sur la tumeur qui supporte l'escarre; cette dernière ne se cerne pas encore. (*Pansement au styrax, soupes, viandes, vin, léger exercice. Ce qui n'est pas sous l'onguent est recouvert de ouate.*)

25. — Il ne reste presque plus de tuméfaction. La peau est jaunâtre, évidemment ecchymotique près de l'escarre, dont une partie des bords se détache. Cet homme rentre dans sa place en continuant son pansement avec le styrax. Je l'ai revu plus tard, et il m'a dit que le noir ne s'était détaché qu'à la fin du mois, et que la petite plaie n'avait cessé de suppurer que le 10 ou le 12 septembre.

Obs. V. *Pustule maligne commune de la face. Mort.* — Un habitant de cette ville, le sieur Chenain, vieillard de soixante-dix ans, assez robuste, ancien cultivateur, mais n'ayant plus actuellement de bestiaux, habitant toutefois assez près de marchands de peaux, est pris, à la fin de l'automne de 1852, d'une vive démangeaison au-dessous de l'angle interne de l'œil gauche; il y reconnaît un petit bouton formé d'une vessie, qu'il écorche; je le vois trois jours après, conjointement avec mon confrère M. Fougeu. Une petite escarre sèche, brune, de la largeur de quatre à cinq millimètres, existe dans ce point indiqué; un cercle incomplet de vésicules isolées et transparentes la borde en faisant saillie au-dessus d'elle. Bien que le bouton repose sur une partie durcie, il n'existe pas une tumeur charbonneuse bien isolée. Un gonflement mou, transparent, a gagné les paupières encore mobiles. Le nez et la joue correspondante sont aussi tuméfiés. Pas d'inégalités ni de bulles sur la peau en dehors du bourrelet signalé. Téguments incolores. Pouls fréquent, mou, régulier, inquiétude, insomnie, inappétence, langue blanche, selles et urines normales. Ce malade se lève encore, et nous l'opérons debout.

(*Cautérisation potassique par dilution, comprenant l'escarre et le cercle vésiculeux, allant jusqu'au sang. Pansement d'eau de sureau animée d'eau-de-vie camphrée. Bouillon, eau vineuse.*)

Quatrième jour, augmentation du gonflement, les paupières sont closes, mais encore molles et conservant l'empreinte du doigt. Il gagne la région sous-maxillaire correspondante et la partie droite de la face, sans qu'il soit considérable. L'escarre, large d'un centimètre au moins, est séparée de la peau vive par un bourrelet vésiculeux mince et grisâtre, elle semble notablement enfoncée. Les téguments voisins de la pustule sont d'un rouge violacé. Des vésicules récentes formant un nouveau cercle irrégulier se sont développées sur les parties environnantes. Pouls petit, fréquent, dépressible, présentant quelques irrégularités. Chaleur conservée aux membres, nausées, faiblesses, abattement, insomnie.

Cinquième jour, les parties malades se sont peu modifiées depuis la veille, l'escarre paraît toujours s'enfoncer. Teinte plus livide qu'hier, nouvelles bulles sur la peau avoisinant la pustule jusqu'à six à sept centimètres, ces parties sont moins chaudes que le front, qui est couvert. Membres sensiblement refroidis, un peu moites. Vomissements bilieux, jaunes, soif vive. Pouls intermittent, presque filiforme (à 130). (*Même prescription qu'hier. Bouteilles d'eau chaude autour du corps et des extrémités.*)

Sixième jour, état stationnaire du gonflement, lividité plus marquée que la veille près du mal, quelques vésicules nouvelles remplies de sérosité un peu brunâtre ont encore paru. Au delà du centre les téguments des parties tuméfiées sont grisâtres, comme demi-transparents, et ont une tendance au refroidissement. Jactitation et insomnie complète la nuit dernière, vomissements peu fréquents, étouffement; cependant le malade n'a pas le moindre trouble intellectuel, soif ardente, sentiment de chaleur brûlante au dedans du corps. Le tronc seul a conservé sa chaleur; la peau est couverte de sueur froide aux extrémités. Pouls très-difficile à sentir, facies profondément altéré, ressemblant à celui des cholériques sur le point de succomber. Le soir, les vomissements cessent et tous les symptômes généraux s'aggravent encore. Il succombe à la fin de la nuit, sans perdre connaissance et sans agonie.

J'aurais pu multiplier presque à l'infini ces observations que j'appelle *communes* ou *ordinaires*, de la maladie qui nous occupe ; mais comme il est nécessaire d'entrer dans des détails circonstanciés pour appuyer la description générale, j'aurais allongé ainsi et d'une manière fort ennuyeuse, cette monographie, sans utilité bien marquée. Je me réserverai, toutes les fois qu'il sera nécessaire de constater des faits d'une certaine importance, d'en donner de nouveaux et suffisants exemples, pour appuyer cette démonstration.

Après avoir fait connaître la forme commune et la plus habituelle de la pustule maligne et avant de décrire les variétés qu'elle offre dans ses apparences comme dans ses résultats, suivant les points du corps qu'elle occupe, il m'a semblé indispensable de donner l'analyse des phénomènes tant locaux que généraux, auxquels ce mal peut donner lieu, et de les passer successivement en revue. Ce sera l'objet du chapitre suivant.

CHAPITRE III.

ANALYSE SYMPTOMATIQUE.

Art. 1er. — Phénomènes externes ou locaux.

1. Tache.

Le début de la maladie est presque toujours fort difficile à saisir ; ce n'est guère que le hasard même qui peut vous en rendre témoin. Jusqu'ici, en effet, il ne consiste qu'en une simple tache et aucun accident maladif n'a encore eu lieu ; à peine s'il existe un peu de démangeaison, et quelques rares malades seuls à esprit observateur peuvent la constater ; du reste, sa ressemblance avec une piqûre de puce, à cette période de son développement, lui a fait donner en certains pays, ainsi que je l'ai déjà signalé, le nom de *puce maligne*. Nouvelle preuve que c'est bien par là qu'elle commence. Je dois cependant avouer que je ne me rappelle pas avoir observé cette tache initiale et que je n'ai bien vu le mal qu'à l'état vésiculeux.

La couleur de la tache est d'un rouge plus ou moins vif, ou sombre; son volume ne dépasse pas celui d'une tête d'épingle ; elle détermine une certaine démangeaison, qui ne paraît jamais faire défaut, et n'est pas, ou est très-peu saillante au-dessus de la peau.

2. Vésicule.

A cette tache succède sinon toujours, au moins à peu près constamment une petite vésicule, que j'ai pu voir un certain nombre de fois, ce qui pourtant n'arrive pas encore bien souvent, le mal n'étant pas jugé assez dangereux alors pour faire réclamer des soins, et le patient l'ayant presque toujours rompue de l'ongle dès les premiers moments de son apparition, à cause du vif prurit qu'elle occasionne.

Cette petite vésicule, d'abord du volume de la tache qu'elle remplace, s'agrandit un peu ; elle est aplatie, légèrement plissée et ombiliquée, de couleur grisâtre passant au brun, et occasionne aussi de vives démangeaisons accompagnées de cuisson ; elle contient une gouttelette de liquide séreux, d'une teinte variant du jaune clair au rouge brunâtre. Cette sérosité semble plutôt infiltrée entre les lamelles écartées de l'épiderme que renfermée dans une seule cavité. Son volume atteint rarement celui d'une graine de chenevis coupée en deux. Dans les circonstances rares où elle n'est pas déchirée, au lieu de prendre un développement plus considérable, son centre s'affaisse, se sèche en se combinant plus ou moins intimement avec la surface du derme pour constituer l'escarre, et sa circonférence forme, dans ce cas, un petit bourrelet circulaire extérieur, qui ne tarde pas lui-même à être envahi par la mortification.

Durant sa courte existence, le tissu cutané sous-jacent est d'un rouge plus ou moins livide, encore vivant, et présente au doigt un certain gonflement, accompagné d'un peu d'induration.

La vésicule est, on peut dire, la forme originelle (seconde phase) la plus commune de la pustule maligne; on n'en avait même jamais signalé d'autre avant la première apparition de ce travail ; cependant le mal peut débuter par un bouton autre qu'une vésicule, comme je vais l'exposer.

3. Papule, tubercule.

Il arrive quelquefois qu'au lieu de tache et de vésicule, c'est un bouton solide plus ou moins volumineux qui précède immédiatement l'escarre ; ce bouton, de forme papuleuse ou plutôt tuberculeuse, ne va guère au delà du volume d'une moitié de petit pois; il est d'un rose vif, ou d'un rouge plus ou moins sombre. Jusqu'à présent, aucun auteur n'en avait fait mention. Je n'ai pas constaté qu'avant de se mortifier il s'y établissait une vésicule d'un volume quelconque. Serait-ce ce qui a engagé certains auteurs à décrire une variété de pustule maligne sous le nom d'*éminente* (1)? Je ne le pense pas; le bouton est trop peu élevé et le fait trop rare pour avoir pu servir à une classification quelconque. D'ailleurs, comme il n'est pas longtemps sans se gangrener, au lieu d'être saillant il ne tarde pas à s'enfoncer.

Obs. VI. *Pustule maligne débutant par un tubercule. Guérison.* — M. B..., garde général de M. le marquis de Talaru, pansait depuis quelques jours un cheval qu'il venait d'acheter et qui portait simplement au jarret une plaie de nature bénigne en

(1) Chambon, *Traité de l'anthrax*. Paris, 1781, in-12.

apparence, laquelle plaie fournissait un peu de pus. Comme elle l'inquiétait, il était sans cesse à y toucher ; à n'en pas douter il se sera gratté la figure avec le doigt imprégné de la matière qu'elle fournissait, nous n'avons pu constater aucune autre cause ; toujours est-il qu'il fut pris, au-dessus de la pommette gauche, d'un petit bouton déterminant un vif prurit. Je le rencontrai alors par hasard dans la rue, et il me montra ce mal, consistant dans un tubercule dur, arrondi, saillant, de la grosseur d'un pois fendu en deux, d'un rouge foncé, sans aucun gonflement de la peau sur laquelle il repose. Aucun malaise, aucune indisposition n'avaient lieu.

Je dois dire que je méconnus d'abord la nature charbonneuse de cette sorte de petit mal; pourtant, par prudence, je lui recommandai de me faire appeler s'il augmentait, ce qu'il fit le surlendemain. A ce moment, le centre en était devenu noir, sec et dur, et un cercle de vésicules, petites encore, environnait l'escarre, enfin, tous les accidents d'une pustule fort intense de la face se manifestèrent, et après un très-grand danger le malade guérit, mais avec un renversement de la paupière inférieure (1).

4. Bulles.

Au lieu d'une petite vésicule demi-solide, grisâtre ou brunâtre, contenant à peine de liquide, plissée et aplatie, j'ai vu, une seule fois il est vrai, et ce doit être fort rare, le charbon externe débuter par une belle bulle jaune, ambrée, bien remplie et parfaitement tendue, accompagnée à sa base d'un petit tractus rouge vif, et reposant sur une surface dénudée du derme tout à fait pâle et sans dureté. Il est surprenant que, malgré les démangeaisons qu'il ressentait, le malade n'ait pas rompu, en se

(1) Il ne serait pas impossible qu'un bouton quelconque de cette forme ou d'une autre, de nature primitivement bénigne, fût rendu malin par l'imprégnation d'une matière virulente qui y serait portée, et qu'il pût ainsi devenir l'origine du charbon.

grattant, la petite ampoule, si tendue qu'elle était. Cette forme rare et insidieuse du mal se termina d'une manière fâcheuse; en voici, au reste, la relation :

OBS. VII. *Pustule maligne débutant par une bulle. Mort.* — Le nommé Beaudet, jeune homme d'une belle constitution et d'une bonne santé, âgé d'une trentaine d'années, jardinier de son état, n'ayant pas, à sa connaissance, touché de matières susceptibles de donner le charbon, mais habitant dans le voisinage d'équarrisseurs et d'un fabricant de cuir de cheval, est pris, vers la fin de décembre 1858, de prurit sur le côté droit du cou; il y sent très-manifestement une petite ampoule, et au bout de deux jours il va voir un pharmacien, qui lui dit que ce n'est rien. Peu rassuré néanmoins, il vient pour me trouver à l'hôpital, d'où je venais de sortir. Par hasard, je le rencontre dans la rue, et, rentré chez lui, je constate ce qui suit : Sur la partie moyenne de la région latérale droite du cou, non loin de l'angle maxillaire, on voit une bulle ovalaire bien tendue, parfaitement transparente, d'un beau jaune d'ambre à grand diamètre transversal, celui-ci ayant de quatre à cinq millimètres, et le vertical trois environ. La portion du derme située sous cette phlyctène se voit très-bien, à cause de la transparence du liquide; elle est d'un pâle très-légèrement rosé. En arrière et au-dessous, il existe une sorte de traînée d'un beau rose, légèrement saillante, se terminant en pointe un peu déchiquetée à son extrémité postérieure, longue d'un centimètre et haute de quatre à cinq millimètres dans sa plus grande largeur. Cette rougeur a-t-elle précédé la bulle ou l'a-t-elle suivie? c'est ce que je n'ai pu apprendre de ce jeune homme. Un très-léger gonflement pâle, indolent, entoure le bouton à sept à huit centimètres; il est mou, souple et sans trace de tumeur charbonneuse proprement dite.

Depuis hier, c'est-à-dire dès la fin du premier jour, lassitude générale, frisson, céphalalgie, perte de forces notable, inappétence.

Malgré cette variété rare de la pustule maligne débutante, je ne doute pas un instant que j'aie affaire à un mal de cette nature, et je cautérise de manière à détruire toutes les portions de la peau atteintes. (*Potages, eau rougie; compresses excitantes, repos.*)

Troisième jour, l'escarre, large comme une pièce d'un franc, l'est plus en travers que de haut en bas; elle est environnée d'un mince cercle grisâtre, vésiculeux, qui la sépare de la peau saine; aucune vésicule isolée ne se montre, il n'y a pas non plus la moindre trace de rougeur; mais la tuméfaction a fait de très-notables progrès. La dépression du cou a disparu, et une tumeur dure, peu étendue, soulève le bouton, tandis que le reste de l'enflure est mou et œdémateux. Face pâle, abattement, faiblesse très-marquée; le malade ne peut plus se lever. Pouls encore plein, mais mou et très-fréquent (115); insomnie; chaleur générale augmentée; langue saburrale, inappétence, pas de soif, urine foncée, nulle garde-robe depuis trois jours. (*Bouillon, eau rougie; même pansement.*)

Quatrième jour, état général à peu près comme la veille, mais le gonflement a fait de grands progrès: il s'étend en haut jusqu'aux paupières encore un peu mobiles pourtant, et en bas jusqu'au mamelon, il a gagné le côté gauche du cou; les téguments sont toujours pâles et décolorés, si ce n'est ceux qui recouvrent la tumeur, qui s'est étendue; là leur teinte est d'un rouge livide, bleuâtre; l'escarre paraît très-enfoncée. (*Bouillon, eau vineuse, infusion de menthe, potion tonique.*)

Cinquième jour, l'aspect extérieur du mal n'a pas sensiblement changé depuis la veille, aucune vésicule ne s'est formée autour de l'escarre, qui se lie maintenant à la peau sans intermédiaire, la rougeur livide qui entoure les parties mortifiées n'a pas fait de progrès, l'enflure œdémateuse, complétement indolente, peu chaude, est décolorée, comme grisâtre. La tumeur charbonneuse, toujours fort distincte, n'a pas non plus acquis un plus grand développement. Insomnie complète, agitation, anxiété, vomissements de matière bilieuse la nuit; moins de chaleur aux extrémités et à la face qu'à l'état normal. Pouls petit, irrégulier, d'une fréquence extrême, soif ardente, oppression, idées tristes, appréhension de la mort; cependant les facultés intellectuelles sont intactes. Son état s'aggrave encore dans la journée. Le refroidissement augmente de plus en plus, quoique avec quelques alternatives de légers efforts réactionnaires, pendant lesquels la chaleur reparaît, mais incomplétement. La soif devient inextinguible, la jactitation est extrême. On est obligé de le maintenir dans son lit. Plus de vomissements depuis le matin. Pas de délire, pouls filiforme très-difficile à saisir. L'état local n'a pas changé depuis trente-six heures. Il ne s'est pas formé la plus petite vésicule. Ce pauvre jeune homme s'éteint sans agonie, dans la nuit du cinquième au sixième jour.

5. Escarre.

L'escarre est un des caractères les plus saillants et, on peut dire, le plus distinctif de la pustule charbonneuse. Elle apparaît ordinairement quand la vésicule initiale a été rompue ou s'est affaissée à son centre, si elle a été ménagée; son étendue varie beaucoup suivant les cas, suivant l'âge du mal et le lieu où elle existe habituellement; de couleur jaunâtre au début, elle ne tarde pas à passer au jaune brun, puis au noir le plus foncé; sa surface, presque toujours sèche et criante quand on la gratte avec un instrument pointu, est, dans quelques circonstances fort rares, un peu molle, et on peut même y reconnaître alors la lamelle épidémique, qui n'avait point été enlevée et qui ne s'était pas encore combinée avec les tissus sous-jacents frappés de mortification.

Obs. VIII. *Pustule maligne à escarre molle et couverte de l'épiderme isolé. Guérison.* — Un petit berger dépouille des moutons morts du sang; deux jours après, il aperçoit une petite vessie à la base du pouce, elle est de couleur brune et détermine un prurit fort vif, il me vient voir trois jours plus tard, et je constate qu'il existe au point indiqué une escarre noire, de la largeur d'un centimètre, à surface molle, et sur laquelle on reconnaît encore parfaitement des lambeaux épidermiques. Le tout accompagné d'une tuméfaction pâle, indolente, avec traînée rouge sur l'avant-bras. Symptômes généraux à peine sensibles. Je le cautérise, et il ne tarde pas à guérir.

La surface de l'escarre est souvent légèrement grenue, on y voit quelquefois comme des ondulations, formées par des cercles concentriques résultant sans doute de l'envahissement successif des tissus : elle peut également être tout à fait lisse, le plus ordinairement plane, on la voit dans certains cas, surtout si le gonflement est considérable, subir une sorte de brisure, de plissement, il est nécessaire pour cela qu'elle ait une certaine étendue. Je dois dire que ces derniers aspects sont plutôt offerts par l'escarre artificielle, c'est-à-dire celle qui suit la cautérisation que par celle qui est le résultat spontané du mal.

Sa forme est arrondie ou ovalaire, parfois anguleuse, mais alors à angles mousses. A son début elle n'occupe guère que la surface du derme ; elle l'envahit de plus en plus, à mesure que le mal s'éloigne de son origine, et peut occuper toute l'épaisseur de la peau ; mais il est assez rare qu'elle gagne le tissu cellulaire sous-cutané, à moins que ce ne soit dans ses couches superficielles. Elle est plus mince sur ses bords que dans son milieu.

Quant à sa largeur il est exceptionnel qu'elle dépasse deux centimètres, elle peut même n'avoir qu'un ou deux millimètres, si ce n'est dans les points où la peau est fort mince, et se mortifie facilement comme aux paupières, par exemple, sur ces voiles elle envahit souvent d'assez grandes surfaces et fort irrégulièrement. Il est vrai de dire aussi que dans certains cas, par suite de la formation d'une quantité innombrable de boutons et de vésicules nés autour du mal primitif, on voit les téguments se mortifier. Toutefois ces escarres spontanées, que j'appellerai *secondaires*, sont molles, à bord déchiquetés et fort différentes de la primitive. Le plus souvent on a pris pour l'escarre propre, des gangrènes non-seulement de la peau, mais encore du tissu cellulaire sous-jacent, de celui-ci surtout, produites par le développement d'érysipèle ou de phlegmons gangréneux consécutifs. (Obs. XVI.)

Si on examine la tranche d'une escarre coupée en travers, on y reconnaît quelquefois plusieurs couches superposées, mais le plus souvent son tissu paraît homogène en tout semblable à du vieux cuir.

Dans quelques circonstances peu communes, l'escarre peut manquer, alors même que la vésicule primitive est rompue depuis quelque temps et que l'affection a déjà fait notables progrès, il est pourtant bien probable qu'elle se produirait plus tard. D'autres fois, elle est tellement superficielle qu'il faut une certaine attention pour la reconnaître.

Obs. IX. *Pustule maligne sans escarre. Guérison spontanée.* — Un jeune homme vint me trouver, il y a environ trois ans, pendant ma visite à l'hôpital. Ce garçon, mégissier de son état, portait sur le côté gauche du front, près de la ligne médiane, une petite croûte jaune, sèche, mince, de la largeur d'une lentille, n'adhérant que très-peu à la surface du derme, qui est rouge, et ne paraît pas avoir subi la moindre perte de substance. Un cercle de vésicules encore très-reconnaissables, quoique flétries et vides, environne cette croûte ; la peau du voisinage, ridée et jaunâtre, conserve encore un peu de gonflement.

Le malade nous dit qu'il portait ce bouton depuis bientôt une semaine ; qu'il lui avait d'abord occasionné beaucoup de démangeaison; qu'il avait enflé, mais que, n'ayant qu'un peu de mal de tête et de malaise, il n'avait pas cru que ce fût grand'-chose; que cependant le devant de l'oreille gauche l'avait fait assez souffrir, et qu'il y avait reconnu une petite grosseur; que, du reste, il allait mieux, et que s'il était venu montrer son mal, c'est qu'on l'avait effrayé. Il ne fut pas difficile de reconnaître là une pustule maligne qui avait guéri spontanément et sans qu'on eût rien fait, ce qui est peu ordinaire (1). Je revis ce jeune homme quelques jours après, ses croûtes étaient entièrement tombées, et il ne restait qu'une légère rougeur lenticulaire. Dans ce cas, si l'escarre a existé, elle a dû être bien superficielle.

Voici un autre fait où, bien que le mal fût déjà considérable, il n'y en avait pas encore de trace.

Obs. X. *Pustule maligne sans escarre au quatrième jour; accidents graves; gangrène consécutive. Delirium tremens. Guérison.* — Un homme vigoureux, de trente-cinq à quarante ans, à figure bourgeonnée, rouge et avinée, boucher de son état, vient me consulter à l'hôpital le 7 décembre 1859. Cet individu habite la commune de Chalo-Saint-Mard, et, outre son état de boucher, il dépouille assez souvent des animaux morts du sang; c'est même ce qu'il avait fait la semaine précédente. Trois jours avant de se présenter à moi, il avait éprouvé une démangeaison sur la partie postérieure et moyenne de l'avant-bras gauche, et y avait aperçu une petite vessie qui s'était crevée, il ne sait comment. Le second jour, le bras commençait à gonfler, bien qu'il ne fût pas encore malade; mais, voyant que l'enflure gagnait toujours, il se décida à venir le lendemain, sur l'avis de ses voisins, plus effrayés que lui. Il était alors dans l'état suivant :

Sur le point indiqué on reconnaît une petite surface, très-légèrement élevée au-dessus de la peau voisine, large et ronde comme une lentille, un peu inégale, d'un rouge vif, quoique foncé, plus proéminente dans son centre qu'à sa circonférence;

(1) Il est bien rare, en effet, qu'un traitement quelconque ne soit jamais appliqué à une époque variable du développement du mal; quand il en est ainsi, on n'en a même pas connaissance, puisque l'individu atteint n'a pas consulté.

sur la partie de son pourtour qui correspond au poignet, et à deux millimètres de son bord, existe une petite bulle transparente, ambrée, arrondie, bien distendue, de cinq à six millimètres de diamètre, à travers laquelle on aperçoit la peau dénudée, d'un beau rose. L'avant-bras, régulièrement tuméfié, a une forme cylindrique, il est dur, rénitent ; on ne trouve pas de tumeur charbonneuse. Une rougeur un peu sombre s'étend en dehors du bouton sur une largeur de sept à huit centimètres en s'affaiblissant à son pourtour; le reste est pâle. Les doigts, demi-fléchis, sont gonflés, tendus, principalement autour de leurs articulations. Le bras est gonflé jusqu'à sa partie moyenne, l'enflure y est molle, tremblotante, œdémateuse. Les parties malades sont plus chaudes qu'à l'état normal, mais ne font éprouver aucune douleur; il y a seulement de l'engourdissement et une grande difficulté de mouvement.

Cet homme a fait deux lieues à pied. Cependant, depuis hier, il se sent mal à l'aise, a perdu l'appétit et n'a pas dormi la dernière nuit. Son pouls est fréquent, développé, mais mou; langue saburrale, évacuations naturelles.

(*Cautérisation du point rouge et de la bulle ; applications de compresses imbibées d'eau-de-vie camphrée; eau rougie, potages.*)

8 décembre. — L'avant-bras est encore plus gonflé, complétement cylindrique, d'une dureté générale très-grande, sans tumeur charbonneuse isolée. L'escarre artificielle, de niveau avec la peau, n'en est séparée par aucun bourrelet ; elle est arrondie et d'un centimètre et demi de large ; sur son côté correspondant au bord cubital une ecchymose semblant n'occuper que les couches les plus extérieures du derme est apparue, entourant d'une ligne courbe assez régulière une partie de sa circonférence; cette ecchymose se termine du côté opposé par trois languettes anfractueuses. Son étendue est de trois ou quatre centimètres en tous sens. L'épiderme qui la couvre n'est nullement soulevé. La tuméfaction du bras plus ferme qu'hier monte jusqu'à l'épaule. Les doigts sont plus gonflés et plus fléchis que la veille. La rougeur plus foncée a gagné aussi en étendue. Une multitude de petites élevures solides, arrondies, presque confluentes, se sont montrées au-dessous de la pustule jusqu'au poignet. Douleur absolument nulle.

Insomnie; pouls plus fréquent, plus dépressible, céphalalgie, face rouge, turgescente, malaise considérable, évacuations alvines normales, urines rouges et claires. (*On remplace les potages par du bouillon, le reste est continué.*)

9. — L'ecchymose est remplacée par une escarre secondaire molle, dont l'épiderme s'est soulevé; elle rejoint celle de la cautérisation. Couleur de plus en plus sombre de l'avant-bras, surtout à sa face dorsale; les doigts, gros comme des boudins, sont coudés; et, sur le dos du plus grand nombre d'entre eux, ainsi que sur le poignet, de très-larges phlyctènes brunâtres ont apparu. Un certain nombre des petites élevures de la face postérieure de l'avant-bras se sont également remplies de sérosité; mais elle y est en petite quantité et plus opaline que dans les phlyctènes. Le gonflement gagne de l'épaule au côté gauche de la poitrine; il est d'une belle couleur rouge dans les trois quarts inférieurs du bras; ainsi que sur la partie antérieure de l'avant-bras. Face moins turgescente, altérée; œil abattu; voix plus faible; insomnie persistante; chaleur générale, moindre qu'hier; pouls (110) petit, régulier, dépressible; vomissements bilieux, peu abondants. Intelligence nette.

(*Pansement avec de la poudre de kina et de camphre; boissons, et potions toniques.*)

10. — L'enflure œdémateuse envahit de plus en plus la poitrine. La dureté de l'avant-bras est tout à fait ligneuse; même état des escarres et des bulles; il ne s'en est pas réformé. Plus de vomissements; pouls un peu plus étoffé. Le malade dit qu'il se trouve mieux. Rien de changé dans l'aspect des phlyctènes, dont deux ou trois cependant se sont ouvertes, en laissant le derme à nu. Il est d'une couleur rouge brun.

11 et 12. — État local à peu près stationnaire; amélioration des symptômes généraux.

13. — Délire furieux pendant la nuit. On est obligé de le maintenir de force dans son lit. Le matin, yeux hagards, face pâle relativement; parole saccadée, tremblotante; hallucination continuelle; il reconnaît cependant très-bien et répond juste. Agitation considérable; pouls plein, fort, fréquent. Il est pris, en un mot, de *delirium tremens*.

Le gonflement tend à diminuer; la rougeur est toujours vive

sur le bras et le devant de l'avant-bras. La face postérieure de celui-ci est violacée; l'épiderme en grande partie enlevé ou n'adhérant plus. Toutes les bulles sont crevées et ont laissé le derme bleuâtre à nu; cela a eu lieu depuis l'apparition du délire, et il se sert de sa main malade comme de l'autre.

(*Eau de tilleul. Potion avec 20 centigrammes d'extrait thébaïque. Pansement au styrax. Camisole de force.*)

14.—Le délire alcoolique est dans toute sa violence; il déchire la manche de sa camisole de force; et, en passant son bras malade à travers cette déchirure, il le dépouille entièrement du côté du mal, et détermine une large escarre grise au-dessous de celle qui existait. L'enflure diminue sensiblement, ainsi que la rougeur.

(*Même prescription. Aucun pansement n'est possible.*)

Jusqu'au 17, rien de remarquable : la tuméfaction du bras a considérablement diminué; les téguments sont ridés et jaunâtres. L'escarre ancienne commence à se cerner; la nouvelle noircit.

18. — Amélioration marquée. Le malade a dormi la nuit.

(*On commence l'alimentation. Cessation de la potion. Pansement au styrax.*)

25. — Une vive inflammation phlegmoneuse s'empare des tissus voisins des escarres; la première se détache déjà en partie. Cet homme, qui est assez bien du reste, se lève; cependant il éprouve de vives douleurs.

(*Cataplasmes, émollients, poudre de kina et de camphre.*)

30. — Avant-bras très-tuméfié; les plaies exhalent une odeur infecte; la première escarre est en partie détachée, la seconde se cerne. Une très-grande quantité de pus sort des ulcérations et de leur pourtour, qui est décollé dans une assez grande étendue. La douleur est toujours forte. Il existe un peu de fièvre; l'appétit est moindre que ces jours derniers.

15 janvier. — Les plaies sont détergées, et le décollement qui était devenu fort étendu a cessé. La suppuration est toujours très-abondante, mais de bonne nature, et l'état général est excellent.

10 février. — Les plaies marchent lentement vers la cicatrisation qui, cependant, a commencé surtout sur la supérieure. Elles offrent encore cinq ou six centimètres de surface chacune. Les

bourgeons charnus en sont de bonne nature ; un mois et plus même sera nécessaire à leur disparition complète. Le membre est un peu atrophié ; les mouvements des doigts et du poignet sont fort limités. Il sort de l'hôpital.

J'ai sans doute décrit bien longuement ce cas de pustule maligne, mais il m'a paru présenter un si grand intérêt et sous tant de rapports, que j'ai cru nécessaire de le donner avec tout le développement qu'il demandait.

Ainsi dans cette observation, après trois jours d'apparition du mal, la vésicule primitive enlevée, nous ne trouvons aucune trace d'escarre ; et le cercle vésiculeux est remplacé par une simple bulle. Une escarre secondaire molle et recouverte de son épiderme, en tout dissemblable à celle qui est propre à la pustule, succède en peu de temps à une ecchymose développée dans l'épaisseur du derme. Elle est large, et fort irrégulière dans son contour. Énormes bulles brunâtres apparaissant loin du bouton, et ne donnant lieu à aucune trace de gangrène, malgré les frottements qu'elles subissent. Enfin *delirium tremens*, survenant avec la plus grande violence, au moment de la réaction et après que le malade eut couru déjà le plus grand danger. Je ne signalerai même qu'en passant la large mortification produite par les bords de la déchirure de la camisole de force, l'abondante suppuration des plaies et leur décollement, qui rendait la peau semblable à une manche. Malgré tout cela, cet homme a guéri.

6. Cercle vésiculaire.

L'escarre une fois formée, à la place du bouton primitif on ne tarde pas, dans l'immense majorité des cas, à voir des vésicules en assez grand nombre se développer et se grouper autour de celle-ci et l'entourer d'un cercle plus ou moins régulier. A leur apparition, elles sont encore fort petites; mais après un jour ou deux, elles augmentent de volume, et à mesure que l'escarre en s'étendant envahit celles qui formaient la partie interne du cercle, il en apparaît de plus nombreuses et de plus grosses à sa circonférence extérieure. Cette sorte de couronne est aussi un des signes les plus caractéristiques du mal qui fait le sujet de ce mémoire. Ces vésicules sont remplies d'une sérosité, ou infiltrée entre les lamelles écartées de l'épiderme, ou épanchée dans une cavité unique; elle est le plus souvent jaune citrin ou ambrée; d'autres fois, dès le début, elle est d'un rouge plus ou moins brun. Ces petites vessies sont parfois sur un seul rang ; d'autres fois, sur deux ou trois, les plus excentriques étant les plus volumineuses. Elles sont habituellement distinctes; toutefois il n'est assez ordinaire d'en voir qui se confondent par leurs bords. Il est fort rare qu'elles soient toutes réunies et donnent lieu à un bourrelet uniforme. Celui-ci ne s'observe guère que dans les cas, assez exceptionnels, où la vésicule initiale, n'ayant pas été rompue, s'est affaissée à son centre et a, de cette manière, formé un petit cercle unique constitué par sa base non encore disparue. L'escarrification continuant, on conçoit que cette petite couronne devra s'effacer bien vite et être remplacée par des ampoules multiples, qui se grouperont autour de la nouvelle partie mortifiée.

Les vésicules du même rang ne sont pas toujours du même volume; cette égalité est même ce qui est le moins fréquent ; leur forme est en général arrondie. Quand elles constituent une couronne, elles peuvent être légèrement acuminées. Leur grosseur varie de celui d'un grain de millet à celui d'un petit pois ; s'il y a plusieurs rangées, celles qui forment la plus interne sont ordinairement les plus petites et les plus régulières. Je répéterai ici ce que j'ai dit ailleurs : lorsque l'escarre est bien ronde, d'un volume médiocre, et qu'elle est entourée d'un cercle vésiculeux régulier, le tout ressemble parfaitement à un *chaton de bague entouré de petites perles.*

La largeur du *cercle* ou *aréole vésiculaire* varie singulièrement : quelquefois de deux millimètres seulement, il peut atteindre jusqu'à deux ou trois centimètres.

Il arrive en certain cas qu'au lieu de petites ampoules, bien détachées, on ne trouve autour de l'escarre qu'un léger soulèvement de l'épiderme semblable à celui que produit l'application de l'ammoniaque sur la peau. Les points du derme sur lesquels reposent les vésicules sont ordinairement roses ou d'un rouge d'autant plus sombre que la sérosité qu'elles renferment est plus colorée. Ces points se boursouflent un peu avant d'y donner naissance. La sensibilité de ces parties est notablement amoindrie, et l'est même d'autant plus que la teinte en est plus brune et plus voisine de la mortification.

M. Raimbert a constaté, à l'aide du microscope, que la teinte brune de la sérosité contenue dans les vésicules était due à des globules rouges du sang, plus ou moins altérés.

Souvent le cercle vésiculeux est incomplet, irrégulier; il peut n'exister à sa place qu'une seule phlyctène. (Obs. X.) Dans d'autres cas plus rares, il n'y en a même pas de trace, et l'escarre se continue avec les parties vivantes de la peau, sans aucune trace de démarcation.

Obs. XI. *Pustules malignes sans cercle vésiculeux. — Guérison.* — M. D..., magistrat de cette ville, est pris dans l'été de 1858, sans causes connues, d'inappétence, de malaise, de céphalalgie et d'un sommeil agité pendant deux jours. Je le vois le troisième, au matin, et je le trouve dans l'état suivant : pâleur et altération de la face; chaleur normale; une faiblesse, accompagnée de vomiturition, vient d'avoir lieu; c'est même le motif qui m'a fait appeler. Le pouls est petit, fréquent, régulier; il est fort dépressible; langue blanche; ni soif ni appétit; évacuations ordinaires; mal de tête. Bien que M. D... soit souvent dérangé et d'une santé délicate, cependant il ne se trouve pas ordinairement dans un état semblable; c'est pourquoi, multipliant mes questions, il finit par me dire qu'il avait depuis trois ou quatre jours une démangeaison sur l'épaule gauche, et que maintenant il y existait une tache noire; qu'il n'avait pas fait beaucoup attention à ce mal, parce que portant de la flanelle, il avait cru que cette démangeaison était occasionnée par la laine du gilet. Ayant fait découvrir l'épaule, j'aperçus une belle escarre noire, arrondie, de deux centimètres de diamètre, se confondant par sa circonférence avec les téguments voisins, sans trace de vésicules dont les flanelles ne portent pas la moindre empreinte. Autour de l'escarre une rougeur livide s'étend, en se délayant, jusqu'à sept ou huit centimètres. Un léger gonflement existe aussi et n'a guère que l'étendue de la teinte maladive, il est indolent; le prurit a cessé. La tumeur charbonneuse manque entièrement : est-ce parce que le mal s'est développé près de l'origine de l'épine de l'omoplate, où il y a fort peu de tissu cellulaire et où il est de nature fibreuse ? La chose est possible.

(*Cautérisation un peu au delà de l'escarre, qui se délaye facilement sans qu'il soit besoin de l'enlever avec l'instrument tranchant. Pansement avec compresses, animées d'eau-de-vie camphrée, eau rougie, bouillon.*)

Quelques heures après la cautérisation, les envies de vomir cessent; le pouls reprend de la force, et il survint un amendement général de tous les symptômes généraux.

Le lendemain un cercle grisâtre, mince, vésiculeux, sépare la peau de l'escarre artificielle, qui dépasse la naturelle d'un demi centimètre. La rougeur sombre a fait place à une teinte rosée; le gonflement diminue. Le pouls est plus développé et l'appétit renaît.

(*Potages. Même pansement.*)

A partir de ce moment, tout rentre dans l'ordre habituel; mais l'escarre ne se détache qu'au bout de trois semaines, et il en a fallu encore deux autres pour obtenir une cicatrisation complète de la plaie.

7. Tumeur charbonneuse.

Le premier, j'ai donné ce nom à la tuméfaction dure circonscrite, qui est surmontée par le bouton malin et le dépasse plus ou moins. C'est évidemment dans ce point où le virus subit une sorte de concentration, d'élaboration peut-être, avant de passer dans le torrent circulatoire.

A une époque du mal charbonneux, qui varie entre un et trois à quatre jours, à partir de sa naissance, la portion de la peau où s'est développé la pustule et les chairs sous-jacentes se tuméfient, se durcissent, soulevant cette dernière, surtout par son pourtour, l'escarre étant plus ou moins déprimée, parce que les tissus qui la ferment sont mortifiés et ne peuvent plus se distendre. Cette tuméfaction consistante, solide, peu ou point douloureuse, s'enfonce d'autant plus profondément que les parties molles sont plus abondantes; elle élève son niveau un peu au-dessus des téguments environnants et constitue ce que j'ai proposé de nommer *tumeur charbonneuse*.

Cette tumeur met ordinairement un certain temps à se former (de deux à trois jours). Alors elle dépasse l'escarre et son cercle vésiculeux d'un à trois ou quatre centimètres. Sa surface extérieure, recouverte par la peau qui y adhère intimement, est le plus souvent bosselée, et donne fréquemment naissance à un nombre plus ou moins considérable de bulles de grosseur variable et isolées. C'est sur elle que la rougeur livide atteint son summum de coloration. Par sa face profonde elle peut pénétrer à deux ou trois centimètres et plus dans les chairs; son pourtour assez régulier, facile à reconnaître et à apprécier, en la palpant et la soulevant avec les doigts réunis, présente quelquefois pourtant des points anguleux plus ou moins saillants. Sa forme, en général arrondie, est aussi fréquemment ovalaire, surtout dans les parties qui exécutent de nombreux mouvements, et son grand diamètre se trouve alors dans le sens de la flexion, comme au cou, au pli du bras, etc. Au bout d'un certain temps, le gonflement de la pustule maligne continuant à se développer, elle peut prendre une grande extension, mais ne tarde pas à se confondre sans ligne de démarcation bien tranchée avec les parties internes de ce gonflement devenues fort dures elles-mêmes.

Quelquefois elle est peu distincte, même il n'est pas rare qu'elle manque complétement, surtout dans les cas où le mal n'a que des proportions peu considérables, et où il s'est développé sur des surfaces voisines des os et peu fournies en parties molles. (Obs. II, V, XI.)

8. Tuméfaction.

La tuméfaction, quant à son volume et à sa consistance, varie beaucoup suivant l'époque du mal où on l'étudie. Pendant deux ou trois jours, quelquefois durant quatre même, elle n'existe pas ou à peine. Elle consiste au début en un soulèvement plus ou moins considérable de la peau, sans rougeur, sans chaleur, n'occasionnant aucune douleur et formant peu de relief. Lorsque la tumeur charbonneuse centrale existe, ce qui est le plus ordinaire, c'est autour de cette dernière qu'elle commence ; quand elle fait défaut, c'est immédiatement sous le bouton malin. Elle diffère de la tumeur charbonneuse par sa mollesse et sa diffusion.

Le plus habituellement, une fois qu'elle est apparue, elle marche avec beaucoup de rapidité, et en vingt-quatre ou quarante-huit heures peut acquérir de très-vastes proportions : c'est sans doute ce qui a répandu cette opinion commune, que la pustule maligne ne dure guère qu'un jour ou deux, parce que le vulgaire se contente, dans des faits de ce genre, de l'apparence extérieure, et prend d'ailleurs pour type les cas les plus extrêmes.

La consistance du gonflement du charbon externe varie aussi beaucoup selon son âge ou les différents points de sa surface. Mou dans toute son étendue à son apparition, il ne tarde pas, au bout de deux ou trois jours, à présenter à sa partie centrale, qui est la plus ancienne, une dureté qui se rapproche de plus en plus du squirrhe ; là il se confond, sans ligne de démarcation, avec la tumeur qui supporte le bouton ; puis il devient de moins en moins consistant à mesure qu'on se rapproche de la périphérie, où il est tremblotant, et a tous les caractères de l'œdème simple, particulièrement dans les points où existe une grande quantité de tissu cellulaire. Il conserve peut-être moins facilement l'impression du doigt que celui de l'anasarque, si ce n'est aux paupières, sans doute parce qu'il se rapproche plus de l'œdème bénin aigu, et que la sérosité est plus intimement liée avec le tissu lamelleux que dans l'hydropisie ancienne. Ordinairement il procède des parties envahies sur celles qui ne le sont pas encore d'une manière insensible. D'autres fois, quoique bien plus rarement, ses limites se dessinent sous forme de bourrelet ; mais on peut dire que, dans cette dernière circonstance même, il n'a jamais les contours arrêtés et nets de l'érysipèle, qui ressemblent parfaitement à ceux d'une carte géographique. Je dois dire encore ici que jamais je n'ai vu le gonflement de la pustule charbonneuse offrir la sensation de crépitation qu'on rencontre dans l'emphysème, ce que les auteurs de traités généraux, qui ont à peine entrevu ce mal, répètent en se copiant les uns les autres. Assurément il est bien quelques circonstances où, après le charbon de cause extérieure, on rencontre cet emphysème ; mais c'est, je le répète, aussi à la suite d'un érysipèle ou d'un phlegmon gangréneux consécutif, comme, au reste, je l'exposerai plus tard.

La surface de la tuméfaction, largement arrondie et souvent presque plane dans la plus grande partie de son étendue, quand elle est peu ancienne, devient ordinairement, après plusieurs jours, bosselée, inégale, formant des enfoncements et des saillies, parfois très-marquées, à son centre. Ces bosselures, ces saillies varient beaucoup suivant la quantité de parties molles sous-jacentes. Là où l'os est superficiel et le tissu conjonctif peu abondant et fibreux, la peau est comme bridée, et offre des dépressions correspondantes, qui, chose singulière, ne se rencontrent pas dans les autres tuméfactions, et sont caractéristiques de la pustule maligne. C'est ainsi qu'on voit aux joues l'*enfoncement malaire*, sur le bord maxillaire inférieur un sillon qui sépare le gonflement facial de celui du cou. A l'avant-bras et à la jambe, la peau, assez intimement attachée aux os et ferme en général, ne se laisse distendre que modérément, et ces segments des extrémités affectent alors une forme cylindrique. Au bras ou à la cuisse, au contraire, il peut devenir plus étendu. Sur le crâne, au dos, jamais on ne voit l'enflure acquérir une grande saillie.

Si, dans certains cas, le gonflement de la pustule maligne peut atteindre des proportions énormes, surtout quand celle-ci siége à la face, au cou ou sur le devant du corps, il arrive, au contraire, que souvent il se limite à quelques centimètres du bouton malin. Dans quelques circonstances graves même, il n'est pas rare de ne lui voir prendre que fort peu d'extension ; c'est ce qui a fait penser à quelques auteurs que, le virus ayant alors été absorbé de bonne heure, l'économie n'a pas eu le temps ni la faculté de donner lieu à de grandes manifestations locales. Le fait est possible ; mais il est vrai de dire que, toutes choses égales d'ailleurs, plus le mal est important et plus ce caractère externe est développé. Voici, du reste, un cas où la mort a eu lieu sans qu'il y ait eu, en quelque sorte, de tuméfaction.

Obs. XII. *Pustules malignes à la tempe. Accidents cérébraux. Gonflement à peine sensible. — Mort.* — Le nommé Gandil, marchand de peaux, est pris, dans l'été de 1834, d'un petit bouton à la tempe gauche. Deux jours après il m'appelle, et je constate l'existence d'une pustule maligne. L'escarre a deux ou trois millimètres, elle est entourée d'un cercle vésiculeux et est développée sur une petite tumeur charbonneuse d'une teinte pâle. Le gonflement ambiant est nul; céphalalgie; malaise depuis la veille.

(*Cautérisation.*)

Troisième jour. Léger gonflement pâle et sans consistance, ne dépassant pas la tempe; pouls fréquent, mais mou et dépressif; céphalalgie très-intense; délire furieux, le soir et la nuit; soif vive.

(*Nouvelle cautérisation du bourrelet vésiculeux. Application de douze sangsues à l'apophyse mastoïde. Calomel, potion éthérée, sinapismes.*)

Quatrième jour. Les accidents cérébraux deviennent de plus en plus prononcés, et il succombe dans la nuit du quatrième au cinquième jour, sans que la tuméfaction ait fait de progrès depuis trente-six heures, et qu'elle ait dépassé le point charbonneux au delà de quelques centimètres, comme aussi sans refroidissement bien appréciable. Ne semble-t-il pas qu'ici le virus charbonneux a dû se porter sur le cerveau et ses enveloppes; qu'en un mot il y a eu une véritable métastase?

9. Phlyctènes ou bulles secondaires.

Si, au début, on n'observe, en fait de boutons séreux, que la couronne vésiculeuse, plus ou moins complète, qui enveloppe l'escarre, bientôt, le mal progressant, de nouvelles vésicules, plus larges, plus pleines et de couleur le plus souvent citrine, parfois brunâtre, apparaissent successivement et envahissent les surfaces voisines à plusieurs centimètres, quelquefois jusqu'à 12 ou 15 (Obs. X); elles forment alors de véritables phlyctènes, qui sont d'autant plus larges qu'on s'éloigne davantage de la pustule, et annoncent que le venin charbonneux a surtout concentré son action dans les points où elles se montrent. On en a vu (M. Gendrin) se développer très-loin du lieu malade, sur un membre opposé, par exemple. Dans ces cas, on les attribue à l'imprégnation de l'économie, et on peut les comparer aux espèces de tumeurs trouvées après la mort dans le conduit intestinal. Pourtant il n'est pas très-rare de voir le malade succomber sans qu'il survienne aucune bulle en dehors de l'aréole primitive. (Obs. VII et XII.) On a quelquefois pris ces vésicules pour de nouvelles pustules malignes; mais la moindre attention et la plus petite réflexion font voir qu'il ne s'agit pas ici d'une nouvelle inoculation, mais bien d'une manifestation consécutive tenant à l'intoxication qui existe déjà.

Il n'est pas rare encore de prendre pour des pustules charbonneuses secondaires de petites escarres dues à quelques parcelles de caustique solide ou liquide qu'on a laissé échapper, et qui ont produit un effet destructif sur les téguments malades. Ces petites escarres s'entourent facilement de phlyctènes.

10. Aspect des téguments malades.

Quand la tuméfaction commence, les téguments, sauf quelques vésicules qui peuvent y exister, ont conservé leur surface lisse; mais bientôt, et dans un très-grand nombre de cas, elle devient inégale, raboteuse; une multitude d'élevures de toutes sortes s'y montrent ; tantôt elles sont petites comme des têtes d'épingle et régulièrement disposées; la peau ressemble alors à celle d'une oie. On l'a comparée à de la peau de chagrin (M. Raimbert); d'autres fois, les petits mamelons sont plus volumineux, moins symétriquement espacés, et offrent assez l'aspect de ceux de la peau du crapaud. Ces petites élevures, pleines, solides, sont souvent entremêlées de bulles ou de phlyctènes; il n'est pas rare d'en voir quelques-unes contenir de la sérosité à leur sommet ou se changer en vésicules.

C'est toujours assez près de l'escarre qu'on observe cette altération des téguments et dans un rayon qui dépasse rarement un décimètre.

Parfois encore l'épiderme se soulève en masse, et n'adhère plus au derme sans qu'il en soit tenu écarté par de la sérosité. Il n'est pas rare non plus de voir le tissu de la peau s'infiltrer d'un sang noir, non loin du bouton. C'est même souvent l'indice de la formation prochaine d'escarres secondaires plus ou moins étendues. (Obs. X.)

11. Coloration des parties malades.

Lorsque le gonflement apparaît, la peau n'a pas encore changé de couleur ; il peut même acquérir un grand développement sans qu'elle se modifie sous ce rapport; fréquemment alors les téguments, dans toute l'étendue du mal, sont d'un gris terne et semi-transparents. Mais le plus souvent une teinte rouge sombre, qui s'affaiblit à quelques centimètres du bouton, ne tarde pas à se montrer. Le reste de l'enveloppe cutanée de l'enflure maladive ne change pas, et a toujours le même aspect. Les accidents s'aggravant, la couleur devient de plus en plus foncée ; elle passe au bleuâtre ou au violacé, et peut s'étendre davantage en se délayant toujours ou garder les mêmes limites que dans les premières phases. Si, au contraire, les symptômes s'amendent, la coloration passe du rouge sombre au rouge érysipélateux et gagne ordinairement au loin. Cette teinte, qui est l'indice d'une réaction franche, est généralement de bonne augure, à moins que l'appareil symptomatique interne n'y réponde pas.

12. Calorification.

La pustule maligne, lors de son apparition, donne, on peut dire, toujours lieu à un prurit plus ou moins accompagné de sensation de chaleur, qui va quelquefois jusqu'à celle d'une ardeur brûlante, comme dans le cas suivant :

OBS. XIII. *Pustule maligne de la région mastoïdienne. Sentiment d'ardeur intolérable. — Guérison.* — La femme Tourneville travaillant chez les mégissiers sent une démangeaison assez vive derrière l'oreille ; le lendemain, étant à laver à la rivière, elle y reconnaît un bouton, qui lui occasionne une telle sensation de brûlure que, pendant deux ou trois heures, elle n'est soulagée qu'en lavant continuellement son mal avec de l'eau fraîche. Je la vois le lendemain, et je constate l'existence dans le lieu indiqué d'une pustule maligne, accompagnée d'un gonflement très-modéré. Je la cautérise, et cette femme guérit bientôt, sans rien présenter de particulier.

La sensation de brûlure ardente du début, dont il vient d'être question, ne se traduit pas toujours par une augmentation de chaleur appréciable à la main et au thermomètre; mais, les accidents continuant à marcher, les parties affectées présentent une élévation de température notable, particulièrement si elles sont rouges. Cet accroissement de chaleur n'a pas lieu dans la partie excentrique du gonflement, qui, s'il est découvert, a plutôt de la tendance à se refroidir. Enfin, lorsque la terminaison doit être fâcheuse, le centre du mal lui-même se refroidit en prenant une teinte bleue plus ou moins marquée. La rougeur franche réactive, au contraire, s'accompagne constamment d'une augmentation de calorique dans les points où elle se montre.

13. Douleur.

La douleur est l'élément le moins saillant des phénomènes externes de la pustule maligne. Son absence presque complète est même un excellent caractère négatif pour la différencier des affections qui pourraient amener des désordres matériels, ayant avec elle quelque analogie.

Au commencement, c'est une légère cuisson prurigineuse, qui peut dans quelques circonstances rares aller assez loin (Obs. XIII); elle diminue ordinairement avec l'abrasement de la vésicule primitive, puis reparaît souvent lorsque l'aréole vésiculeuse se forme. Quand le gonflement prend de l'extension, et quel que soit son développement, il est bien rare que le malade y accuse d'autre sentiment que celui d'engourdissement et de stupeur; il répond même le plus ordinairement à vos questions qu'il ne souffre pas. Si par hasard, au bout de plusieurs jours, des douleurs pulsatives ou pongitives se déclarent, ce n'est, dans l'immense majorité des cas, qu'un phénomène de réaction plus ou moins inflammatoire.

14. Traînées inflammatoires.

Lorsque la pustule maligne siége aux membres particulièrement, il est ordinaire d'observer, après quelques jours de durée, des traînées rouges, parfois assez douloureuses, surtout à la pression, formées par les lymphatiques superficiels enflammés, et se détachant du point malade immédiatement ou médiatement, en suivant le trajet de ces canaux pour gagner les ganglions voisins, lesquels se gonflent et deviennent également douloureux. Ces cordons sont le plus souvent d'un rouge tranché, mais quelquefois ils sont à peine sensibles à l'œil, bien que le doigt les suive facilement.

Ces traînées sont, au reste, en tout semblables à celles qu'on voit survenir dans les cas de boutons ou de petites plaies suppurantes, et n'ont rien de spécial ni de caractéristique, comme le croit le vulgaire dans nos pays, où on les désigne improprement sous le nom de *racines du charbon.*

Les lymphatiques ne sont pas les seuls vaisseaux qui puissent participer au mal. On voit souvent aux environs de la tumeur charbonneuse les veines superficielles former des cordons plus ou moins volumineux, d'un rouge sombre ou violacé et sensibles à la pression.

Art. 2. — Phénomènes généraux ou internes.

La pustule maligne étant primitivement une affection locale, j'ai dû, pour suivre une marche logique, commencer par l'étude des accidents auxquels elle donne lieu sur les parties d'abord malades et sur celles qu'elle envahit successivement. Il me reste, pour terminer la description de tous les signes ou symptômes qui lui sont propres, à exposer la série des phénomènes morbides qui, par suite de l'absorption du virus charbonneux, se manifestent dans toute l'économie, phénomènes qui sont dus à un véritable empoisonnement. Je le ferai, autant que possible, dans l'ordre de leur apparition.

1. Céphalalgie, malaise général, faiblesse, frissons.

Dans quelques cas, il arrive qu'à peine le bouton a-t-il paru, que déjà quelques troubles généraux se manifestent; mais ce n'est, le plus souvent, qu'au bout de trente-six ou de quarante-huit heures après que la tache initiale s'est montrée, parfois même quand un gonflement très-notable est déjà survenu, que le malade ressent des accidents occasionnés par la présence de la cause virulente au sein de l'organisme.

Les premiers symptômes internes sont du malaise qui va quelquefois jusqu'à produire un brisement général très-marqué et de l'endolorissement des masses charnues, surtout au palper; des frissons plus ou moins intenses; la tête devenue douloureuse, l'est rarement à un degré extrême, et le plus ordinairement la céphalalgie diminue ou disparaît avec les progrès du mal.

2. Troubles de l'appareil circulatoire.

En même temps qu'apparaissent les premiers symptômes généraux, on constate une modification sensible dans l'état du pouls ; celui-ci s'accélère, paraît d'abord devenir plus large, cependant il est manifestement, et dans tous les cas, mou et dépressible. Le mal progressant, sa vitesse augmente : il peut acquérir 120 à 130 pulsations, et même plus, alors son volume diminue proportionnellement ; jusque-là son rhythme est régulier, mais bientôt, avec une nouvelle aggravation, il devient inégal, intermittent ; le doigt a de la peine à le sentir. Il est vrai pourtant de dire que, fréquemment, malgré cette exiguïté, il n'existe aucun trouble dans la succession de ses battements. Enfin, il disparaît complétement, et il faut le chercher dans les grosses artères centrales, où même il peut faire défaut. Dans les cas extrêmes, le cœur seul offre encore quelques légers battements, quelques frémissements qui vont bientôt cesser.

Il peut toutefois arriver que le pouls manque complétement ou à peu près aux artères des membres, et que, malgré cela, une réaction heureuse ramène le malade des bords du tombeau, comme aussi on le voit succomber alors même que ses pulsations ont conservé une certaine force et toute leur régularité.

Malgré l'état de dilution et d'altération du sang produit par le virus du charbon, altérations que démontrent l'inspection directe de ce liquide, les lésions cadavériques et la décomposition rapide des corps de ceux qui y ont succombé ; les hémorrhagies passives sont rares par les voies internes ; on en trouve cependant un exemple dans l'Observation XLVII de M. Raimbert.

3. Troubles de l'appareil digestif.

Ordinairement, sitôt que se montrent les malaises, la céphalalgie et les frissons, l'appétit diminue notablement, la langue se couvre, à sa base, d'un enduit blanchâtre, sans perdre sa pâleur et sa mollesse. Jusque-là rien de remarquable dans la miction et dans les évacuations alvines. A un degré un peu plus avancé, qui varie entre deux et quatre jours, l'appétit se perd complétement, l'enduit de la langue augmente en étendue et en épaisseur; les bords, quelquefois le milieu de cet organe, rougissent, les papilles s'y développent. Il n'y a pas encore de soif, mais l'urine est rouge, ordinairement limpide, et il y a constipation.

A une période plus intense encore, des vomissements se déclarent : d'abord de nature glaireuse, ils ne tardent pas à devenir bilieux, jaunes, puis verts.

Si le mal siége à la face, les narines étant ordinairement bouchées, la langue se dessèche et devient comme un morceau de cuir; si c'est au cou, la déglutition et la respiration peuvent devenir pénibles, parfois presque impossibles, surtout la première pendant plus ou moins de temps, deux ou trois jours même, sans que pour cela le patient succombe nécessairement. (Obs. XXIV.) A cette période aussi, la soif s'allume et devient des plus vives.

Les vomissements bilieux sont toujours un symptôme grave, mais ils ne sont pas pour cela nécessairement mortels, il s'en faut. On les a vus manquer dans des circonstances où le malade succombait. (Obs. XXXIII.)

Enfin, dans la dernière phase du mal, cessation des vomissements; la soif devient encore plus ardente; pas d'évacuations alvines depuis longtemps; la diarrhée est un phénomène très-rare dans la pustule maligne; les urines elles-mêmes cessent de couler, et le patient ne tarde pas à succomber.

On observe chez quelques malades, aux périodes extrêmes de l'intoxication charbonneuse (Obs. XLVII de M. Raimbert), des coliques plus ou moins vives, sans doute occasionnées par les lésions intestinales qu'on rencontre souvent après la mort.

4. Troubles de l'appareil respiratoire.

Dans les circonstances les plus habituelles, rien ne se remarque du côté des organes respiratoires; ce n'est que dans les cas graves ou dans la dernière période du mal que la respiration devient précipitée, anxieuse, suspirieuse; il semble alors que le malheureux agonisant va perdre vent; il se tient assis sur son lit, penché en devant même, et tous les muscles inspirateurs entrent dans une sorte de contraction convulsive. L'air expiré est tout à fait froid, comme chez les cholériques arrivés aux dernières limites de leur maladie. Par suite de l'envahissement de l'asphyxie, la surface du corps devient violacée, froide, et inondée de sueur glacée, nouveau rapprochement avec les malades que je viens de citer.

A une époque un peu avancée de l'intoxication charbonneuse, il n'est pas rare d'observer une fétidité plus ou moins grande de l'haleine.

5. Troubles de l'appareil musculaire.

Dès le commencement de l'absorption virulente, les forces diminuent, mais, à moins d'intensité extrême dans la marche des accidents, le malade est encore susceptible de vaquer à ses affaires, en tout ou en partie, durant les premiers jours, même de faire plusieurs lieues à pied. Si le mal n'est pas arrêté et si les symptômes toxiques progressent, il est souvent pris de faiblesses, de lipothymies plus ou moins rapprochées, et est forcé bientôt de prendre le lit et d'y rester plusieurs jours, quelquefois plusieurs semaines, dans des cas même qui se terminent heureusement. Cependant il n'est pas non plus très-rare de voir les individus atteints se contenter de garder le repos chez eux. J'en ai assez fréquemment vu, dans des cas peu graves, il est vrai, ne pas suspendre du tout leurs occupations.

Tout ce qu'on peut, en outre, constater dans ce système consiste en des douleurs plus ou moins vives, analogues à celles que donne la fatigue, encore qui s'affaiblissent ou s'éteignent à mesure que l'état morbide s'aggrave. Je ne me rappelle pas avoir observé de crampes.

6. Troubles de l'appareil cérébro-spinal et nerveux.

Ainsi que je l'ai dit plus haut, à peu près constamment, dès le début de l'absorption du virus charbonneux, il se manifeste une céphalalgie plus ou moins intense, qui généralement diminue et disparaît même plus tard. Les auteurs, se répétant presque tous, ont signalé un délire sombre et tranquille, survenant vers la fin de la maladie, lorsqu'elle doit avoir une terminaison fâcheuse. Ce fait est rare, très-rare même; et le plus souvent la mort a lieu sans agonie et au milieu de la connaissance la plus parfaite; cependant, je ne veux pas dire qu'on n'observe jamais le trouble des facultés mentales; mais alors il est, on peut le dire, actif, et il est loin d'annoncer toujours un cas mortel, ce n'est très-fréquemment qu'un symptôme de réaction, qui n'a rien alors d'extrêmement grave. (Obs. XVII.)

Consécutivement à la pustule maligne, je n'ai jamais été à même de constater des accidents paralytiques, comme on le voit si souvent à la suite de certaines affections virulentes.

7. Caloricité générale.

Au commencement, malgré quelques frissons, la chaleur du corps augmente un peu, sans devenir brûlante, si ce n'est à la suite d'une réaction vive.

Quand le mal arrive à un degré plus avancé, la caloricité diminue aux membres, puis à la face; enfin, le tronc, bien que se conservant plus chaud, à cause de sa position centrale, peut lui-même perdre la plus grande partie de sa chaleur, mais jamais il ne devient aussi complétement froid que les extrémités. Vers la fin, la surface de tout le corps se couvre ordinairement d'une sueur qui ne tarde pas à devenir glacée dans les derniers instants de la vie.

Art. 3. — Phénomènes réactionnaires.

De nos jours, un grand nombre de sectes médicales

dérivant du *physiologisme*, tous les *localisateurs*, plus ou moins exclusifs, quoique ne pouvant pas se refuser à l'évidence des guérisons spontanées, pensent qu'elles ont lieu par suite d'une sorte d'usure du mal, et répugnent presque tous à admettre une médication naturelle, un effort spontané de l'organisme, pour chasser le principe morbide et faire disparaître ses conséquences. Pourtant, quand, dominant la matière qui fait à peu près l'unique étude de ces sectes, on considère les diverses phases de nos maladies et la succession des phénomènes qui les caractérisent, on voit, on reconnaît manifestement qu'un génie bienfaisant et conservateur vient souvent disputer notre pauvre existence à la cause de destruction qui s'en est emparée et menace de l'anéantir. A différentes époques, on a donné des noms variés à ces salutaires efforts; mais ce n'est pas ici le lieu de disserter longuement sur cet important sujet. Je me contenterai de dire que, quelle que soit la terminaison du mal qui nous occupe, il est presque constant d'observer des signes évidents de ce secours naturel : c'est ce qu'on nomme généralement aujourd'hui la *réaction*.

Cette réaction offre un certain nombre de phénomènes à étudier et à exposer isolément; il est facile de les reconnaître dans le plus grand nombre des cas, qui se terminent soit heureusement soit même fatalement. Je n'ai pas ici le dessein de la décrire *in extenso*. J'en ai signalé les caractères les plus ordinaires en décrivant la marche générale de la maladie. Il ne me restera qu'à appeler l'attention sur des faits qui sortent du cadre habituel et qui, eux-mêmes, deviennent de véritables affections morbides. Car, il faut bien le dire, ces faits de réaction dépassent souvent le but que la nature semble souvent s'être fixé ; mais il est toujours assez facile de reconnaître la cause et l'enchaînement de ces phénomènes et d'en suivre la filiation.

Je chercherai aussi à faire voir que si, dans certains cas malheureux, ces efforts n'ont eu qu'un effet incomplet, ils n'en ont pas moins existé, et qu'alors même ils ont encore pu prolonger les jours du malade.

Lorsque la pustule maligne est légère, la guérison a lieu le plus souvent par la disparition graduelle des phénomènes qui la caractérisent, et on reconnaît peu de signes de réaction dans ces circonstances. Dans les cas graves, quand le gonflement était devenu énorme, lorsque le pouls a considérablement faibli, et est même devenu insensible, que le froid s'est emparé des membres, que des vomissements abondants ont épuisé le malade, qu'une couleur bleuâtre, violacée, de mauvais augure, s'est montrée au centre du mal, que tout enfin fait présager une catastrophe imminente, du septième au neuvième jour, le plus souvent (1), il n'est pas rare de voir les vomissements cesser, le pouls se relever, la chaleur reparaître et surtout une rougeur vive, franchement phlegmoneuse, colorer la peau qui recouvre la tuméfaction dans une très-grande étendue. De la céphalalgie, une sueur chaude, une chaleur parfois brûlante, de l'ampleur et de la dureté du pouls, surviennent également dans ces cas. Ce sont là les signes si désirés de la réaction des forces vitales, en lutte contre le mal. Mais ils ne sont en-

(1) A partir de l'apparition de la tache initiale.

core qu'au degré nécessaire pour remplir leur but. S'ils ne se bornent pas à ce point, nous les verrons bientôt, atteindre les proportions d'une vive irritation et même d'une violente inflammation, avec toutes ses conséquences, et aller jusqu'à la formation de collections purulentes. Ne nous effrayons pas trop, cependant, ni de ce délire parfois furieux, ni de ces abcès phlegmoneux que la réaction peut amener, il est rare qu'ils soient accompagnés d'un grand danger. Pourtant il n'en est pas toujours de même, lorsque des masses considérables indurées par le virus deviennent le siége d'un travail phlegmasique, on les voit quelquefois n'avoir pas assez de vitalité pour résister au mouvement actif qui s'y passe, et ne pas tarder à se mortifier en donnant naissance à des destructions gangréneuses qui peuvent, par leur étendue, l'énorme développement de gaz putrides qui s'engendrent, l'absorption de ceux-ci et des liquides décomposés fournis par les plaies ; qui peuvent, dis-je, ou mettre le malade dans le plus grand péril, quand déjà il venait d'échapper à un grand danger, ou même le faire succomber.

1. Inflammation phlegmoneuse terminée par des collections purulentes.

Après la disparition plus ou moins complète du gonflement et alors même que la peau ne conserve plus la rougeur vive et réactive qu'elle avait lorsque l'amélioration s'est manifestée, il n'est pas rare d'oberver les ganglions lymphatiques voisins, se tuméfier, s'enflammer, suppurer et donner ainsi lieu à des abcès phlegmoneux d'un volume plus ou moins considérable.

Obs. XIV. *Pustule maligne de la paupière inférieure gauche.*

Disparition des symptômes septiques. Abcès des ganglions péroti-diens. — Guérison. — Le nommé Marchat, ouvrier mégissier, est atteint vers l'automne de 1838, d'une pustule maligne sur la paupière inférieure gauche; après sept à huit jours d'accidents formidables, il commençait à aller mieux, et le gonflement avait sensiblement diminué; la peau était encore rouge et comme érysipélateuse, il est vrai, mais sans déterminer la douleur; les escarres ne se détachaient point encore, lorsque les ganglions, placés au-devant du tragus, se tuméfièrent et devinrent très-douloureux; une tumeur rouge, pulsative, chaude, grosse comme un œuf de poule se forma; après quatre ou cinq jours, elle devient fluctuante et un coup de bistouri en fait sortir quarante ou cinquante grammes d'un pus blanc, épais et de très-bonne nature. Tout ne tarda pas à rentrer dans l'ordre sous ce rapport, mais l'escarre ne sedétacha qu'assez longtemps après, et l'œil fut très-éraillé.

D'autres fois, l'abcès se forme dans les chairs sous-jacentes envahies par le phlegmon.

Obs. XV. *Pustule maligne de la joue. Disparition des accidents malins. Abcès de la joue s'ouvrant dans la bouche. — Guérison.* — Le nommé Bergerat, ouvrier mégissier de cette ville, est pris, le 1er novembre 1840, d'une démangeaison à la joue gauche. Je le vois le lendemain, et je trouve une pustule maligne encore fort petite, développée sur le trajet du canal de Sténon. Malgré la cautérisation la plus énergique, les accidents, tant internes qu'externes, augmentent et atteignent les plus grandes proportions. Ils ne s'arrêtent que vers le septième jour; mais la dureté centrale est telle qu'après trois semaines elle n'est pas dissipée. Ce noyau devient le siége d'un véritable phlegmon, qui se termine bientôt par un abcès, lequel s'ouvre spontanément dans l'intérieur de la bouche, vis-à-vis le point qu'occupait la pustule, et laisse écouler une assez grande quantité de pus de bonne nature, dont il est difficile d'apprécier la quantité.

2. Inflammation gangréneuse.

Dans les deux cas que je viens d'exposer brièvement,

nous voyons survenir des abcès chauds comme conséquence d'une inflammation franche; on les observe le plus souvent à la face, sans doute à cause de la grande vascularité et de la vitalité extrême de cette partie. Dans d'autres circonstances, comme je l'ai déjà indiqué, quand une énorme tuméfaction accompagne le charbon, que les tissus sont devenus durs et d'une vitalité douteuse, ces parties sont dans l'impossibilité de supporter le moindre travail phlogistique, et on voit alors la mortification faire des progrès rapides et surprenants, elle porte beaucoup plus en général sur le tissu cellulaire que sur la peau, elle est on peut dire *disséquante*, les muscles et les organes plus profonds étant ménagés.

Une grande quantité de gaz putrides s'infiltrent quelquefois au loin dans le tissu lamineux non sphacélé, de manière à donner lieu à un véritable emphysème qui a été pris par beaucoup d'auteurs pour le gonflement propre de la pustule charbonneuse. Les escarres qui surviennent par suite de cet accident, soit sur la peau, soit dans les chairs sous-jacentes, ont été aussi regardées, on peut dire par tous ceux qui ont écrit sur ce mal comme étant la conséquence immédiate du virus carbonculeux, bien qu'elles n'en soient comme l'emphysème, qu'une conséquence, et Dieu merci, assez peu commune. Un pus grisâtre, mal lié, horriblement puant, peut aussi être sécrété en plus ou moins grande quantité. Le fait suivant en est un bel exemple.

OBS. XVI. *Pustule maligne considérable du menton. Disparition presque complète des accidents primitifs. Érysipèle phlegmono-gangréneux du cou et du haut de la poitrine. — Guérison. —*

La dame Seveste, habitant la commune de Monnerville, âgée d'une quarantaine d'années, femme assez bien portante, mais de tempérament un peu lymphatique, vient me trouver en décembre 1856, portant au côté gauche du menton une très-petite pustule, qui a pris naissance il y a trois jours. L'escarre, tout à fait ronde, a deux millimètres; elle est jaunâtre et superficielle. Quatre à cinq petites vésicules formant un cercle incomplet l'environnent; elles sont de volume inégal. Un léger gonflement sans tumeur manifeste et assez mou l'accompagne; il a gagné la région sous-maxillaire. Pas de douleur; légère démangeaison. La malade se plaint d'un peu de mal de tête et de malaise.

Malgré une cautérisation énergique, les accidents de toute nature augmentent jusqu'à la fin du septième jour. Tuméfaction énorme descendant jusqu'au-dessus des seins; face horriblement déformée; nombreuses bulles bleuâtres autour de l'escarre, qui est grande comme une pièce de deux francs; vomissements incessants à partir du quatrième jour. Oppression des plus vives, soif ardente, petitesse considérable du pouls, qui est aussi très-fréquent; refroidissement général; tintements d'oreille. Enfin, cette femme est dans le plus grand danger jusqu'au moment indiqué; alors les vomissements et la soif cessent; le pouls devient plus fort et moins fréquent; la partie molle du gonflement disparaît; l'appétit se fait sentir, et tout annonce une guérison très-prochaine. Lorsque apparaissent des défaillances et un refroidissement nouveau, en examinant le mal qui, habituellement était couvert, je reconnais que toute la portion indurée du gonflement est couverte d'une rougeur pâle, s'étendant jusque sous le sein gauche et atteignant le droit; un certain nombre de larges bulles pleines d'un liquide séro-purulent existent sur les téguments malades et les contours de la rougeur sont tout à fait arrêtés, bien que fort irréguliers, comme dans l'érysipèle. Le pouls, d'une très-grande fréquence, ne résiste pas à la plus légère pression. Vomissements bilieux nouveaux; engourdissement moral; pas de douleur; diarrhée. Urines rares et très-colorées.

Le lendemain, une très-large escarre grisâtre s'est formée à la région sous-maxillaire; par son bord supérieur elle touche l'ancienne, sur la couleur noire de laquelle elle tranche; inférieurement, elle descend, sous forme de bandelette de trois à quatre centimètres, entre les deux seins et jusqu'à la naissance de l'appendice xiphoïde. Un gonflement très-appréciable existe sous toute l'étendue de cette grande escarre. Si l'on presse avec le doigt, on sent dans tout le voisinage une crépitation des plus manifestes, et à la partie déclive il existe de la fluctuation. Une rougeur assez vive s'étend à quelques centimètres de l'escarre, mais sans limites aussi tranchées qu'avant la formation de cette dernière.

Les symptômes généraux et la prostration ont encore augmenté.

Le troisième jour, à partir de l'érysipèle gangréneux, car on ne peut le méconnaître, plusieurs ouvertures se font à travers les escarres nouvelles, qui sont toujours grises et très-molles; il reste cependant un clapier à la partie inférieure d'où sort abondamment par la pression un pus grisâtre, d'une horrible fétidité, mêlé de nombreuses bulles de gaz. L'emphysème a en grande partie disparu. Symptômes généraux comme la veille. (*Le traitement consiste en moyens de pansement propres à atténuer les effets de la gangrène, et en boissons toniques et alimentaires.*)

Quatrième jour. L'escarre nouvelle se détache en beaucoup de points par ses bords, décollés au loin. De longs filaments de tissu cellulaire sphacélés et grisâtres se détachent ; on peut les tirer avec la pince, et ils s'étendent bien au delà de la mortification cutanée. Le pouls se relève un peu. Léger sommeil. La malade se réchauffe.

Cinquième jour. Les parties sous-jacentes à l'escarre sont rouges et se couvrent évidemment de bourgeons charnus. Celle-ci continue à se détacher.

(*Eau vineuse. Potages gras.*)

Au septième jour, il ne reste plus d'escarre que l'ancienne. Les muscles des régions sous-maxillaire, ioïdienne et laryngienne gauche sont à découvert, et tout à la fois disséqués et intacts. Le clapier inférieur, ainsi que les décollements latéraux, existent toujours ; mais le pus est moins fétide et les bourgeons charnus sont partout de bonne nature. L'appétit renaît et les forces reviennent; la pâleur est toujours extrême.

Les jours suivants, continuation de l'amendement. L'escarre primitive tombe le vingt-cinquième jour, à partir de la cautérisation. Déjà, à ce moment, les nouvelles plaies sont en partie comblées, leurs bords agglutinés, et la peau commence à être fortement attirée. Après quinze nouveaux jours, toute la partie inférieure est cicatrisée ; il ne reste plus qu'une surface suppurante de la largeur d'une pièce de cinq francs, occupant le côté gauche du menton et une grande partie du corps du maxillaire inférieur du même côté ; enfin, au bout de deux mois, cette solution de continuité se ferme complétement ; et, la longue cicatrice, étendue de la base de la poitrine jusque sur la mâchoire, forme une bride rouge qui force la tête à s'incliner de ce côté et à se tourner un peu à droite. Un large vide s'établit aussi sur le point qu'avait occupé la pustule maligne, par suite de la grande déperdition de substance.

Depuis cette époque, la cicatrice a blanchi, forme bien moins de relief, et ne bride même plus sensiblement les mouvements du cou et de la tête.

J'ai cru devoir donner avec quelques détails cette précieuse observation qui fait bien voir la succession des accidents, et est un exemple de ces emphysèmes et de ces larges escarres que presque tous les auteurs regardent encore comme étant des phénomènes propres et immédiats de la pustule charbonneuse, tandis qu'ils n'en sont que des complications secondaires et rares. Cette malheureuse femme a échappé deux fois et comme par miracle à l'affreux mal auquel elle a été en proie.

3. Délire de réaction.

Quand la pustule maligne siége à la face, et lorsque le gonflement a été énorme, il n'est pas rare de voir, à la suite d'une vive réaction générale et locale, cette dernière étant traduite par une forte rougeur, une certaine douleur, de la céphalalgie, une fièvre franche ; il n'est pas rare, dis-je, de voir un délire parfois furieux survenir. J'ai assez fréquemment constaté ce fait qui n'est pas toujours grave, tant s'en faut, malgré son apparence, et dont voici au reste un exemple.

OBS. XVII. *Pustule maligne considérable de la paupière inférieure. Amélioration. Inflammation érysipélateuse secondaire. Délire des plus intenses. — Guérison.* — Un ouvrier mégissier, d'une forte constitution, âgé de vingt-cinq ans, est admis à l'hôpital d'Étampes, dans l'hiver de 1835, pour une pustule maligne de la paupière inférieure droite. Elle est cautérisée le quatrième jour ; et, bien qu'alors le gonflement soit peu considérable, les accidents continuent à marcher, et la tuméfaction du visage acquiert de nouvelles proportions. Il est pris de vomissements bilieux; le pouls est d'une petitesse extrême, et les extrémités se refroidissent. Tous ces accidents s'améliorent à la fin de la première semaine, et, jusque-là, pas le moindre trouble intellectuel. Le pouls, en ce moment, reprend de la plénitude et une certaine dureté.

La chaleur revient et dépasse même sensiblement la normale; vive rougeur accompagnée de douleur à la face; céphalalgie.

Le dixième jour, violent délire; il menace et poursuit l'aumônier qui vient pour lui administrer les secours de la religion. On est obligé de l'attacher.

Ce délire, compliqué d'une sorte de fièvre inflammatoire, dure quarante-huit heures; il se calme enfin, et le malade ne tarde pas à aller mieux. Cependant, les parties gonflées de la face sont longtemps à revenir à leur volume ordinaire, et il conserve une large éraillure de l'œil.

Le trouble intellectuel dont il vient d'être question est différent quant au danger de celui qui est primitif; ce dernier ne se rencontre, bien rarement encore, que dans les cas les plus graves.

J'ai dit plus haut que parfois la nature faisait des efforts manifestes quoique impuissants pour débarrasser le patient, et qu'alors la terminaison funeste n'était que retardée. En voici un cas très-évident.

OBS. XVIII. *Pustule maligne de la joue. Plusieurs efforts réactionnaires manifestes, mais incomplets. — Mort au bout de dix-huit jours.* — La femme N..., de trente-cinq à trente-six ans, épouse d'un marchand de peaux, habitant le faubourg Saint-Pierre, de cette ville, est atteinte, dans l'hiver de 1837, d'une pustule maligne sur la région malaire gauche, Le bouton fait des progrès assez lents, et je ne suis appelé que le cinquième jour. La pustule offre une escarre brunâtre de deux à trois millimètres, environnée d'un cercle irrégulier de vésicules d'inégale grosseur, groupés isolément et sur une seule rangée ; une tumeur charbonneuse bien limitée est sous-jacente, et un gonflement pâle et mollasse s'étend jusqu'à la paupière inférieure, à peine atteinte, et en bas gagne la mâchoire. Depuis hier, céphalalgie, malaise, inappétence, insomnie, abattement; la malade est obligée de s'aliter.

Du cinquième au huitième, malgré une cautérisation assez énergique, le gonflement fait d'assez grands progrès, sans atteindre au point où on le voit souvent à la face; il ne change pas sensiblement de couleur; la peau avoisinant l'escarre de cautérisation, qui a deux centimètres, est d'un rouge violacé sombre, des phlyctènes de médiocre volume se sont formées aux environs de cette escarre ; elles sont distendues par de la sérosité citrine. Les paupières gauches fortement tendues ne peuvent plus s'ouvrir, les droites sont légèrement œdématiées.

Vomissements abondants, petitesse du pouls et refroidissement des extrémités.

A la fin du huitième jour, la chaleur reparaît sans être bien vive ; le pouls acquiert de la force, et les vomissements cessent ; cette malade reprend même un peu de nourriture semi-liquide. Le gonflement s'arrête, mais la couleur des téguments reste la même durant à peu près une semaine; quelques bulles seules s'élèvent et d'autres se flétrissent ; l'insomnie continue ; le pouls perd de sa plénitude à deux ou trois fois, pour en reprendre ensuite; la chaleur suit les mêmes alternatives; mais l'appétit finit par se perdre; de la jactitation; une oppression assez forte survient, sans vomissements nouveaux. Enfin, elle ne peut plus se réchauffer; les pulsations artérielles faiblissent tellement qu'elles deviennent presque insensibles; et cette malheureuse se traîne jusqu'au dix-huitième jour. Je n'en ai jamais vu aller aussi loin, à beaucoup près.

CHAPITRE IV.

PUSTULES MULTIPLES.

Jusqu'ici je n'ai dû donner qu'une description *abstractive*, si je puis parler ainsi, de la pustule maligne, et étudier isolément sa symptomatologie avec tous les détails que comporte cet important sujet ; ce n'en était, en quelque sorte, que la pathologie générale, maintenant pour terminer la partie descriptive de cette maladie, il me restera à exposer ses variétés de nombre, et celles, bien plus importantes, que lui impriment les différentes régions du corps où elle est susceptible de se développer. L'ordre topographique me paraissant le plus simple pour cette revue, nous la suivrons successivement sur la tête, le cou, le tronc et les membres.

La pustule charbonneuse, unique dans le plus grand nombre des cas, peut cependant se rencontrer en nombre multiple. Thomassin cite un homme qui en portait trois et qui les avait contractées en fouillant une vache. (1). Dans le cours de ma pratique j'en ai vu plusieurs fois deux simultanées, mais jamais un plus grand nombre. Elles

(1) On appelle fouiller une vache, un cheval, l'opération qui consiste à introduire le bras dans l'intestin rectum de ces animaux, pour en retirer les matières fécales qui, pour une cause quelconque, ne peuvent pas sortir naturellement.

peuvent être fort éloignées l'une de l'autre, ou bien siéger sur des parties très-voisines :

OBS. XIX. *Pustule maligne double de l'avant-bras. — Guérison.* — Le jeune Langevin, quatorze ans, garçon boucher, tue et dépouille un taureau malade, dont la viande est mangée sans qu'on ait entendu parler d'accidents. Deux jours après il est pris de démangeaison brûlante au-devant de l'avant-bras droit; je le vois le 27 août 1840, troisième jour du mal, et je reconnais sur la face antérieure de cette partie du membre supérieur deux taches brunes, sèches, lenticulaires, environnées chacune d'un cercle vésiculeux régulier et écartées de sept à huit centimètres. Chacune de ces pustules malignes repose sur une petite tumeur bien circonscrite, peu saillante, de deux centimètres de diamètre. La peau aux environs immédiats des escarres est d'un rouge brun ; un gonflement pâle, peu consistant, indolent, s'étend un peu au delà des tumeurs; mais chacune de ces tuméfactions est isolée et ne se confond pas avec la voisine. Pouls fréquent, mou, dépressible ; affaiblissement, moiteur ; inappétence depuis la veille.

Malgré la cautérisation, les accidents persistent et augmentent; le gonflement indolent prend de l'extension ; il se confond dans les deux pustules. Les tumeurs deviennent plus appréciables. Les symptômes généraux augmentent aussi d'intensité ; mais le 29, tout l'appareil morbide s'amende, et le malade guérit dans le temps habituel. Les deux escarres se détachent sans suppuration.

L'observation XXVI est aussi un exemple de pustules multiples.

On peut dire dans ces cas, que quoique les diverses pustules charbonneuses se développant ensemble, n'aient pas toujours le même aspect, les mêmes dimensions, ni le même siége, elles apparaissent néanmoins sous l'influence d'une cause simultanée, qu'en un mot, elles sont toutes du même âge, bien qu'absolument parlant, il pourrait n'en pas être ainsi. Il ne faudrait donc pas confondre avec elles ces *pseudo-pustules* dont il a été question déjà, et qui ne sont que les conséquences de la généralisation du mal ou de petites parcelles de caustique abandonnées sur la peau. Avec de l'attention on en reconnaît toujours la nature véritable.

Article I. — Pustules malignes du cuir chevelu.

Bien moins communes que celles qu'on rencontre si souvent sur les parties glabres de la face, il n'est pourtant pas excessivement rare d'en observer sur le crâne.

Deux motifs semblent devoir y gêner leur apparition, le couvert protecteur fourni par la chevelure qui empêche la substance virulente d'être facilement mise en contact immédiat avec le cuir chevelu et l'organisation elle-même de cette partie de la peau qui la rend moins apte à l'absorption du virus. Rien du reste, sous le premier rapport, ne l'empêcherait de se développer sur une partie chauve de la tête, mais le fait doit être assez rare. Je n'en connais aucune observation et je ne l'y ai jamais vue.

Le gonflement n'est pas très-considérable dans ces circonstances, il est limité en général aux environs du mal, à moins que celui-ci ne soit survenu sur la lisière des cheveux, comme la chose est assez commune. Assurément on peut craindre ici les accidents cérébraux, ainsi que dans l'observation XII, pourtant je ne les ai pas constatés dans d'autres cas, ce qui est dû peut-être au petit nombre de faits de cette espèce que j'ai été à même de rencontrer.

L'escarre est aussi très-petite et s'entoure de vésicules peu régulières et peu marquées.

Tout cela tient sans aucun doute au peu de tissu cellulaire qui existe dans cette région et à l'extrême dureté du derme.

OBS. XX. *Pustule maligne du cuir chevelu. — Guérison.* — Dans l'été de 1850, un jeune homme, ouvrier mégissier, se présente à ma visite de l'hôpital ; il avait travaillé depuis quelque temps des peaux de *morines*, et quatre jours auparavant avait senti dans le milieu de la fosse temporale droite une assez vive démangeaison ; il y sentit même une petite grosseur.

En écartant les cheveux, qui sont de moyenne longueur et bien fournis, je reconnais une petite tache jaune brun, arrondie, de deux millimètres ; quelques parcelles de vésicules, grisâtres, affaissées, aplaties, environnent irrégulièrement cette escarre. Une tuméfaction peu étendue, formant à peine relief, sans tumeur isolée, d'une assez grande consistance, s'étend à cinq ou six centimètres tout autour, et gagne en devant la racine des cheveux, où elle s'arrête. Au-devant de l'oreille, un ganglion lymphatique gonflé et douloureux. Ce jeune homme n'a pas encore quitté son travail ; mais il est faible, a depuis hier de la céphalalgie et a mal dormi la nuit dernière ; il a aussi très-peu d'appétit. Son pouls est accéléré, assez plein, mais sans dureté.

Cautérisation. Aliments semi-liquides. Cessation de travail.

Le lendemain, pas de changement apparent. Le surlendemain, il commence à mieux aller. Le gonflement et la douleur du ganglion auriculaire ont à peu près disparu, et la tuméfaction du cuir chevelu voisin de l'escarre a sensiblement diminué. L'appétit revient et il peut quelques jours après reprendre ses occupations.

Article 2. — Pustules malignes de la face.

La face est assurément le siége de prédilection de la pustule maligne, on peut dire que la moitié au moins des cas qu'on en observe siége sur cette partie, ce qu'on peut certainement attribuer à ce qu'elle est habituellement découverte, que la peau en est mince et très-vasculaire, qu'elle occupe le plan antérieur du corps et qu'elle est susceptible de recevoir à chaque instant et à notre insu même, les attouchements des doigts qui sont bien souvent le véhicule de la matière engendrant le charbon.

Nous l'examinerons isolément dans toutes les portions de cette importante région, en commençant par le front et finissant par le menton.

Pustules malignes du front.—Il est très-commun de les voir siéger sur cette partie du visage et dans toute son étendue, aussi bien en devant que latéralement, sur la portion découverte des tempes. Elle y détermine des accidents locaux d'une bien plus grande intensité qu'au cuir chevelu, bien que la tuméfaction, qui peut gagner les paupières et le bas de la face, ne soit jamais aussi énorme que quand le bouton malin a pris naissance au-dessous de la région frontale, ce qui, sans doute, est encore dû à la densité du tissu cellulaire sous-cutané et au voisinage immédiat du plan osseux. L'observation II en est un exemple de peu d'intensité.

J'ai vu la mort survenir sans presque de gonflement, le mal existant à la région temporale (*obs.* XII).

Pustules malignes des paupières.—Aux paupières le mal peut prendre des proportions qu'on rencontre bien rarement ailleurs, la supérieure et l'inférieure y sont également exposées ; c'est aussi sur ces seuls replis membraneux qu'on l'observe le plus fréquemment. Le bouton primitif y est d'abord et en général plus petit que dans la plupart des autres régions, ce qui peut rationnellement être attribué à leur organisation ; la peau mince y étant très-susceptible d'absorption, le tissu cellulaire lâche, très-extensible et assez abondant, de plus les doigts ont une très-grande tendance à s'y porter et par conséquent à y inoculer le venin; les insectes ailés s'y portent aussi de prédilection soit pendant la veille, soit pendant le sommeil.

Lorsque le bouton primitif, qui est quelquefois d'un blanc jaunâtre opaque, dès le début, a 2 heures de durée, moins même, un gonflement transparent, indolore, avec ou sans démangeaison, survient sur la paupière où le mal est apparu, il augmente très-rapidement; l'escarre se forme; d'abord jaunâtre, elle passe vite au brun; les vésicules se développent circulairement autour d'elle, mais elles sont généralement peu régulières, et rapidement envahies par la mortification qui a bien plus de tendance à s'étendre là que partout ailleurs. A ce moment les paupières sont très-tendues, molles, transparentes et d'un gris jaunâtre; mais l'œil ne peut bientôt plus être découvert; elles conservent pourtant encore l'impression du doigt. En même temps la tnméfaction gagne la joue voisine, le nez, les lèvres et les mains, les paupières opposées, qui s'entr'ouvrent encore. De trois à cinq jours après l'apparition de la pustule, les voiles oculaires primitivement atteints durcissent, deviennent d'une couleur violacée de plus en plus prononcée; de larges escarres s'y forment moins sèches que partout ailleurs, leur contour est ordinairement fort irrégulier, elles sont précédées de phlyctènes pleines d'une sérosité jaunâtre ou brunâtre et forment une tumeur ovalaire grosse comme la moitié d'un œuf coupé suivant son grand diamètre. Cette saillie présente une fente à la partie moyenne, qui non-seulement ne peut plus s'ouvrir spontanément, mais encore qu'on ne peut plus écarter, tant les chairs si peu consistantes, quelques jours auparavant, ont acquis de dureté. L'enflure des joues acquiert de prodigieuses proportions, les parties voisines de l'orbite prennent aussi une grande consistance, elles sont bosselées, inégales, la rougeur livide gagne une partie du visage, et de nombreux vésicules, d'un volume plus ou moins considérable, s'y soulèvent à plusieurs centimètres des escarres; elles sont remplies ordinairement de sérosité plus citrine que celles des paupières; souvent à la suite de leur rupture, on remarque des traînées d'une sorte de lymphe plastique, jaunâtre, melliforme, dont l'odeur est nauséeuse. La mortification détruit alors presque toute l'étendue des téguments palpébraux. Celles du côté opposé, toujours pâles, transparentes, se ferment aussi entièrement, mais peuvent toujours être ouvertes avec la main, et conservent constamment l'empreinte du doigt; il s'y forme, dans les cas extrêmes, quelques vésicules, je n'y ai jamais observé d'escarres. Quand il est permis alors d'observer l'œil du côté malade par un fort écartement, on s'aperçoit que la cornée est saine et la vision nette, mais la conjonctive boursouflée, ecchymotique s'engage entre la fente du bourrelet palpébral et forme un chémosis plus ou moins marqué.

Le cinquième ou le sixième jour, le nez, déjà tuméfié, se déforme tout à fait, le haut disparaît; on n'aperçoit plus qu'une sorte de tubercule retroussé, jeté du côté opposé, présentant de face ses deux ouvertures rapetissées, irrégulières, d'où s'écoule un liquide séro-muqueux. Les joues atteintes d'une énorme enflure offrent constamment la dépression malaire d'autant plus caractérisée que cette enflure est plus forte.

Mais la difformité la plus considérable est produite par les lèvres : d'abord c'est la supérieure du côté correspondant qui est gonflée et épaissie, bientôt la commissure, ensuite l'inférieure ; elles peuvent acquérir une épaisseur de trois ou quatre centimètres ; se projeter en devant, se contourner plus ou moins dans la direction opposée : la bouche alors forme une ouverture déjetée, irrégulière, arrondie ou même ovalaire de haut en bas, qui ne peut plus se fermer, et laisse ruisseler une salive épaisse et filante. Leur membrane muqueuse, d'un rouge jaunâtre, est unie ou comme plissée, elle offre parfois des phlyctènes plates, peu étendues en général, et contenant une sérosité incolore.

Les lèvres, en se portant en avant, donnent souvent naissance à une sorte de museau, de groin ayant plusieurs centimètres, que la tuméfaction de la face rend encore plus informe et plus hideux. Le cuir chevelu, le menton, les régions maxillaires, le cou, participent encore à ce gonflement, et le tout finit par se confondre. L'enflure peut atteindre une partie du tronc, surtout en devant, mais jamais, dans ces cas mêmes, elle ne gagne les membres supérieurs, si ce n'est à leur origine.

L'haleine est parfois des plus fétides, et le malade qui, dans la très-grande majorité des cas, conserve son intelligence, vous dit, chose surprenante, qu'il ne souffre nullement d'un pareil désordre.

La peau vers le centre est non-seulement d'un rouge violacé et couverte de phlyctènes, mais elle fait complétement corps avec les tissus sous-jacents et ne peut plus du tout glisser, elle est sèche et coriace.

En résumé, en aucune partie du visage, la pustule maligne ne peut amener une aussi horrible déformation que lorsqu'elle s'est montrée sur les paupières, et quand elle a atteint son summum de développement : aucun autre mal amenant de la tuméfaction, quelque considérable que soit celle-ci, ne saurait en approcher ; et la description, même la meilleure, n'en peut donner qu'une idée imparfaite ; il faut l'avoir observée, ou au moins, elle aurait besoin d'être reproduite par un habile pinceau pour se la bien graver dans l'esprit.

Il s'en faut, du reste, que tous les cas de pustule maligne des paupières atteignent ce degré extrême ; un certain nombre s'arrêtent après une tuméfaction modérée de la face, entre les plus graves et les moins intenses, il y a une foule de degrés intermédiaires, mais il est vrai de dire, que malgré le plus léger degré du mal, il est bien rare que les paupières atteintes ne portent pas une portion quelconque de leurs téguments. Jamais la sphacèle ne gagne les cartilages tarses, encore moins l'œil, ainsi qu'on le verra plus loin. Quand le charbon de cette partie a une grande extension, la gangrène envahit toujours les deux paupières du même œil.

Les symptômes généraux ne sont pas non plus toujours ici en relation avec les accidents externes, il n'est pas sans exemple de n'en observer que de modérés avec une horrible difformité de la face et d'une partie du tronc; un pouls de bonne nature, pas le moindre trouble intellectuel, pas de vomissement ni de soif extraordinaire, ni oppression, ni lipothymies, aucune tendance au refroidissement, et le patient peut ne pas accuser la plus petite douleur dans des parties en apparence si malades, et où existe un semblable désordre.

Obs. XXI. *Pustule maligne énorme des paupières, accompagnée d'une horrible difformité. Peu d'accidents généraux. — Guérison.* — Le nommé Tambour, âgé de trente ans, homme fort et vigoureux, manouvrier, habitant la commune de Torfou, où la pustule maligne et les fièvres charbonneuses des bestiaux deviennent déjà assez rares, est pris, dans l'été de 1837, d'un bouton démangeant sur la paupière supérieure gauche; ce bouton prend de l'extension. En peu de jours, les paupières se ferment; de larges bulles et des escarres ardoisées très-considérables se développent d'abord sur celle primitivement affectée, puis sur l'autre. Un gonflement très-étendu occupe la face, le cou et le haut du corps, avec tous les caractères que nous avons décrits. Une rougeur sombre, bleuâtre, colore les environs des parties gangrenées; de larges phlyctènes se soulèvent, et une coloration plus rosée s'est emparée de toute la tuméfaction faciale; elle s'efface dans les parties périphériques. La chaleur est assez bien conservée dans tous les points du mal, et la peau y est devenue inégale et comme tuberculeuse, au moins vers le centre, entre les bulles. Quelques légers vomissements bilieux apparaissent; mais le pouls conserve une certaine ampleur, quoique mou; ni oppression, ni fièvre; pas de douleur. Connaissance parfaite.

Le médecin de la localité voisine, homme d'ailleurs expert, mais peu familiarisé avec ce genre de mal, est appelé dès les premiers jours et traite Tambour pour un érysipèle phlegmoneux de la face, lui fait appliquer des sangsues derrière les oreilles, des compressions émollientes sur les joues, et le soumet aux boissons émollientes et aux purgatifs.

Les accidents progressant et semblant revêtir une forme évidemment insolite aux yeux de la famille, je suis appelé le septième jour, et je trouve le tout dans l'état que j'ai indiqué plus haut; en un mot, je suis en présence d'un cas des plus développés de pustule charbonneuse de la face, à tel point même, que l'officier de gendarmerie qui m'accompagnait dans cette visite et m'avait amené dans sa voiture, recula épouvanté en l'apercevant, et à notre retour me dit : « Mais il avait une tête de cheval, votre malade; il n'est pas possible qu'il en revienne (1). »

Que faire en pareil cas? Cependant, nous touchons avec le caustique les escarres et les bulles voisines; et, bien que nous ne désespérions pas de cet homme, nous comptons plus sur sa résistance organique, sur le temps auquel il était parvenu, sur le peu d'intensité de l'appareil symptomatique interne et aussi sur l'étendue de la rougeur inflammatoire, que sur notre action médicatrice. En effet, malgré la gravité apparente du mal, à en juger d'après les accidents externes, une amélioration sensible ne tarda pas à se manifester, et Tambour guérit parfaitement, en conservant toutefois une éraillure très-marquée des deux paupières, dont l'ouverture se trouve arrondie et un peu rétrécie.

De tous les charbons de la face, c'est certainement celui des paupières qui a le plus d'inconvénients, je ne dis pas de dangers : ce dernier lui est commun à peu près au même degré, avec tous les autres de cette région; ces inconvénients particuliers sont les difformités pénibles, résultat de la perte de substance qui survient, on peut dire constamment alors, difformités variables, comme nous le verrons plus tard, suivant que la supérieure ou l'inférieure sont atteintes, et suivant aussi le point qui a été le plus frappé. Quant à l'œil, il est toujours ménagé par le virus, quelle que soit l'intensité du mal, mais par

(1) On a encore comparé à une poire la face très-tuméfiée par suite du charbon. La comparaison ne me paraît pas heureuse, ou au moins la poire serait fort inégale à sa surface, et présenterait de singulières bosselures. Cette comparaison ne pourrait d'ailleurs s'appliquer qu'à quelques cas bornés.

la suite, se trouvant plus ou moins exposé à l'air et à la lumière relativement à la perte de substance, il finit quelquefois par s'enflammer, la cornée s'ulcère, se ternit, et on est alors obligé de le tenir couvert, ce qui encore n'arrive pas fréquemment et est presque toujours le fait d'une cautérisation trop considérable et trop peu surveillée, ou faite avec un agent liquide et s'infiltrant dans les tissus.

Pustules malignes du nez.—Il est bien moins commun de rencontrer le bouton charbonneux sur le nez qu'aux paupières et sur d'autres points de la figure, il n'y est pas cependant d'une excessive rareté. Toute la surface de cette éminence peut en être le siége, mais c'est sur son lobe et sur ses ailes qu'on l'y voit le plus souvent. Les désordres locaux ont peut-être moins de tendance à acquérir une aussi grande extension que dans le cas précédent, mais la léthalité peut être la même.

Il a le grave inconvénient, quand il atteint le lobe ou les parties latérales de ce trait facial, de donner lieu à des pertes de substance excessivement pénibles; dans le premier cas, les narines peuvent être largement ouvertes en devant, en laissant voir leur cloison médiane; et dans le second, les ailes nasales sont souvent plus ou moins échancrées.

Obs. XXII. *Pustule maligne du lobe du nez. — Guérison.* — La demoiselle Bourdelot, âgée de dix-sept ans, fille d'un ouvrier mégissier, est atteinte, sur le bout du nez, d'un petit bouton qui lui démange beaucoup. Ce bouton s'agrandit, du gonflement survient. Je la vois quatre jours après son origine. Je constate alors une petite tache sèche un peu enfoncée, brune, de la largeur d'une lentille, siégeant tout à fait au milieu de l'extrémité du lobe nasal; de petites vésicules jaunâtres forment à l'entour un cercle régulier, et le tout surmonte une petite tumeur charbonneuse d'un centimètre et demi, assez bien limitée, laquelle a tout à fait déformé le bout de l'organe ; cette tumeur est colorée d'un rouge vif, framboisé; le reste du nez, le voisinage des joues, les paupières, dans leur moitié interne, participent au gonflement, mais il est y moins coloré. Les ganglions sous-maxillaires sont douloureux et tuméfiés, surtout à droite. Céphalalgie, faiblesse, frisson, anorexie depuis deux jours.

(*Cautérisation par dilution avec un crayon de potasse un peu pointu; elle est aussi ménagée que possible, et ne détruit qu'un millimètre ou deux de chair en dehors de l'escarre. Boissons vineuses. Bouillon.*

Cinquième jour.— La tuméfaction est restée la même, sommeil la nuit. Pouls un peu fréquent, mais bien développé. L'escarre est large d'un centimètre et demi ; elle a envahi une partie du lobe du nez, et est environnée d'un mince cercle vésiculeux continu et grisâtre. La rougeur est toujours la même.

Sixième jour. — Diminution de l'enflure des parties voisines; appétit. La malade se lève.

(*Pansement au styrax. Potages.*)

Quinzième jour.— L'escarre du nez commence à se cerner, elle a deux bons centimètres de large. Toute tuméfaction a disparu.

Ce n'est qu'au bout de vingt-cinq jours qu'elle est entièrement détachée, et deux semaines plus tard la plaie est complétement cicatrisée; mais la perte de substance a été assez grande, et les narines, surtout la droite, sont ouvertes directement en devant. On en aperçoit un peu la cloison cartilagineuse, ce qui est assurément fort disgracieux; mais si la cautérisation avait été peu ménagée ou faite avec un autre agent abandonné sur place, elle eût été hideuse.

Pustules malignes des joues.— Fréquemment les joues sont le siége du charbon externe, et il se comporte à peu près comme celui des voiles oculaires; quand surtout le bouton est voisin de l'inférieur, la paupière voisine, qnelquefois même la supérieure, participent alors à la mortification comme s'il s'y était développé primitivement et l'œil se trouve tiraillé; mais, si la pustule a pris naissance plus bas, l'escarre a moins de tendance à s'agrandir, et la difformité y est bien moindre.

Pustules malignes des lèvres. — Les lèvres sont elles-mêmes fréquemment atteintes, soit à l'union de la peau avec leur membrane muqueuse, soit sur le reste de leur étendue. Je n'ai jamais vu la muqueuse seule y donner naissance.

Les accidents extérieurs peuvent devenir à peu près semblables à ceux qui se manifestent sous l'influence du charbon des joues et même des paupières, mais ils atteignent rarement leur développement le plus extrême.

Les escarres, dans ce dernier cas, ne sont jamais fort étendues, ce qu'on peut attribuer à l'adhérence très-grande de la peau au tissu musculaire de ces replis, et sans doute aussi à leur grande vitalité. Si, par une action trop énergique du caustique vous arrivez à en détruire toute l'épaisseur, la brèche se comble assez facilement par suite de leur extrême extensibilité, ce qui pourrait faire croire ici à une apparente reproduction. Il se passe alors le même phénomène qu'après l'ablation de la tumeur cancéreuse de ces parties. Seulement la cicatrice devient blanche au lieu d'être rosée, comme l'est naturellement le bord labial.

J'ai vu un fait déplorable à la suite d'une cautérisation immodérée : la lèvre inférieure est tombée et le malade, pour cacher l'horrible difformité qui en résulte ainsi que la perte continuelle de salive, a été obligé d'y adapter une sorte de menton ou d'obturateur en fer-blanc.

Pustules malignes des parties de la face couvertes de barbe. — On rencontre quelquefois chez l'homme adulte le bouton charbonneux, dans les parties barbues et non rasées du visage ; il y est toutefois moins commun que sur les parties glabres. Dans les deux sexes, on peut l'observer dans les sourcils. Cette différence de fréquence tient sans doute aux mêmes causes que pour le cuir chevelu. Rien de particulier, du reste, quant aux accidents internes et externes.

Obs. XXIII. *Pustule maligne de la moustache. — Guérison.* — N..., ouvrier mégissier, fort et vigoureux, âgé de vingt-cinq ans, se présente à la consultation de l'hôpital; il porte depuis trois jours, dans sa moustache très-fournie, un peu à droite, un petit bouton qui détermine une démangeaison légèrement cuisante ; la veille au soir, il s'est senti malade. Je constate chez lui ce qui suit :

En écartant les poils de la barbe, je reconnais un bouton charbonneux, caractérisé par une escarre jaunâtre de deux millimètres, entouré irrégulièrement de quelques vésicules peu développées et aplaties, contenant une gouttelette de sérosité citrine; une petite tumeur charbonneuse est sous-jacente, et la lèvre tuméfiée, assez consistante, est doublée d'épaisseur; les ganglions sous-maxillaires droits sont gonflés et douloureux.

Légère fréquence du pouls, céphalalgie, peu de sommeil la nuit, perte d'appétit, frisson, affaiblissement.

Je fais raser la moustache et je cautérise comme à l'ordinaire.

Le lendemain, le gonflement de la lèvre a diminué; plus de douleur sous la mâchoire. Le petit morceau d'agaric qui recouvre l'escarre fait l'office d'emplâtre. Le malade n'a pas un seul instant abandonné son travail; il a seulement mangé un peu moins que de coutume pendant deux ou trois jours.

Une quinzaine après, l'escarre est tombée sans suppuration, et a laissé une petite surface ronde un peu saillante, de teinte rosée, qui s'affaiblira et deviendra blanche avec le temps, et que la barbe peut d'ailleurs dissimuler. L'observation XLVII de M. Raimbert en est aussi un exemple.

Art. 3. — Pustules malignes du cou.

On rencontre à peu près aussi souvent la pustule charbonneuse au cou qu'à la face, particulièrement à ses parties antérieure et latérale, où elle présente de notables différences avec celles qui peuvent survenir à la partie postérieure de cette région.

Pustules malignes des parties antérieure et latérales du cou. — La laxité très-grande du tissu conjonctif situé entre les nombreux et importants organes qu'on rencontre dans les régions cervicales antéro-latérales; ces organes eux-mêmes, pharynx, œsophage, larynx, trachée, gros vaisseaux, donnent aux pustules malignes qui y prennent naissance des caractères assez spéciaux : ainsi la tuméfaction y est en général énorme, lorsque le mal y atteint son summum de développement ; nulle part, même aux paupières, on ne la voit aussi considérable; de plus, la compression des organes que nous venons d'énumérer, y aggravent encore les accidents, à telle enseigne qu'elle est peut être plus dangereuse dans cette région que dans aucune autre du corps.

Comme partout, on peut y rencontrer cependant des cas légers ou d'importance moyenne.

Quand le gonflement prend de l'extension, la dépression du cou cesse d'exister, la tête est comme implantée directement sur les épaules. Si le bouton a débuté à la partie moyenne, l'enflure procède à la fois des deux côtés; si c'est à droite ou à gauche, c'est de là qu'elle s'étend, bien entendu ; mais toujours le vide cervical se comble. Dans le cas où l'affection maligne ne s'arrête pas, et où la tuméfaction fait des progrès plus ou moins considérables, celle-ci est séparée de la base de la mâchoire par une sorte de sillon plus ou moins prononcé ; les joues, les lèvres, les paupières, le front lui-même, y participent, et on rencontre alors les modifications de forme que j'ai indiquées en parlant de la pustule de la face et surtout des paupières, en particulier la dépression malaire. Par en bas, le haut de la poitrine, les régions mammaires, la partie supérieure du ventre, l'hypogastre et jusqu'aux parties génitales, peuvent offrir aussi un développement très-marqué. La tuméfaction de ces dernières régions est presque toujours plus molle, plus tremblotante que celle du visage. Je n'ai jamais vu les membres supérieurs ni les inférieurs y participer.

Obs. XXIV. *Pustule maligne du cou avec gonflement très-étendu. Dysphagie complète pendant deux jours. Oppression des plus vives. Refroidissement. — Guérison.* — Le sieur Robillard, ouvrier mégissier, âgé d'une quarantaine d'années, après avoir travaillé des peaux de morines, est atteint d'une démangeaison à la gorge; il s'y forme un bouton qui ne tarde pas à s'accompagner de gonflement. Je le vois le 27 février 1835, quatre ou cinq jours après l'origine de son mal, et je constate ce qui suit :

A la partie supérieure latérale gauche du larynx, on voit une tache brunâtre sèche, enfoncée, qu'entoure un cercle de vésicules jaunâtres, le tout d'un centimètre de large. Le bouton est supporté par une tumeur ovalaire à grand diamètre transversal, elle dépasse un peu le niveau des téguments voisins et s'enfonce dans les chairs d'un centimètre et demi ; sa teinte est lie de vin. Une enflure déjà considérable s'est emparée des parties voisines; le centre de celle-ci est également coloré, mais d'une teinte plus délayée, elle est molle et d'un gris terne là où la coloration rougeâtre a cessé. Cet homme n'accuse point de douleur et ne se plaint que d'engourdissement. Pouls fréquent, petit et dépressible; langue blanche et sale, céphalalgie, faiblesse, quelques vomissements bilieux, urines rares et rouges; pas de déjections; soif, inappétence.

(*Cautérisation profonde, de trois centimètres de large; je laisse au fond de la petite excavation gros comme une tête d'épingle de potasse. Compresses toniques; limonade, lavements.*)

28. — Un cercle de vésicules isolées s'est formé autour de l'escarre, le gonflement a presque doublé; la face est énorme, les paupières fermées, le nez très-épaté, les lèvres retournées, saillantes, épaissies, ne peuvent plus se fermer, une salive filante et fétide s'en écoule involontairement. On remarque une dépression très-marquée au niveau des os malaires; le tout est plus prononcé à gauche. La région sous-maxillaire forme un relief considérable séparé de la face par un sillon incomplet; l'enflure gagne inférieurement les mamelles; en arrière, la région cervicale postérieure y participe également, mais d'une manière peu sensible. Difficulté notable de la déglutition; oppression commençante, soif. Les autres symptômes sont les mêmes qu'hier.

(*Même prescription; en outre, sinapismes volants aux extrémités. Cautérisation des nouvelles vésicules.*)

1er mars. — Délire la nuit; augmentation de l'oppression et de la difficulté à avaler, qui devient presque impossible. Petitesse et fréquence extrême du pouls; vomissements bilieux très-abondants, chaleur bien conservée; soif d'autant plus ardente que le malade ne peut pas la satisfaire; des phlyctènes se reforment, et le gonflement descend inférieurement jusqu'aux parties génitales.

(*Vomitif, infusion de tilleul, vin sucré, potion tonique. Compresses de sureau camphrées.*)

2. — Le malade est au plus bas; petitesse excessive et irrégularité du pouls; refroidissement des extrémités, qui se couvrent de sueur froide et gluante, étouffement, impossibilité absolue d'avaler; délire calme. Pas d'évacuations solides ni liquides; les vomissements ont presque cessé.

3. — Huitième jour de la maladie, la nuit a été un peu moins mauvaise : le froid a cessé.

(*Même prescription.*)

4, 5, 6. — Amélioration graduelle.

10. — La tuméfaction est bornée au pourtour de la pustule

charbonneuse, qui avait pris une grande extension. Les parties dégonflées sont ridées, jaunâtres, couvertes de squammes d'épidermes desséchées, provenant des vésicules. Cet homme se remet peu à peu ; il reprend son travail à la fin de mars.

Voici un cas d'une gravité moindre :

Obs. XXV. *Pustule maligne du cou, le malade a senti une mouche déposer le venin. Accidents modérés. — Guérison.* — M. de ***, premier administrateur de notre arrondissement, se promenant dans son jardin, situé non loin de la rivière et d'un établissement de mégisserie, sent une mouche s'abattre sur son cou, entre le larynx et l'angle maxillaire du côté droit ; c'était en mai 1857 ; deux jours après il y éprouve une démangeaison et y sent un petit bouton qui ne tarde pas à grossir. Il n'en fait pas moins sa tournée de révision, qui dure deux jours. Le lendemain de son retour, c'est-à-dire le cinquième jour à partir de l'apparition du bouton, et le septième de l'insertion du virus, je vois M. de ***, et je constate ce qui suit :

Une escarre d'un jaune brun, ovalaire, de cinq millimètres à un centimètre, cette dernière dimension, dans le sens transversal, existe dans le point indiqué ; elle est entourée d'un cercle de vésicules sur deux rangées irrégulières, trois ou quatre de ces petites vessies sont plus volumineuses que les autres, et toutes sont remplies de sérosité citrine ; elles font paraître par leur relief l'escarre encore plus enfoncée qu'elle ne l'est réellement. Une tumeur charbonneuse, ovalaire aussi, dépassant d'un bon centimètre les bords de l'escarre, supporte la pustule, elle est également transversale, bien isolée, à contours très-appréciables, et est d'un rouge sombre. Une tuméfaction molle, pâle, indolente, s'étend à cinq ou six centimètres de son pourtour. Il existe encore un peu de prurit dans le mal, et les mouvements du cou sont gênés.

Depuis deux jours, malaise général : céphalalgie, frisson, perte notable d'appétit, nuit agitée. Pouls à 80, plein et mou.

(*Cautérisation de l'escarre et des vésicules. Compresses alcoolisées et camphrées. Eau rougie, bouillon, repos au lit.*)

Immédiatement après la cautérisation, les accidents généraux s'amendent, et le lendemain le malade se trouve très-bien. Le gonflement est resté stationnaire. L'escarre, de deux centimètres sur un et demi, se continue sans interruption avec les téguments sains; plus de vésicules. Appétit.

(*Même pansement. Potages.*)

Les jours suivants, la tuméfaction disparaît. L'escarre ne se détache qu'au bout de trois semaines, en fournissant une très-légère suppuration. La cicatrice, un peu saillante et à surface légèrement inégale, est plus large que haute et d'un rouge assez vif, qu'elle n'a pas encore perdu aujourd'hui. Elle a cependant un peu pâli.

Pustules malignes de la région cervicale postérieure. — Le charbon externe est bien plus rare en arrière du cou qu'en avant; car, à l'inverse de l'arthrax bénin, qui aime à se développer sur cette peau épaisse, et pour lequel cette région est un des siéges de prédilection, la pustule maligne prend surtout naissance là où le tégument externe est mince et d'une finesse plus ou moins marquée. Quand, par hasard, elle existe sur le point qui nous occupe, elle n'y présente rien de bien particulier quant à ses apparences extérieures, si ce n'est que rarement la tuméfaction y acquiert un grand développement; elle y présente aussi beaucoup moins de danger qu'aux parties antéro-latérales.

Pustules malignes de la région mastoïdienne et de l'oreille. — J'aurais sans doute aussi bien pu réunir les pustules malignes des régions mastoïdienne et auriculaire à celles de la face; mais celles-ci, faisant en quelque sorte suite aux parties latérales du cœur, j'ai cru devoir traiter de leurs charbons en même temps que de ceux de cette dernière surface. Quoi qu'il en soit, il n'est pas très-rare d'en rencontrer surtout entre l'apophyse mastoïde et le pavillon de l'oreille; là où l'enveloppe cutanée est molle et absorbante, elles ressemblent à celles des portions de la peau avoisinante; et, soit coïncidence, soit qu'en effet elles ne présentent pas le plus souvent un grand dangeri, je ne me rappelle pas en avoir rencontré de mortelles. Je ne nie pas, toutefois, que la chose ne puisse arriver; celles que j'ai pu observer en ce point, ne m'ont même jamais offert une tuméfaction énorme. Je n'en ai jamais vu se développer sur le pavillon de l'oreille lui-même.

Art. 4. — Pustules malignes du tronc.

Le tronc habituellement couvert est bien plus rarement le siége du développement de la pustule maligne que la face, le cou et les extrémités. Pour notre étude, je le diviserai en quatre plans : un antérieur, deux latéraux et un postérieur.

Dans l'ordre de fréquence, c'est d'abord sur sa partie antérieure qu'on l'observe le plus souvent, puis sur les côtés et enfin en arrière.

Les premières peuvent être aussi divisées, en celles de la poitrine et celles du ventre.

Pustule maligne de la face antérieure de la poitrine. — Chez les artisans surtout, et dans la saison chaude, cette partie du tronc étant le plus ordinairement à nu, est également celle où l'on observe plus communément notre mal. (Obs. IV.) A la partie supérieure, elle diffère peu de celle du cou, soit par le gonflement, soit même par la gêne des organes cervicaux antérieurs ; mais pour cela il faut qu'elle soit placée près de la fourchette sternale. Plus bas, si elle n'a pas ces inconvénients, elle peut produire une enflure excessive, remontant assez haut et descendant jusqu'au pubis. Cette enflure en est généralement plus mollasse qu'à la face et même au cou ; elle présente aussi moins de danger que celle de ces dernières régions. Il n'est pas rare, si elle s'est développée vers le milieu du thorax de voir des cordons d'angioleucite gagner les ganglions axillaires, ou, au moins, on peut les suivre du doigt, s'ils n'ont pas une teinte assez marquée.

Pustules malignes de la région abdominale antérieure. — Sur le devant du ventre on rencontre aussi la pustule charbonneuse, mais moins communément qu'à la poitrine ; elle peut se montrer depuis la base du thorax jusqu'au pubis, même sur la peau couverte de poils, et sur les grandes lèvres, chez la femme. Je ne l'ai jamais vue apparaître sur le scrotum ou la verge, bien qu'il n'y ait pas de raison appréciable pour qu'elle ne pût pas y prendre naissance.

Dans ces cas, l'enflure acquiert rarement les mêmes proportions qu'à la poitrine, sur laquelle elle peut cependant s'étendre ; je ne l'ai pas vue gagner les membres abdominaux au delà de leur partie supérieure ; mais les ganglions inguinaux sont fréquemment enflammés, gonflés et douloureux du côté où s'est établi le charbon.

Obs. XXVI. *Pustule maligne du ventre, cautérisation avec le bi-chlorure mercuriel, énorme escarre.* — *Guérison lente.* — Une jeune fille de 21 ans, domestique chez un mégissier de cette ville entre à l'hôpital d'Étampes avec un bouton charbonneux à la partie moyenne et latérale gauche de l'abdomen, au-dessous d'une ligne transversale passant par l'ombilic. Elle porte ce mal depuis quatre à cinq jours, et n'y a jamais éprouvé que des démangeaisons un peu cuisantes. A son entrée, on constate l'état suivant :

Une escarre de la largeur d'un centimètre, assez régulièrement arrondie, noire et sèche, existe au point indiqué ; elle est déprimée et environnée d'une double couronne de vésicules, dont les plus grosses sont extérieures et qui sont remplies de sérosité d'un jaune roussâtre. Une tumeur charbonneuse, dure, saillante, arrondie, bien limitée et s'enfonçant assez profondément, supporte l'escarre et son auréole vésiculeuse qu'elle déborde de deux à trois centimètres. Une tuméfaction pâteuse, molle, sans chaleur anormale, s'étend du pubis aux fausses côtes, un peu sur le côté droit du ventre et sur la hanche gauche. La peau, aux environs du bouton est d'un rouge livide qui se perd en s'affaiblissant à près de sept centimètres. Dans cette partie on trouve quelques bulles irrégulières de volume médiocre et remplies d'un liquide plus jaune que celui que contiennent les vesicules aréolaires. Les ganglions inguinaux gauches sont tuméfiés et douloureux.

Pouls fréquent, plein et mou, céphalalgie, faiblesses, insomnie, pas d'évacuations alvines depuis plusieurs jours, urines rouges assez abondantes, langue saburrale, anorexie. La jeune fille est alitée depuis la veille, et il y a près de trois jours qu'elle éprouve ces accidents généraux.

Large cautérisation avec le sublimé corrosif en poudre abandonné sous une emplâtre de sparadrap. Vomitif. Eau de groseille.

Le lendemain, un escarre grisâtre d'une très-grande étendue : cinq à six centimètres dans un sens et neuf à dix dans l'autre a été produite ; il n'existe plus de vésicules. L'enflure a fait quelques progrès. La malade a beaucoup vomi la veille, et les vomissements bilieux persistent. Pouls plus petit et plus fréquent, peu de différence dans les autres symptômes. A partir de la fin du septième jour, il survient de l'amélioration sous tous les rapports. Mais une énorme perte de substance à travers laquelle on voit le plan musculaire, le plus profond de la paroi abdominale a succédé au détachement de l'escarre qui n'a eu lieu que vingt-cinq jours après l'entrée à l'hôpital. Une prodigieuse suppuration est fournie par la plaie qui ne guérit guère qu'au bout de deux mois et demi à trois mois, en laissant une très-large cicatrice rouge et saillante, non-seulement très-difforme, mais qui a dû affaiblir beaucoup la résistance des parois ventrales, et peut ne pas être exempte de danger en cas de grossesse.

Je dois dire ici que de toutes les observations recueillies par moi et que contient ce mémoire, celle-ci est la seule où l'on ait employé le caustique mercuriel ; et j'ajouterai que je n'ai pas fait moi-même cette application.

Pustule maligne des grandes lèvres. — Les grandes lèvres, comme je l'ai indiqué, sont quelquefois aussi le siége du mal.

Obs. XXVII. *Pustule maligne de la grande lèvre. Guérison.*— La nommée X....., âgée de 27 ans, lainière, est prise, un peu après son époque menstruelle, dans l'automne de 1854, d'une démangeaison sur la grande lèvre gauche à sa partie externe; elle n'y fait pas attention et croit, comme elle dit, que c'est le sang qui occasionne ce prurit. Le lendemain, elle y sent un bouton qui grossit et l'effraye. Elle vient me consulter trois jours après son apparition. Je trouve sur la partie indiquée du repli en question, et au milieu des poils qui la recouvrent, une pustule charbonneuse caractérisée par une petite escarre superficielle jaunâtre, un peu déformée, et entourée de trois ou quatre vésicules séreuses. Au point où est inséré le mal, les tissus sont durs et résistants sans changement de couleur notable. Une tuméfaction molle, pâle, indolente sans chaleur anormale occupe le reste de la lèvre génitale et s'étend à l'aine et au haut de la cuisse. Les ganglions lymphatiques voisins sont sensiblement développés et légèrement douloureux. Il existe bien un peu de malaise général, mais cette femme n'a pas quitté ses habitudes de vie et a continué à travailler.

(*Cautérisation dans l'étendue d'un centimètre et demi. Demi-repos. Alimentatian suivant le besoin*).

Le lendemain, même état local, mais le malaise a disparu. L'escarre bien arrondie est entourée d'un mince cercle vésiculeux grisâtre bien régulier.

Les jours suivants, tout gonflement cesse, et la petite escarre se détache au bout de quinze à dix-huit jours avec le disque d'agaric sans trace aucune de suppuration.

Pustules malignes des parties latérales du corps. — Lorsqu'on observe la pustule charbonneuse sur les parties latérales du corps, ce qui arrive assez rarement, la tuméfaction peut y acquérir comme sur le devant un développement considérable, et suivant que le mal est situé en haut ou en bas d'une ligne passant par le milieu du flanc, les ganglions axillaires ou inguinaux deviennent le siége d'une inflammation plus ou moins douloureuse. Il arrive souvent alors que, comme aux membres, on peut suivre de l'œil ou du doigt les traînées inflammatoires gagnant les glandes lymphatiques.

Pustules malignes de la partie postérieure du tronc. — Là elle est moins fréquente encore que sur les côtés, probablement parce que les doigts qui, dans ces cas, sont le véhicule le plus ordinaire de la matière virulente y ont moins d'accès habituel et que la peau en est partout plus dure et l'absorption plus difficile ; elle n'est cependant pas d'une excessive rareté (Obs. XI), et ne s'accompagne habituellement que de peu de gonflement ; c'est au moins ce que j'ai pu remarquer dans les cas de cette espèce que j'ai rencontrés, ce qui tient sans doute, comme au derrière du cou, à la fermeté plus grande de tissu cellulaire. Ici encore les ganglions lymphatiques voisins peuvent être influencés ; mais rarement on reconnaît les traînées angioleucitiques.

Obs. XXVIII. *Pustule maligne de la fesse. Guérison. Singulière hypertrophie de la cicatrice.* — Une jeune fille de vingt-quatre ans, sanguine, forte, bien constituée, demeurant chez son père où il y a des bestiaux non malades, il est vrai, pour le moment, mais un grand nombre d'animaux (vaches et moutons) sont morts du sang dans le pays depuis quelque temps, éprouve à la fesse, au-dessus de l'échancrure ischiatique, une démangeaison assez incommode. Elle y porte la main et y rencontre une petite élevure qu'elle écorche, celle-ci reparaît bientôt et ne cesse de croître pendant trois ou quatre jours. Elle vient alors me consulter, et je trouve chez elle une pustule charbonneuse formée par une escarre brune, superficielle, arrondie, d'un diamètre de sept à huit millimètres, entourée d'un cercle vésiculeux irrégulier qui l'enchâsse. Quelques-unes des vésicules sont déchirées, les autres sont remplies d'un liquide séreux rougeâtre. Une petite tumeur est sous-jacente, elle s'enfonce d'un centimètre et demi dans les parties molles, est légèrement élevée au-dessus de l'escarre et des téguments voisins, une teinte rouge framboisée la colore. Légère enflure, molle, mais non tremblotante, s'étendant circulairement de sept à huit centimètres. Les ganglions inguinaux correspondants sont gonflés et douloureux.

Aucun symptôme général n'existe chez cette jeune fille qui est venue me voir de deux lieues, en voiture, il est vrai.

Cautérisation avec la potasse jusqu'à ce qu'il apparaisse quelques traces de sang.

Le lendemain, l'escarre, plus large que haute, a deux centimètres dans le premier sens, et un demi dans l'autre. Le gonflement a sensiblement diminué et les ganglions inguinaux ont perdu presque toute leur sensibilité. L'escarre se détache au bout de vingt-cinq jours seulement, et la plaie se ferme après un peu de suppuration.

J'ai revu à plusieurs reprises cette personne, dont la cicatrice avait pris un singulier aspect ; celle-ci formait en effet un relief de près d'un centimètre au-dessus de la peau ; ses bords, légèrement anfractueux, étaient taillés à pic; elle était assez mobile sur les parties sous-jacentes, et d'une dureté presque cartilagineuse ; sa couleur était d'un blanc mat un peu rosé, et parcourue par

[library stamp]

un assez grand nombre de capillaires. Elle n'occasionnait aucune douleur. Actuellement, après plus de trois ans, cette cicatrice a peu changé; elle est seulement un peu plus blanche.

J'ai eu depuis l'occasion de voir un autre fait du même genre, mais survenu à la suite d'une brûlure par le feu, et chez une petite fille de six à sept ans. Cette seconde cicatrice de même consistance, de même épaisseur, mobile également et à bords irréguliers aussi et taillés à pic, a succédé à une brûlure au troisième et quatrième degré, produite sur la partie gauche de la mâchoire inférieure par une chute de l'enfant dans le foyer. Elle a quatre centimètres de large sur deux de hauteur, et ne s'est pas le moins du monde modifiée depuis près de deux ans que je l'observe. La difformité est telle que la grand'mère demande qu'on en fasse l'extirpation.

J'ignore si des faits de ce genre ont été souvent rencontrés; mais je ne les avais jamais remarqués pour mon compte; et il y a ici une singulière similitude d'action entre le feu et les caustiques. Si le temps n'amène pas l'affaissement de ces sortes de tuméfactions, ne conviendrait-il pas de les enlever pour obtenir des cicatrices traumatiques moins difformes, surtout lorsque celles-ci se sont développées sur une partie apparente ?

Avant de terminer tout ce qui a rapport à la pustule maligne du tronc, je crois devoir ajouter qu'on est souvent appelé auprès de malades offrant des accidents assez difficiles à caractériser, quoique occasionnés par ce mal, auquel le patient n'aura donné que peu d'attention, en raison de son peu d'apparence, ainsi que de l'absence presque complète de douleur, et ce n'est qu'après une investigation minutieuse et quelquefois par le fait du hasard, que vous venez à reconnaître alors la véritable cause de l'appareil symptomatique plus ou moins grave en face duquel vous vous trouvez.

Art. 5. — Pustules malignes des membres.

La pustule charbonneuse est bien plus commune sur les membres que sur le tronc ; elle l'est un peu moins toutefois qu'à la figure et au cou. C'est sur l'avant-bras et la jambe qu'on la rencontre le plus ordinairement, en raison de ce que ces parties sont très-souvent découvertes, le premier surtout. Nous la distinguerons en celle du membre supérieur et celle de l'inférieur.

§ 1. — PUSTULES MALIGNES DU MEMBRE SUPÉRIEUR.

L'avant-bras, le dessus de la main, en sont bien plus souvent atteints que le bras lui-même et l'épaule, par la raison que je viens d'indiquer tout à l'heure. Sauf quelques légères différences, elles s'y comportent à peu près de même.

Pustules malignes de la main. — Elles ne peuvent exister que sur la partie dorsale de cette première section de l'extrémité thoracique. La face palmaire étant recouverte d'un épiderme trop épais, trop dur, et le derme ne paraissent pas dans des conditions propices à leur développement, au moins je ne les y ai jamais vues. Il n'est pas très-rare d'en rencontrer à la base des doigts et dans leur écartement. (Obs. VIII.) La main peut, dans ces cas, acquérir un volume considérable, ainsi que les doigts, qui se recourbent et ne peuvent presque plus se mouvoir. L'avant-bras, le bras, l'épaule, même une partie du cou et de la poitrine peuvent participer à cette enflure ; mais bien souvent elle se limite non loin de la pustule. Dans cette région, le charbon n'offre qu'un danger médiocre.

Pustules malignes de l'avant-bras. — C'est la portion des membres où elles sont de beaucoup le plus fréquentes; elles le sont plus à la face antérieure qu'à la postérieure. Lorsque l'engorgement acquiert un grand développement, les tissus deviennent bien plus durs et plus rénitents qu'au bras lui-même et que sur le cou et le tronc. Sa forme devient cylindro-conique, et la peau s'y couvre facilement de bulles, de tubercules ou d'inégalités de toute sorte. La consistance et la forme assez régulière qu'on remarque en pareil cas tiennent évidemment à l'adhérence presque immédiate de la peau aux deux os, à l'aponévrose, et au peu d'extensibilité du tissu lamineux de cette partie.

Pustules malignes du bras. — On les y rencontre assez souvent, et elles y peuvent prendre, sous le rapport de la tuméfaction, une très-grande extension, bien plus qu'à l'avant-bras. L'enflure y est aussi plus molle, plus œdémateuse, les inégalités de la peau en général moins marquées, et ce gonflement ne tarde pas à atteindre le moignon de l'épaule, le cou et le thorax. Fréquemment aussi il descend vers l'avant-bras (1).

(1) Une fois j'ai cherché à le limiter par une ligature, mais au bout de quelques heures j'ai été bien vite forcé de l'enlever; l'enflure avait passé au-dessus et étranglait le bras.

On peut dire qu'en général la gravité de la pustule charbonneuse du membre thoracique est moins grande que celles de la tête, du cou et du tronc, mais qu'elle l'est d'autant plus qu'elle se rapproche davantage de ce dernier; ainsi celle du bras serait plus à redouter que celle de l'avant-bras et de la main.

§ 2. — PUSTULES MALIGNES DU MEMBRE INFÉRIEUR.

Une plus grande inégalité existe ici entre le développement relatif du charbon sur les trois segments qui constituent l'extrémité pelvienne. Examinons-la sur chacune de ces portions de membre.

Pustules malignes du pied. — Elles ne peuvent guère se montrer que sur sa face dorsale où elles sont même fort rares. Je ne me rappelle qu'un seul cas de cette espèce.

Obs. XXIX. *Pustule maligne du pied. Guérison.* — Un apprenti mégissier marchant sur des peaux de morines, les pieds nus dans des sabots, fut pris, sur le cou-de-pied, d'une démangeaison un peu brûlante. Il y aperçoit un petit bouton brunâtre qu'il écorche. Le mal augmentant toujours, il vient me trouver à l'hôpital, et je constate une pustule maligne caractérisée par une escarre déprimée, brune, entourée irrégulièrement de quelques vésicules jaunâtres, le tout surmontant une petite tumeur peu saillante et assez dure. Un gonflement mou, indolent, incolore, existe sur le dos du pied jusqu'à l'articulation tibio-tarsienne. On aperçoit en dedans de la jointure une traînée rouge, douloureuse, qui suit le trajet de la saphène et gagne les ganglions inguinaux qui sont tuméfiés et endoloris. Un peu de malaise et légère accélération du pouls.

Cautérisation. Guérison rapide.

La plante du pied comme la paume de la main semble en être exempte. Rien de particulier du reste sur la marche du mal de cette région. Il ne paraît pas susceptible d'y prendre de très-grandes proportions.

Pustules malignes de la jambe. Elles y sont plus communes qu'au pied et surtout qu'à la cuisse, en raison de ce que chez beaucoup d'ouvriers et de gens de la campagne, cette partie du corps est à nu, pendant l'été particulièrement. Dans les cas où je les y ai rencontrées, jamais elles n'avaient pris une extension considérable. Le premier fait de cette nature dont j'ai été témoin, a eu lieu pendant mon internat à l'hôpital Saint-Antoine, dans le service de M. Velpeau qui remplaçait alors M. Beauchêne.

Obs. XXX. *Pustule maligne de la jambe. Guérison.* — Un ouvrier tapissier, de vingt-cinq ans environ, était occupé depuis huit à dix jours à enlever le crin de très-vieux fauteuils, lorsqu'il fut pris de démangeaison au-devant de la partie moyenne de la jambe. Il y voit un petit bouton qui ne tarde pas à s'accompagner de gonflement et à le gêner dans la marche. Il est admis à l'hôpital trois jours après l'apparition de ce mal, et nous constatons la présence d'une petite escarre entourée de trois ou quatre vésicules jaunâtres. Un gonflement pâle, peu développé, existe sur la jambe sans la dépasser. Pas de symptômes généraux.

Cautérisation avec un pinceau imbibé de beurre d'antimoine liquide.

Le lendemain le gonflement commence à diminuer, et il sort, guéri peu de temps après.

Pustules malignes de la cuisse. — La pustule charbonneuse est rare à la cuisse, défendue qu'elle est, dans toutes les classes de la société, par des vêtements. Elle est susceptible, quand elle y siége, de prendre un très-grand développement et de gagner le ventre jusqu'au-dessus de l'ombilic même.

Obs. XXXI. *Pustule maligne de la cuisse. Guérison.* — Madame

C. ..., sœur d'un des médecins des hôpitaux de Paris, d'une constitution lympathique, âgée de quarante-cinq ans environ, me fait appeler dans l'été de 1850. Elle se sentait malade depuis deux ou trois jours. Je la vis couchée et dans l'état suivant : Pâleur extrême, facies très-altéré, tintement d'oreilles, faiblesse quand elle se met sur son séant, vomissements bilieux; pouls petit, fréquent, d'une très-grande dépressibilité; chaleur au-dessous de la moyenne, principalement aux membres et à la figure. Insomnie les deux dernières nuits, somnolence le jour. Effrayé et étonné de cet appareil symptomatique, je m'informai avec tout le soin possible de ce qui était arrivé depuis l'origine de la maladie. Enfin, après mille questions, j'appris que cette dame avait, depuis six jours, un bouton en dedans de la cuisse droite, à l'union de son tiers moyen avec son tiers supérieur. Le mal mis à nu, une énorme pustule maligne se présente, elle offre une escarre centrale, déprimée, d'un noir foncé, ayant deux centimètres et demi de diamètre, de forme angulaire, à angles arrondis, et paraît occuper toute l'épaisseur de la peau et même les couches celluleuses superficielles. Une aréole vésiculeuse, composée d'un assez grand nombre de larges bulles brunâtres et disposées irrégulièrement sur plusieurs rangs, entoure l'escarre. Une large tumeur charbonneuse saillante les supporte et les dépasse, elle s'enfonce dans les chairs, et est d'un rouge violacé à sa surface cutanée. En dehors de la tumeur, un gonflement indolent, mou, tremblotant à la percussion, descend jusqu'au jarret et gagne le pli de l'aine dont les ganglions sont volumineux, mais sans douleur.

Cautérisation de trois centimètres de large et pénétrant au delà de l'escarre, après en avoir enlevé une partie avec la lancette. Compresses avec décoction de kina et alcool camphré. Eau rougie, potion tonique, bouillon.

Le lendemain, septième jour, l'escarre de la cautérisation est arrondie et a quatre centimètres. Elle est entourée d'un cercle vésiculeux, continu, grisâtre. Pas de nouvelles bulles, légère rougeur érythémateuse sur les téguments voisins à sept à huit centimètres. L'état général s'est un peu amélioré. Cessation des vomissements; le pouls se relève, il est toujours très-fréquent (115-120). Huitième jour : Diminution du gonflement; la rougeur de la peau est plus prononcée, cessation des symptômes généraux, l'appétit apparaît.

Même prescription. Potages.

L'état de madame C..... s'améliore rapidement, mais l'escarre est plus d'un mois à se détacher, et la plaie sous-jacente est blafarde à bords profondément décollés. Elle fournit une suppuration ténue, de mauvaise nature, et, pour en obtenir la cicatrice complète, il faut plus de trois mois de soins assidus, pendant lesquels une médication topique des plus toniques et des plus excitantes a été mise en usage, ainsi qu'un régime alimentaire très-fortifiant.

La pustule charbonneuse des membres inférieurs paraît offrir, en général, moins de danger que celle des supérieurs. Elle est d'autant plus grave, elle-même, qu'elle se rapproche davantage du tronc. C'est surtout aux extrémités thoraciques et pelviennes qu'on rencontre les traînées d'angio-leucites les plus marquées et les plus douloureuses.

CHAPITRE V.

ŒDÈME MALIN OU CHARBONNEUX.

Le premier, en 1843, j'ai fait connaître une forme de *charbon* de cause externe, qui jusque-là n'avait pas attiré l'attention des auteurs, ni des praticiens, et était tout à fait inconnue. Ne l'ayant encore observé qu'aux paupières, j'ai proposé alors de lui donner le nom d'*œdème malin* ou *charbonneux* des paupières à cause de *son apparence*, de *sa nature* et de *son siége*. Cette forme a été depuis reconnue par le plus grand nombre de ceux d'entre nous qui ont l'habitude de rencontrer souvent les affections charbonneuses, et le nom que je lui ai assigné a été adopté et a acquis le droit de domicile dans la science. Seulement, comme depuis lors on l'a rencontré dans un grand nombre de régions du corps, il est nécessaire de retrancher de sa désignation le nom des voiles palpébraux, sur lesquels il avait été seulement vu dans le principe, parce que, il faut le dire, il y est beaucoup plus fréquent qu'ailleurs.

Depuis longtemps M. le docteur Fougeu qui a pratiqué en Brie, m'a dit en avoir traité un cas survenu au cou chez un berger, M. Raimbert en a fait connaître un certain nombre d'autres, développés sur différentes parties du corps, dont quelques-uns lui sont propres (*Obs.* LVII,

LVIII, LIX, LX, LXI, LXII); moi-même, à la fin de l'année qui vient de finir, j'en ai vu un exemple développé sous le côté droit de la mâchoire, qui s'est terminé par la mort.

Le petit nombre de faits de cette nature qui soient encore publiés, ne permet peut-être pas d'en donner une description générale bien précise. On peut dire cependant que l'œdème malin ne diffère de la pustule charbonneuse que dans les premiers temps de son existence, et qu'au bout de quelques jours, ces deux formes du même mal se confondent et n'ont plus rien que les différencie, au moins quant à la période d'intoxication, car pour les phénomènes locaux, ils varient suivant les régions. Aux paupières, après les premières phases, ils sont tout à fait identiques à ceux de la pustule. Sur les autres points du corps, où on a signalé l'apparition de l'œdème charbonneux, le gonflement est mou, indolent, et a toutes les formes de celui déterminé par le bouton malin, mais on ne rencontre guère que des vésicules plus ou moins grosses et groupées irrégulièrement sur l'endroit de la tuméfaction par où celle-ci a débuté, encore peuvent-elles faire défaut (*Obs.* LIX et LX de M. Raimbert). La dureté de l'enflure n'est jamais considérable même au centre, et, enfin, on n'y a jamais observé jusqu'à présent d'escarre naturelle.

Quant aux symptômes généraux, je le répète, ils ne diffèrent en rien de ceux de la pustule maligne, si ce n'est qu'ils marchent souvent avec plus de rapidité et qu'ils sont ordinairement plus formidables.

Nous passerons également en revue les différents points

de la surface du corps où ce genre de mal charbonneux a été vu jusqu'à présent : et je chercherai à exposer les variétés qu'il peut y affecter, autant toutefois que le permettra l'état encore incomplet de nos connaissances sur ce sujet.

Art. 1er. — Œdème malin des paupières.

C'est celui que j'ai d'abord rencontré et qui a été le mieux constaté, parce qu'il est le plus fréquent. Il commence toujours par celles d'un seul côté et même par l'une d'elles, ordinairement la supérieure. Au début, le malade y ressent une simple démangeaison, bientôt une tuméfaction œdémateuse pâle, jaunâtre ou grisâtre, demi-transparente, gênant l'ouverture de l'œil apparaît ; elle augmente rapidement, et au bout de trente-six ou de quarante-huit heures, les deux voiles oculaires se touchent et forment une tumeur molle qui conserve l'impression du doigt, permettant encore l'ouverture de l'œil lorsqu'on les écarte, mais bientôt leur surface, qui était jusque-là lisse et incolore, se couvre de petites élévations et même de vésicules, une teinte d'un rouge sombre passant à l'ardoise, s'y étend à partir d'un point quelconque, mais le plus souvent du milieu de la supérieure. La tumeur palpébrale, grosse comme un œuf de poule coupé en deux, laisse apercevoir la fente qui la divise, elle durcit notablement, les vésicules grandissent, des escarres plus ou moins larges se forment, et rien ne peut à ce moment la faire distinguer de la forme la plus ordinaire, du charbon externe, de la pustule maligne. Il en est de même pour les phénomènes généraux ou d'absorption virulente.

Bien que d'une gravité considérable, puisqu'on ne peut véritablement l'attaquer que fort tard, et qu'il est presque toujours méconnu dans les premiers jours de son existence, il peut cependant guérir, dans les circonstances même les plus désespérées.

Obs. XXXII. *Œdème charbonneux des paupières. Gonflement considérable. Guérison.* — Le sieur N....., mégissier-laveur, éprouve aux paupières droites une démangeaison accompagnée d'un gonflement pâle; il continue à travailler deux jours, puis vient me voir le 29 juin 1834. Je trouve alors la tuméfaction considérable, les paupières ne peuvent plus s'entr'ouvrir, elles ne sont nullement douloureuses, leur couleur est d'un gris un peu bleuâtre, demi-transparent; pas la plus petite inégalité ni la plus petite trace de bouton sur la peau de ces parties. Cet homme se plaint de mal de tête, son pouls est assez plein, mais mou et dépressible; peu d'appétit. Bien que ne reconnaissant pas la nature du mal auquel j'ai affaire, j'engage le patient à entrer à l'hôpital. Le 30, l'enflure s'est étendue à la joue, au nez, à la lèvre supérieure et au front. Deux ou trois larges vésicules jaunâtres, laissant suinter un liquide gélatineux de même couleur, qui se concrète en coulant, existent sur la paupière supérieure. Céphalalgie vive, insomnie; inappétence, nausées, pouls très-fréquent, urines rares et rouges, pas d'évacuations alvines.

Compresses animées d'eau-de-vie camphrée; sinapismes aux extrémités inférieures. Lavements, potion éthérée, diète absolue.

Les deux jours suivants, aggravation très-marquée. Toutes les parties de la face deviennent énormément gonflées, les paupières opposées ne peuvent plus s'ouvrir, le nez disparaît, si ce n'est son lobe, les lèvres projetées en avant de plusieurs centimètres, considérablement gonflées, retournées, forment une sorte de groin. Les vésicules des paupières malades augmentent en nombre et en volume; une large escarre ardoisée, mollasse, s'est montrée à la supérieure. Délire furieux, on est obligé de lui mettre la camisole de force.

Cautérisation avec la potasse. Même prescription.

3 juillet. — Les symptômes morbides ont acquis une nouvelle

intensité, le gonflement a gagné le milieu du tronc; vomissements bilieux, petitesse excessive du pouls. Une escarre assez étendue occupe la paupière inférieure droite.

4. Cessation du délire, diminution des autres symptômes.

8. — Le gonflement n'existe plus qu'autour des points primitivement affectés. Les escarres commencent à se cerner. Appétit. *Potages. Eau de groseille. Compresses émollientes.*

Peu à peu les accidents se dissipent, et cet homme peut reprendre ses travaux après vingt-cinq jours de maladie. Il en est quitte pour un renversement complet de la paupière inférieure droite avec formation au bas de l'œil d'un bourrelet sanglant très-difforme, bourrelet que j'essayai d'extirper plusieurs fois, mais qui toujours se reproduisit. La paupière supérieure n'a qu'une cicatrice étroite, transversale, peu difforme.

Art. 2. — Œdème malin de la face.

On l'a vu quelquefois s'étendre au loin après avoir débuté par la langue et déterminer la mort sans qu'on ait reconnu d'escarre ni de phlyctènes sur les parties tuméfiées. (Morand, LXIe *Obs.* de M. Raimbert.)

Art. 3. — Œdème malin du cou et des régions sous-maxillaires.

On en connaît un certain nombre de cas; c'est en ce point que M. Fougeu l'a observé à Rosoy-en-Brie. L'obs. LIX de M. Raimbert en est aussi un exemple. Enfin, j'ai récemment rencontré celui qui suit :

Obs. XXXIII. *Œdème malin de la région sous-maxillaire droite. Pas d'escarre. Mort.*

Le lundi 5 décembre 1859, le nommé Beaudet, jardinier, âgé de cinquante-cinq ans environ, de tempérament lymphatique, et affaibli par la misère et les excès, habitant dans le voisinage d'un marchand de peaux, vient me montrer à la visite de l'hôpital une tuméfaction pâle datant de l'avant-veille, tout à fait sans douleur, étendue de sept à huit centimètres en travers, et de trois ou quatre en hauteur, qu'il portait dans la région sous-maxillaire droite. La tumeur molle, presque fluctuante, ne présente pas le plus léger bouton à la surface. Cet homme n'éprouve pour toute sensation qu'un léger prurit et un peu de gêne. La consistance du mal est partout la même ; nulle part il ne paraît adhérent à la mâchoire, et l'examen le plus attentif ne peut le faire rattacher à une lésion dentaire.

Du reste, Beaudet se porte parfaitement, et n'éprouve pas le plus léger malaise. Bien que ne pouvant porter un diagnostic certain, je n'étais pas sans quelque appréhension pour ce malade, et je l'engageai fortement à entrer à l'hôpital, ce à quoi il ne voulut pas consentir. Je n'en avais plus entendu parler, lorsque le jeudi suivant, 8 du courant, ce malheureux me fit appeler. Je le trouvai alors dans l'état suivant :

Une tuméfaction énorme assez régulièrement bombée, ayant pour centre le point primitivement atteint, s'étend en haut jusqu'au cuir chevelu, en bas jusqu'à l'ombilic. La face boursouflée dans toutes ses parties, mais surtout à droite, présente cependant dans ce dernier sens la *dépression malaire* d'une manière fort prononcée. Le cou a disparu du côté malade. L'enflure molle, fluctuante sur le tronc est un peu plus ferme au cou et à la face, mais ne présente en aucun point de dureté et n'est nullement résistante. Une teinte rouge sombre la colore en s'affaiblissant depuis le centre du mal jusqu'à huit à dix centimètres ; le reste des téguments est pâle et grisâtre, de chaleur normale ; sept à huit phlyctènes plus ou moins grosses contenant une sérosité jaunâtre et transparente sont groupées irrégulièrement sur le point où a débuté le gonflement. Il n'y existe pas la plus petite trace d'escarre. En dehors des vésicules, jusqu'à dix à douze centimètres, la peau est parsemée d'une multitude de petites élevures solides, de couleur brunâtre, dont les plus grosses égalent à peu près un grain de chènevis, et donnent aux téguments l'apparence de la peau d'un crapaud.

Quatre piqûres de sangsues se remarquent sous l'oreille correspondante, l'une d'elles est excoriée, et l'a été sans doute par l'ongle du malade.

Intelligence complète, soif ardente, oppression, insomnie, pouls très-petit, très-fréquent, régulier toutefois. Pas de vomissements, ni même d'envies de vomir ; refroidissement sensible des extrémités et d'une partie de la face. Malaise extrême. Cet homme est très-effrayé de sa position.

Après cet examen, m'étant informé de ce qui était arrivé depuis le lundi précédent, j'ai appris que trois de mes confrères avaient été appelés ; ils avaient considéré Beaudet comme atteint d'érysipèle phlegmoneux de la face, et deux d'entre eux avaient conseillé l'application des sangsues dont nous avons retrouvé les piqûres.

En présence d'accidents aussi formidables, et sur la nature desquels il n'était plus permis d'émettre de doute, que restait-il à faire ? J'avoue que si j'eusse cru qu'un moyen quelconque eût eu la moindre chance d'améliorer cet état, je l'eusse tenté immédiatement malgré l'absence de mes confrères, mais le patient étant au plus bas, je me bornai à conseiller des applications chaudes sur les parties enflées, d'entourer le corps de bouteilles d'eau chaude aussi, et de faire usage de boissons vineuses.

Dans la soirée, l'anxiété, la soif, le sentiment d'ardeur interne augmentèrent ; le pouls cessa de battre, un froid glacial accompagné de sueur s'empara de presque tout le corps, et cet homme s'éteignit sans agonie, vers sept heures, n'ayant pas vomi une seule fois.

Jusqu'à présent, tous les exemples connus d'œdème charbonneux du cou et des régions sous-maxillaires, se sont terminés par la mort.

Art. 4. — Œdème charbonneux du tronc.

Sur le corps, c'est à la région mammaire qu'on a rencontré presque exclusivement l'œdème charbonneux. (Obs. LVII et LVIII de M. Raimbert.) Une fois on l'a vu dans le creux axillaire. (Obs. LX du même auteur.) Jamais on ne signale dans ces cas l'existence d'escarre, on note quelquefois la présence de vésicules irrégulièrement groupées. Dans aucune circonstance on n'a vu de dureté plus ou moins considérable dans les parties centrales de l'affection charbonneuse. L'enflure est toujours molle, tremblotante et sans douleurs. Ici encore, toutes les observations citées se terminent par la mort.

Art. 5. — Œdème malin des membres.

On n'en connaît qu'un seul exemple développé sur la main et appartenant au docteur Anthoine, de Châteaudun. C'est celui d'un boucher qui en fut atteint à la partie dorsale, après avoir fondu du suif provenant d'animaux morts du sang. La tuméfaction avait une teinte violacée. D'abord méconnu par notre confrère, un nouvel examen lui fit reconnaître un petit groupe de vésicules fort petites, développé sur le centre du mal. Une application de sublimé fit promptement disparaître les accidents.

Parmi les exemples connus d'œdèmes malins, on n'a encore constaté, comme ayant guéri que quelques cas de ceux apparus aux paupières et celui de la main dont il vient d'être question.

CHAPITRE VI.

ANATOMIE PATHOLOGIQUE, HISTOLOGIE.

Après avoir passé en revue, autant qu'il m'a été possible de le faire, tous les désordres que le virus charbonneux peut produire sur l'homme vivant, il nous reste à examiner quelles sont les altérations appréciables au scalpel et au microscope, qu'il laisse après la mort sur son organisation matérielle, en un mot à en exposer l'anatomie pathologique et l'histologie.

Art. 1er. — Anatomie pathologique.

Jusque dans ces derniers temps tous les auteurs qui ont traité, spécialement ou dans des œuvres générales, de la pustule charbonneuse, se sont peu préoccupés de son anatomie morbide. Ainsi, Enaux et Chaussier, Regnier, Bidault de Villiers, Bayle, Boyer, n'en disent rien ou presque rien. Dans la première publication de mon mémoire j'indique sommairement ce que j'avais vu moi-même. Le *Compendium de chirurgie*, MM. Vidal (1) et

(1) *Traité de pathologie externe et de médecine opératoire, avec des Résumés d'anatomie des tissus et des régions*, 4e édition, Paris, 1855. 5 vol. in-8.

Nélaton (1) n'en disent pas d'avantage. Quelques auteurs récents en ont cependant donné quelques relations particulières, entre autres MM. Rayer, Cruveilhier, Lembert, etc. Ce n'est pas que les occasions de se livrer à ces sortes de recherches, manquent totalement, car si le charbon externe est rare à Paris et dans les grands centres d'enseignement, il est au contraire commun de voir des malades y succomber dans les petits hôpitaux des contrées où il règne habituellement; du reste, ce n'est guère que là qu'on peut faire, sous ce rapport, des recherches nécroscopiques. Dans les familles, et eu égard à la classe la plus habituellement frappée, la chose est à peu près impossible. Eh bien, soit par dégoût, par crainte d'interroger des cadavres qui entrent aussi vite en putréfaction que ceux des individus morts du charbon et qui peuvent d'ailleurs receler ce venin dans toute son activité; soit par défaut d'aides pour ce genre d'opération, par manque de temps, ou pour tout autre motif, les hommes attachés aux établissements dont je viens de parler, ne s'y sont guère livrés jusqu'à ces derniers temps, et peut-être n'ont-ils pas cru pouvoir y découvrir d'enseignements pratiques bien utiles ; toujours est-il qu'on ne trouve de détails circonstanciés de la nature de ceux qui nous occupent que dans le récent ouvrage de M. Raimbert (2). Ce n'est guère que là aussi qu'on peut rencontrer quelques données histologiques, bien que M. Ch. Robin se soit également, mais accidentellement et d'une manière restreinte, livré à quelques recherches à ce sujet. Tout

(1) *Éléments de pathologie chirurgicale.* Paris, 1844-1859, 5 vol. in-8.
(2) *Arch. pathol. et physiol.*, t. XIV, n. 5 et 6.

dernièrement enfin, M. Brauell de Dorpat, qui s'est occupé beaucoup de ce qui a rapport au charbon de l'homme et des animaux et a répété les curieuses expériences de la Société d'Eure-et-Loir, vient de publier un mémoire confirmatif d'un premier, où il donne le résultat microscopique de ses nouvelles recherches.

Nous mettrons donc ces auteurs à contribution pour presque tout ce qui a rapport à l'exposition des lésions laissées *post mortem* par notre dangereux virus.

1. État général du cadavre.

Le corps de ceux qui ont succombé à la pustule maligne se putréfie avec la plus grande facilité, surtout pendant les temps chauds. A peine quelques heures se sont-elles écoulées depuis la mort, que les parties déclives du cadavre, deviennent d'un bleu livide, que les veines superficielles se dessinent sous forme de cordons ou d'arborisation d'un brun violacé ou bronzés. D'abondants gaz putrides distendent les intestins, les cavités naturelles et tout le tissu cellulaire, ce qui peut donner lieu à un ballonnement général, parfois énorme, et il exhale une odeur infecte. On voit communément alors une quantité plus ou moins considérable de sang noir, visqueux, putrescent, s'échapper par la bouche, le nez, ou les autres voies naturelles, ce sang mêlé de gaz est chassé des vaisseaux par les fluides aériformes qui s'y engendrent. La peau prend bien vite une couleur bleue, d'abord sur l'abdomen, puis successivement dans toute son étendue, l'épiderme ne tarde pas à s'en détacher au moindre frottement. Pour peu que l'inhumation se fasse attendre, si c'est pendant l'été ou l'automne, de nombreuses mouches attirées par les exhalaisons viennent se reposer sur ce cadavre pour y déposer leurs larves et peuvent ainsi être un nouveau danger pour l'homme et pour les animaux. Aussi est-il nécessaire en pareil cas de hâter le moment de rendre le corps à la terre et de devancer le temps que la loi a assigné à cette triste cérémonie.

Bien que la raideur cadavérique soit moins forte qu'à la suite de la plupart des autres causes de décès, elle ne laisse pas toutefois que d'être assez marquée; elle arrive même de bonne heure en raison du refroidissement plus ou moins complet qui précède la mort, et elle disparaît plus vite à cause de la prompte décomposition.

2. Examen du siége du mal.

Si après la mort on examine les parties extérieures ou le mal avait produit ses désordres, on trouve que l'escarre qui est presque toujours artificielle, car il est rare que les malades succombent sans avoir été cautérisés, que cette escarre donc n'a pas changé sensiblement d'aspect. Les vésicules moins distendues sont généralement brunâtres.

La coloration des téguments a perdu de son intensité, elle est plus ardoisée que pendant la vie. Quant au gonflement, si des gaz engendrés par la mort ne distendent pas les tissus qui ont subi l'atteinte du charbon, il ne présente que peu de modifications; il est seulement plus ferme, par suite du retrait absolu de la chaleur vitale.

L'incision de l'escarre fait voir qu'elle n'a encore sub

aucun travail d'élimination. Elle est ordinairement plus épaisse au centre qu'à ses bords, et rarement, en raison du caustique, elle se borne à la peau seule ; le tissu cellulaire sous-jacent dans ses couches superficielles en fait le plus souvent partie. Sa couleur passe du brun violacé au noir le plus intense et le plus sombre. Sa tranche sèche, le plus habituellement homogène, présente quelquefois des couches diverses comme stratifiées. Elle est analogue à du vieux cuir; rarement s'il ne s'agit pas de mortifications secondaires, on la trouve ramollie, son odeur souvent nulle, peut être fétide.

Si, comme M. Raimbert, on la fait macérer, elle perd sa teinte noire qui tenait a du sang altéré et infiltré, et reprend son épaisseur; elle ne diffère alors de la peau, qui y est adhérente, que par sa couleur qui au lieu d'être jaunâtre est grise.

Le tissu de la tumeur charbonneuse est ferme, criant sous le scalpel presque comme du squirrhe et se coupe facilement. La tranche laisse échapper un sang noir liquide et séreux en plus ou moins grande abondance, fourni par les capillaires, très-distendus; elle offre une coloration jaune, rougeâtre, quelquefois rouge et marbrée. A mesure qu'on s'éloigne de cette induration centrale, les tissus deviennent de moins en moins résistants et compactes; ils sont aussi moins foncés en couleur et laissent toujours suinter du sang séreux en abondance. Plus loin encore et dans la partie œdémateuse, le tissu cellulaire jaunâtre d'apparence gelatiniforme est comme combiné à la sérosité qui ne s'écoule que lentement et difficilement par la coupe.

La peau est plus intimement unie aux parties molles que dans l'état normal, ce qui tient nul à l'induration des chairs et à une sorte de travail phlegmasique qui a eu lieu pendant la vie. Les portions qui se trouvent sous les bulles sont ramollies et d'un rouge plus violacé que le reste. Il n'est pas rare de voir le tissu cutané, dans une assez grande étendue mollasse, infiltré de sang noir, et l'épiderme détaché, en tout ou en partie, sur les points malades.

Les muscles et autres organes mous situés sous la pustule participent peu et fort rarement eux-mêmes aux désordres que je viens de signaler, à moins qu'ils n'aient été atteints par l'agent destructeur artificiel.

3. État de l'appareil digestif.

De tous les organes internes, ce sont ceux de la digestion qui offrent le plus de lésions à la suite de la pustule maligne. Les parties déclives de la cavité péritonéale contiennent une certaine quantité de sérosité jaunâtre, visqueuse, quelquefois louche, et cette grande poche sans ouverture renferme aussi très-fréquemment des gaz de décomposition qui la ballonnent plus ou moins. L'estomac et les intestins sont également distendus par des gaz de même nature. Leur surface péritonéale offre des teintes variées, parfois rosées ou plus ou moins décolorées ; on y remarque, dans d'autres cas, des portions limitées d'un rouge foncé, d'une étendue variable et correspondant à des lésions intérieures.

Les vaisseaux de l'épiploon et du mésentère sont gorgés de sang noir et fluide, dans lequel on peut reconnaître des bulles gazeuses ; celles-ci, en grande quantité peuvent être infiltrées entre les feuillets péritonéaux, nul constituant ces replis qu'elles écartent et qui crépitent sous le doigt. Les canaux sanguins des parois intestinales participent aussi à cette distension, qui a lieu surtout par place, et il n'est pas rare de voir de petits épanchements interstitiels, résultat de cette extrême plénitude.

L'estomac renferme assez fréquemment un liquide visqueux, filant, terne ou brunâtre ; souvent il est rempli par le liquide peu altéré des boissons, qui ne sont guère plus rejetées dans les derniers temps de la vie.

La membrane muqueuse a perdu presque toujours de sa consistance et semble comme imbibée de liquide, ce qui donne naissance, par place, à des infiltrations séreuses mamelonnées de un à deux centimètres de diamètre, au milieu desquelles se montrent de petites taches jaunâtres, plus opaques et paraissant situées sous la muqueuse. Ces petites taches se réunissent quelquefois et envahissent toute l'étendue d'un mamelon. M. Ripamonti y a trouvé une phlyctène dont l'ouverture donna issue à de la sérosité roussâtre et laissa à nu une plaque circonscrite environnée d'un cercle inflammatoire. D'autres fois, les mamelons, au lieu d'être transparents et séreux, sont noirs et constitués par une infiltration sanguine, ou, enfin, on rencontre de simples taches plus ou moins nombreuses, irrégulières et de couleur brun-noirâtre, dues également à la présence du sang.

Ces tumeurs ou taches peuvent être isolées ou se rencontrer simultanément dans le même estomac, comme elles peuvent toutes manquer. Quand elles existent, il n'est pas rare de les voir ramollies et même gangrenées à leur sommet, ce qui leur donne une teinte jaunâtre ou pointillée de noir. Dans tous les cas, les vaisseaux du principal organe de la digestion sont plus ou moins distendus et congestionnés, et les trois tuniques peuvent quelquefois participer au ramollissement.

L'intestin grêle offre le plus souvent les mêmes lésions ou d'analogues, particulièrement sur le bord libre des valvules conniventes. L'injection diminue habituellement de haut en bas, et devient bien moins marquée vers le cœcum, où ces mêmes replis sont beaucoup plus rares.

Ce n'est souvent que dans des points limités de l'intestin grêle qu'on trouve ces infiltrations, qui n'affectent pas entièrement la forme mamelonnée de celle de la muqueuse gastrique, mais sont plus diffuses. Il arrive encore qu'en certains endroits l'imbibition sanguine est générale et ne laisse aucune place pâle.

Le gros intestin est bien plus rarement atteint que le petit. Toutefois, Viriciel, chirurgien-major de l'hôpital de Lyon, rapporte avoir trouvé dans le côlon une élevure analogue à celles signalées plus haut, et la désigne sous le nom de pustule maligne. M. Houël et d'autres médecins ont également appelé *pustules malignes internes* ces sortes d'épanchements sanguins sous-muqueux du conduit alimentaire, qui ne sont en réalité autre chose que des extravasations, suite d'un vice de l'hématose survenu sous l'influence du virus charbonneux ; elles n'ont absolument rien de commun avec la pustule maligne elle-même, au moins quant à son évolution, et ne méritent pas plus ce nom que les bulles qui se forment aux différentes phases du mal, plus ou moins loin de l'escarre.

Il est commun encore de voir entre les tuniques intestinales une certaine quantité de gaz, sous forme de bulles, de volume variable, que la pression peut déplacer.

La rate est ordinairement le siége d'un ramollissement notable; elle est noire, congestionnée, et son volume est sensiblement augmenté.

Le foie, dans certains cas ramolli, peut être d'une teinte vert-olive dans tout ou partie de son étendue; sa vésicule est fréquemment distendue par une grande quantité de bile jaunâtre ou d'un vert foncé.

Les reins et tous les viscères parenchymateux de l'abdomen offrent habituellement une infiltration sanguine passive plus ou moins marquée.

4. État de l'appareil respiratoire.

On trouve souvent dans les cavités pleurales une certaine quantité de sérosité transparente ou rougeâtre. Les poumons, fortement congestionnés à leur partie postérieure, sont d'un rouge noirâtre; ils ont conservé toute leur cohésion, et leur incision fournit une grande quantité de sang fluide, de couleur foncée. Les branches contiennent parfois des mucosités spumeuses et sanguinolentes.

5. État de l'appareil circulatoire.

Les vaisseaux veineux spécialement sont distendus par un sang fluide, noir, dans lequel des bulles de gaz putrides ne tardent pas à se développer après la mort.

Les cavités gauches du cœur sont vides le plus souvent; celles de droite le sont ordinairement moins. J'y ai même trouvé un caillot fibrineux, grisâtre, mais mou et sans consistance. Rarement les parois internes du cœur et des gros vaisseaux présentent une teinte foncée, résistant au lavage.

La substance cardiaque est quelquefois sensiblement ramollie et habituellement plus ou moins gorgée de sang.

Le péricarde peut aussi renfermer une certaine quantité de liquide séreux de couleur variable; on en rencontre quelquefois dans le tissu cellulaire voisin, qui peut également contenir des bulles de gaz, et aussi dans le médiastin, surtout si la pustule a siégé non loin de la région du cœur ou du sternum.

Le sang est fluide, poisseux, de couleur foncée; quelquefois il est épais et renferme, peu de temps après la mort, des gaz produits par sa facile décomposition.

Les recherches chimiques faites sur ce fluide sont à peine ébauchées. Bien que ce soit, à n'en pas douter, le principal agent d'introduction du venin charbonneux dans l'économie, il est plus que douteux que les analyses, même les plus délicates, puissent jamais y faire découvrir, comme dans tant d'autres affections morbides, au reste, le principe virulent, cause du mal.

La fibrine semble avoir diminué, et la matière colorante s'est accrue : c'est à peu près tout ce qu'on sait sous ce rapport.

6. État de l'appareil cérébro-spinal.

Les vaisseaux et les sinus des cavités rachidiennes sont

distendues et tumescentes; parfois on trouve des suffusions sanguines dans les membranes d'enveloppe du cerveau et de la moelle. La pulpe cérébrale, quelquefois moins consistante, est habituellement piquetée de sang noir.

7. État de l'appareil musculaire.

Les chairs musculaires prennent vite une teinted'un rouge brunâtre ou verdâtre. Ces organes sont le plus souvent poisseux, et leur consistance a diminué.

Art. 2. — Histologie.

Si les recherches anatomico-pathologiques de la pustule maligne avaient été négligées jusque dans ces dernières années, on peut dire qu'on s'était encore moins occupé des données microscopiques; on ne compte guère, parmi ceux qui s'y sont livrés, que MM. Charles Robin, Brauell de Dorpat et Raimbert, ce dernier même, ainsi qu'il l'avoue, n'ayant que peu l'habitude de manier cet instrument. C'est donc à ces auteurs que je demanderai tout ce que j'aurai à dire sous ce rapport, ne m'étant jamais moi-même adonné à ce genre d'étude.

1. Escarre.

La substance de l'escarre, examinée au microscope, offre l'apparence d'une matière demi-opaque, parcourue par des filets vasculaires et nerveux. L'eau distillée qu'on a ajoutée pour cet examen fait reconnaître deux espèces de granulations : les unes, en plus grand nombre, sont peut-être des globules-rouges du sang altérés; les plus volumineuses ont de $0^{mm},003$ à $0^{mm},006$ de diamètre. Les plus petites d'entre elles sont animées d'un mouvement *brownien ;* leurs bords et leurs contours sont moins réguliers que ceux des globules sanguins normaux. Si on rapproche de l'œil le porte-objet, leur centre devient brillant et elles sont entourées d'une zone sombre et verdâtre ; par l'éloignement, au contraire, le point central se rétrécit et apparaît d'un rouge foncé, tandis que la zone s'éclaircit et se borde d'une ligne presque noire.

La seconde espèce de granulations, plus rare, est formée de granules graisseux. Elles deviennent brillantes au centre, et sont bordées d'une zone noire, épaisse ; quand on éloigne l'objectif, leur milieu, au contraire, devient foncé, et leur bordure s'éclaircit si on vient à le rapprocher. Les observations qui précèdent appartiennent à M. Raimbert ; M. Rodin n'a trouvé à la substance de l'escarre qu'un aspect granuleux, analogue à tous les tissus amorphes, ce qui tend à prouver que l'apparence doit varier suivant les cas, et peut-être aussi les points de la peau où s'est développé le mal ; d'ailleurs on peut dire que l'escarre n'est jamais vierge quand on l'examine.

2. Sérosité des vésicules.

Dans les vésicules, si le liquide est plus ou moins coloré en brun, on y trouve des globules sanguins, rouges, en plus ou moins grande quantité ; ils ressemblent beaucoup à la première espèce de granulations de l'escarre. On y remarque aussi quelques petites masses jaunâtres, qui semblent constituées par leur agglomération.

3. Sérosité des grandes bulles éloignées de l'escarre.

Dans les bulles ou phlyctènes qui renferment une sérosité transparente ou à peine teintée de rouge; les globules sanguins se rencontrent à l'état d'intégrité; ils ont leur forme discoïde, leur centre foncé et leur anneau plus clair. Leur diamètre est de $0^{mm},006$. Quelques-uns aussi sont déformés, ce qui peut s'expliquer par une dessiccation incomplète du liquide en observation.

La sérosité des très-grosses bulles contient, en outre, des globules blancs du sang. Peu nombreux, eu égard aux rouges, ils sont pâles, arrondis, à bords un peu inégaux et granuleux à leur surface; d'un diamètre de $0^{mm}, 01$ et ayant la plus grande analogie avec des globules de pus, ce qui pourrait même amener des méprises.

4. Sang.

Jusqu'à ce jour, le sang est le seul des liquides circulatoires sur lequel aient porté les recherches microscopiques. M. Brauell de Dorpat, dans ses belles expériences sur la transmission et l'inoculabilité du virus charbonneux, y a surtout dirigé son attention; outre un plus grand nombre de globules chyleux qui s'y trouvent, ceux du sang sont déformés, ramollis, extensibles, se détruisant facilement par l'eau; les blancs sont souvent plus volumineux. Mais ce sont là des caractères qu'on peut rencontrer dans d'autres affections que le charbon; ce qui paraît lui être propre, c'est la présence de *bâtonnets*, immobiles d'abord, peu de temps avant et après la mort. Le temps auquel ils apparaissent est un peu variable;

bien qu'ils ne se voient que dans les deux ou trois heures qui précèdent la fin de la vie, ils peuvent déjà exister huit à dix auparavant.

Ces corpuscules sont bien plus abondants dans le sang de la rate que dans celui des autres organes; on trouve aussi dans le parenchyme splénique des molécules vésiculeuses en forme de poussière. Du troisième au quatrième jour après la mort, les corpuscules ou bâtonnets deviennent agités de mouvements très-vifs et se transforment en vibrions. Si on examine une gouttelette de ce sang du deuxième au troisième jour, et qu'on en empêche la dessiccation avec l'addition d'eau distillée, on voit quelques-uns des bâtonnets jusque-là immobiles, se tourner à droite et à gauche lentement et avec paresse, puis rester de nouveau immobiles pour recommencer bientôt le même mouvement. Peu à peu cette agitation augmente et devient vive et continue. Chacun des bâtonnets subit successivement cette transformation, et leur nombre diminue à mesure que celui des vibrions augmente, de sorte qu'il ne reste plus à la fin que de ces derniers, et cela sans aucune trace de décomposition.

Plus rarement les bâtonnets se désagrégent en molécules, et, deux ou trois jours après, en général, on voit ces molécules se réunir par-ci par-là, en file de deux ou trois, jusqu'à cinq et plus, et constituer des vibrions remuants; leur longueur et leur nombre augmente à mesure que la masse des molécules diminue.

La longueur des vibrions ainsi que leurs autres dimensions sont absolument les mêmes que celle des bâtonnets. Les uns et les autres se comportent identiquement de même avec les réactifs chimiques.

Ils périssent dans le sang des animaux sains dans les vaisseaux desquels on les injecte.

On n'en trouve pas de trace dans les liquides sanguins des embryons des animaux morts du charbon.

Suivant notre savant confrère de Dorpat, ces corpuscules ne sont ni le virus, ni son support, mais le sang de tous les animaux qui ont péri à la suite des affections charbonneuses en contenait. Ceux qui se sont rétablis à la suite d'inoculations n'en ont jamais présenté, ce qui pourrait donner à leur existence une importante valeur pronostique, si le fait se confirmait. Mais du reste, l'inoculation du sang d'un cheval malade peut déterminer la transmission de la maladie sans qu'il en renferme encore.

Enfin il est bon de faire observer que toutes ces recherches ont été faites sur des animaux et notamment sur les bestiaux de basse-cour.

Tels sont à peu près les seuls détails histologiques connus jusqu'à présent, relativement à la pustule maligne. Non-seulement ils sont incomplets, mais peut-être encore qu'une étude plus approfondie pourrait en infirmer une plus ou moins grande partie?

DEUXIÈME PARTIE

Jusqu'ici je me suis efforcé de reproduire le tableau le plus reconnaissable et de donner la description générale la plus exacte de la pustule maligne, d'en analyser la symptomatologie, de suivre les modifications que cette insidieuse affection peut présenter suivant les régions du corps qu'elle envahit ; j'ai cherché à exposer l'histoire de l'œdème charbonneux d'après l'état de nos connaissances actuelles ; et enfin j'ai décrit les désordres que le virus malin laissait, après la mort, dans notre organisation.

Cette première partie du travail que j'entreprends en est, si je puis emprunter cette qualification à un ordre de choses bien différentes, la *partie officielle*, en ce sens qu'elle consiste dans l'exposé pur et simple des faits, exposé, plus ou moins vrai, plus ou moins réussi, sans doute, mais qui ne roule que sur des matières indiscutables, autant toutefois qu'il peut y en avoir dans ce monde. Ce qui me reste à dire se composera au contraire de sujets où la discussion peut avoir beaucoup de prise, et qui seront à peu près tous susceptibles d'interprétations diverses ; ce sera donc, pour continuer ma comparaison, la *partie non officielle* de cette monographie. Ainsi nous aurons encore à étudier : la *nature* de la pustule maligne, ses *variétés essentielles*, son *étiologie*, ses *signes pronostiques*, son *diagnostic*, son *traitement*, et les désordres qu'il laisse sur le vivant ainsi que les accidents qu'il peut occasionner ; enfin je terminerai par une sorte de récapitulation, *un tableau condensé*, qui, débarrassé, autant que possible, de détails, sera destiné à fixer plus facilement dans l'esprit du lecteur la connaissance de cette maladie.

CHAPITRE VII.

NATURE ET PÉRIODES DE LA PUSTULE MALIGNE.

Occasionnée par un *virus* connu sous le nom de *charbonneux*, *carbonculeux*, *malin*, la pustule maligne est une affection toute *spécifique*, de nature essentiellement septique et gangréneuse, ayant des signes spéciaux, qui la distinguent des maladies analogues; elle est caractérisée surtout par un bouton siégeant sur un point quelconque de l'enveloppe extérieure du corps. Ce bouton consiste d'abord en une tache à peine saillante, qui ne tarde pas à se changer en vésicule, à laquelle succède une escarre qui n'acquiert que très-rarement de grandes dimensions; cette escarre déprimée est elle-même, peu de temps après sa formation, entourée d'un cercle aréolaire formé de nouvelles vésicules; puis un gonflement tout particulier apparaît, et bientôt un appareil de symptômes toxiques généraux dont la description a été donnée au commencement de cette étude, appareil symptomatique qui se manifeste à des époques variant en général de deux à quatre jours à partir de l'apparition de la tache.

Son nom médical de pustule maligne est assurément

fort impropre, car ce dernier genre d'élevure cutanée emporte avec soi l'idée de pus ; or, cette sécrétion anormale est tellement opposée à l'essence du mal qui nous occupe, que la plus petite quantité qu'on en peut reconnaître dans un cas douteux vous avertit de suite qu'on a affaire à toute autre chose qu'à cette soi-disant pustule : mais l'habitude a tellement prévalu qu'il serait bien difficile aujourd'hui d'y substituer une dénomination plus logique, celle de *vésicule maligne*, par exemple. Cependant le mot *charbon* qui est généralement employé seul pour la désigner dans les pays où elle règne, n'ayant pas une grande signification par lui-même, puisqu'on discute encore si c'est à cause de la couleur noire de l'escarre ou de la rougeur sombre, de la couleur des téguments avoisinant celle-ci, ou encore pour la chaleur parfois ardente que ressentent ceux qui en sont atteints, que ce dernier nom lui a été donné : la désignation de *charbon*, dis-je, en y ajoutant l'épithète *externe* pour le distinguer de celui de cause interne, serait peut-être plus convenable aussi. Dans tous les cas, on peut fort bien employer simultanément ces différentes désignations, et cette affaire de nomenclature n'a qu'une bien petite valeur au fond ; il suffit qu'on s'entende.

Le virus charbonneux comme tous les agents toxiques de nature analogue, admis avec raison en pathologie générale, ne se manifeste, comme ses congénères, que par ses effets. Pas plus que le virus rabique, que celui de la syphilis, etc., il n'a pu être isolé ; seulement on le suppose, et cela ne peut faire l'objet d'un doute sérieux, enveloppé dans une foule de matières qui, mises en contact avec une partie quelconque de la peau, ont la fâcheuse propriété de donner naissance à l'affection charbonneuse.

Son action sur l'économie humaine a beaucoup d'analogie avec celle du venin de certains animaux, de la vipère en particulier, et même de quelques insectes, la guêpe, l'abeille, les moustiques, le cousin, etc., à l'intensité près. Ainsi : tuméfaction pâle, rapide, indolente, souvent énorme, engourdissement des parties atteintes, faiblesses, syncopes, vomissements, petitesse et irrégularité du pouls, refroidissement ; seulement il manque dans ces derniers cas le bouton caractéristique, et, dans la pustule maligne, les phases successives de l'empoisonnement sont plus lentes à se dérouler.

Pour la maladie qui nous occupe, il y a encore cette différence avec les venins, c'est qu'avant d'aller produire ses ravages au sein de l'organisation, le virus charbonneux a besoin d'une sorte de *période éruptive*, d'un *travail local* dans lequel il semble subir une *élaboration* sans laquelle il serait impropre à déterminer les accidents que nous savons lui être propres, analogue en cela à la vaccine, à la variole et à la syphilis elle-même, qui, avant de faire leur effet, ont préparé l'agent subtil qui les constitue sur une partie quelconque du corps, soit dans une ou plusieurs pustules, soit dans des ulcérations *spécifiques*.

PÉRIODES ADMISES DANS LA MARCHE DE LA PUSTULE MALIGNE (1).

La progression des accidents, la marche, en un mot, de la pustule maligne, a été divisée par Enaux et Chaus-

(1) La division en périodes étant une appréciation purement théo-

sier, et par tous les auteurs qui ont écrit depuis ces derniers, en quatre périodes, non compris celle d'incubation. Ces périodes nullement en rapport dans le plus grand nombre de cas avec les accidents internes dans lesquels gît presque toute la gravité du mal, étaient fondées sur des apparences extérieures, fugaces, très-variables d'ailleurs, et que le traitement par la cautérisation, à peu près le seul admis aujourd'hui, anéantit ou au moins modifie presque toujours. Elles étaient de la sorte tout à fait arbitraires. C'est ainsi que dans la *quatrième* on décrit d'énormes escarres pouvant pénétrer toute l'épaisseur d'un membre, escarres que pour mon compte je n'ai jamais vues, si ce n'est à la suite de complications (Obs. XVI), ou comme conséquence d'une cautérisation trop peu ménagée et imprudente, à moins cependant qu'elles ne tiennent, si on les a légitimement constatées, à des différences *locales* ou *géographiques*. En un mot, ces auteurs, en divisant ainsi la marche du charbon externe, ne paraissent en quelque sorte le considérer que par son côté topique, assurément le moins important, et semblent n'accorder, dans leur appréciation, qu'une très-légère attention aux phénomènes d'imprégnation, qui, comme je le disais il n'y a qu'un instant, en forment toute la gravité.

Frappé de ces inconvénients, j'ai indiqué le premier, dans mon mémoire de 1843, une division qui m'a paru plus rationnelle et plus en rapport avec l'observation des faits. Je n'admets que deux périodes, une *première* ou

rique, j'ai cru devoir l'exposer dans le même chapitre que la nature du mal, n'ayant pas d'ailleurs assez d'importance pour en faire l'objet d'un chapitre spécial.

locale pendant laquelle le mal se développant sur le point contaminé de la peau, avec ses caratères d'éruption spéciale, n'a pas encore envahi, empoisonné la constitution. Elle cesse à l'apparition de la *seconde* ou d'*intoxication*, qui débute elle-même avec les premiers accidents internes et se termine par la guérison ou par la mort. Il est évident que pendant cette deuxième période l'évolution des phénomènes externes ne cesse pas, que ceux-ci continuent même à progresser, mais le mal n'est plus borné là. Cette distinction a l'avantage de permettre de s'entendre, car les ravages internes que produit le virus charbonneux ont un début très-variable et qui n'est pas le plus souvent en rapport avec l'apparence extérieure des désordres qu'il produit sur place.

Depuis 1843, les auteurs des traités généraux qui n'ont que peu ou point d'occasion de rencontrer la pustule maligne ou de connaître ce qui peut avoir été publié sur un point de pathologie aussi restreint, ont bien continué à reproduire la division d'Enaux et Chaussier; mais dans la plupart des thèses ou des mémoires parus depuis ce temps, celle que j'avais moi-même indiquée se trouve reproduite. M. Raimbert en reconnaît également la supériorité, cependant il compte une troisième période, c'est celle d'*incubation* que j'avais aussi indiquée. Comme pendant celle-ci, qui dure en général de 2 à 4 ou 5 jours, il ne se manifeste aucun symptôme, aucun signe particulier, et qu'elle est purement rationnelle, pour ne pas multiplier inutilement ces divisions, j'en avais fait en quelque sorte le premier temps de ma première période.

CHAPITRE VIII.

VARIÉTÉS ESSENTIELLES.

J'entendrai par *variétés essentielles*, non ces différences que peut présenter la pustule charbonneuse suivant les régions du corps où on l'observe, suivant son intensité, ou encore celles qui seraient relatives à de légères modifications dans son apparence physique, telles que la proéminence de son bouton primitif, l'étendue de son escarre, etc., qui lui ont valu de la part de certains auteurs le nom de *proéminente*, de *gangréneuse* (1), mais bien des modifications profondes dans sa nature intime, dans son *essence*.

La plupart de ceux qui ont écrit sur le charbon externe ont établi que le plus grand nombre des cas de cette maladie variaient entre eux par la malignité du virus qui les produisait, et aussi suivant la quantité de ce dernier qui avait pu être absorbée.

D'autres, MM. Salmon et Manoury, de Chartres, ont cherché à différencier la pustule maligne, suivant qu'elle était ou non inoculable aux animaux, sans doute parce

(1) J'ai dit à ce sujet ce qu'il fallait penser des larges escarres décrites par les auteurs (chap. III, obs. XVI).

ue ces médecins avaient remarqué dans la marche du ıal, dans ses apparences extérieures et dans ses conséuences, des manières d'être variables et qui ne pouvaient ıas être suffisamment appréciées à l'œil.

Cette division serait sans doute d'une grande imporınce si elle était démontrée; mais admettant même ju'elle fût fondée, le résultat de l'expérimentation laisseait nécessairement beaucoup à désirer, car on le sait, ous les animaux ne sont pas également susceptibles de ontracter le mal pour inoculation, et les débris de la nême pustule maligne insérés dans l'organisme de deux nammifères de même espèce, et offrant des apparences ıussi similaires que possible, sont loin d'amener les nêmes conséquences. D'ailleurs ce moyen d'épreuve qui ıourrait être fort important au point de vue scientifique, ıe pourrait être d'une grande utilité et serait même inadnissible sous le rapport pratique, sinon dans toutes, au noins dans l'immense majorité des circonstances. Aussi ›st-il probable que, malgré le savoir et l'habileté de ces leux éminents confrères, leur manière de voir et de 'aire sous ce rapport ne pourra guère se généraliser.

On a encore admis, et M. Raimbert (1) partage cette ›pinion, que suivant que le virus avait été absorbé par des couches plus ou moins profondes de l'enveloppe cutanée, le mal avait une plus ou moins grande malignité; que lorsque le venin avait pénétré profondément, les accidents externes étaient d'une médiocre intensité, tandis qu'au contraire les symptômes d'intoxication arrivaient promptement à leur apogée, et *vice versa*.

(1) *Traité des maladies charbonneuses*. Paris, 1859.

Pour moi et en cela d'accord avec Enaux et Chaussier, je n'admets qu'une *seule espèce essentielle* de pustule charbonneuse, et je suis persuadé qu'ici comme dans les affections les plus *unitaires*, les nombreuses différences qu'offrent, sous tous les rapports, les cas les plus variés, tiennent à des dispositions spéciales de lieu, de constitution, ou encore d'âge, de sexe, d'aptitude, de saison, d'épidémie, d'épizootie, etc., toutes dissemblances qu'il est sans doute indispensable d'exposer dans une description qu'on cherche à rendre aussi complète que possible, et qui importent surtout au point de vue du diagnostic, du pronostic et du traitement à instituer, mais qui n'infirment en rien l'*unicité* virulente de la pustule charbonneuse, et ne peuvent faire admettre diverses formes dans l'*intimité* de ce mal. Admettant même que dans certains cas légers on puisse croire que le peu de gravité soit due à la très-petite dose de virus mis en action, cela ne pourrait en rien ébranler la proposition que je soutiens : est-ce que tous les cas de variole franche et légitime sont identiques? est-ce que le vin qui a été étendu d'eau a changé de nature en tant que vin?

Je pense, au reste, que toutes ces distinctions, ces divisions adoptées par certaines vues de l'esprit, plutôt que par la contemplation naturelle des choses, sont plus faites pour égarer le médecin peu familiarisé avec la maladie charbonneuse externe de l'homme que pour lui en rendre la connaissance facile.

CHAPITRE IX.

ÉTIOLOGIE.

Comme il a été déjà dit plus haut, la pustule maligne reconnaît pour cause primordiale *un virus spécial, virus qui ne se développe pas spontanément dans l'organisme humain*, mais qui nous est toujours communiqué par une classe particulière d'animaux, chez qui certaines conditions de milieu le font naître.

1. Quels sont les animaux qui peuvent transmettre la pustule maligne à l'homme?

Jusqu'à l'époque où j'ai fait paraître mon premier mémoire, les auteurs s'étaient fort peu préoccupés de savoir à quelles espèces animales l'homme était redevable de ce fâcheux présent. Les observations que j'avais faites alors, observations que le temps a de plus en plus justifiées, me faisaient admettre que nous ne tenions la pustule charbonneuse que des seuls *herbivores mammifères*, de nos bestiaux en particulier : le bœuf, la vache, le mouton, la chèvre, parmi les ruminants, le cheval, l'âne, chez les solipèdes; certains rongeurs plus ou moins sauvages ou domestiques : le lapin, le lièvre, dont j'ai vu fréquemment les peaux transmettre la maladie, comme dans les deux exemples suivants :

OBS. XXXIV. *Pustule maligne du poignet produite par une peau de lapin. — Guérison.* — Un petit garçon, d'environ deux ans, d'une très-belle venue, s'était amusé à jouer avec des débris d'une peau de lapin, dont la chair avait été mangée sans accident dans la famille. Il la roulait surtout autour de son poignet, en guise de manchette, lorsque, deux jours après, il fut pris sur cette partie d'un petit bouton que cet enfant grattait sans cesse ; enfin, les parents tourmentés me demandèrent au bout de trois jours, et je reconnus une pustule maligne très-bien caractérisée et accompagnée d'un gonflement notable sur la partie postérieure de l'articulation radio-carpienne. Le petit malade paraissait abattu ; il avait de la fièvre. La cautérisation arrêta promptement tous les accidents; et il guérit rapidement.

OBS. XXXV. *Pustule maligne occasionnée par des peaux de lapin. — Guérison.* — La dame Maupetit, femme d'un marchand de peaux de lapin en gros, et ne touchant à rien autre chose en fait de substance pouvant donner le charbon, fut prise, en décembre 1840, d'un bouton prurigineux au cou, à gauche du larynx. Je la vois trois jours après, et je reconnais une pustule maligne des plus tranchées, avec escarre, cercle vésiculeux, tumeur charbonneuse et gonflement œdémateux. Cette femme avait de la céphalalgie, de la fièvre, du frisson; elle avait en partie perdu l'appétit et dormait fort mal.

Malgré la cautérisation, les accidents marchèrent jusqu'à la fin du sixième jour; puis tout s'amenda et la malade guérit.

Sans aucun doute, d'autres bêtes tout à fait sauvages et de classes analogues, les cerfs, les daims, etc., pourraient être dans le même cas.

Les animaux omnivores, le porc, par exemple, peuvent quelquefois aussi nous communiquer le mal charbonneux, ce qui, du reste, est moins fréquent. Il serait curieux de savoir si ceux qu'on nourrirait entièrement avec des substances animales conserveraient cette propriété.

Il est vrai qu'on a rapporté l'observation d'un chat qui aurait transmis le charbon à la main d'une demoiselle qui en prenait soin (1); mais cette observation est tellement incomplète qu'on ne peut rien en conclure encore. Il paraît s'agir dans cette circonstance plutôt d'un érysipèle gangréneux que de toute autre chose, et d'ailleurs le chat, comme les insectes, pourrait parfaitement servir de véhicule à la matière morbigène, si sa fourrure ou même sa gueule en étaient imprégnées. Il en est de même du chien.

Les expériences tentées par la Société de médecine d'Eure-et-Loir, celles de M. Brauell de Dorpat, n'ont fait que confirmer mes opinions. En effet, le chien, dans ces expériences, n'a jamais pu recevoir la contagion, et l'eût-il reçue même que ce n'eût pas été une preuve irréfutable, car alors les désordres cadavériques ne sont pas tellement spécifiques qu'on ne puisse les attribuer à tout autre empoisonnement septique qu'à celui produit par le virus malin.

2. Quelles sont les maladies qui rendent les animaux aptes à communiquer le charbon à l'espèce humaine? Est-il toujours nécessaire qu'ils soient frappés d'une affection charbonneuse ou mortellement atteints pour que cette transmission s'effectue?

Les médecins hippiatres que j'ai été à même de consulter dans nos localités m'ont tous affirmé n'avoir jamais rien observé chez les bestiaux qui ait une entière similitude avec la pustule maligne humaine. Il apparaît bien quelquefois à la suite de fièvres de mauvaise nature, me disaient-ils, des tumeurs gangréneuses; mais ce sont sans doute des sortes de crises de ces affections graves de

(1) *Bulletin de thérapeutique*, 1843.

l'organisme entier, et, de quelque manière qu'on les considère, elles sont toujours *consécutives.*

Parmi les auteurs actuels les plus estimés en médecine vétérinaire, MM. Renault et Reynal regardent également les tumeurs charbonneuses des animaux comme symptomatiques, le *charbon blanc* en particulier, ainsi nommé sans doute à cause de l'absence de rougeur dans le gonflement. Il est vrai que Chabert, outre les charbons internes des espèces animales, en admet un de cause externe qui aurait la plus grande analogie avec le nôtre; mais son opinion, basée sans doute sur des observations incomplètes, n'est plus guère admise aujourd'hui.

Si j'ai cité d'abord l'opinion de nos vétérinaires avant celle des hommes éminents de cette classe de médecins, c'est que vivant dans des contrées où les maladies charbonneuses sont habituelles, leur sentiment avait pour moi un très-grand poids. Il est bien évident que pour connaître à fond ces affections, soit chez les bestiaux, soit chez l'homme, il faut les rencontrer fréquemment.

C'est donc à la suite de maladies internes contractées sous l'influence de causes que nous chercherons autant que possible à exposer, que nos bêtes de basse-cour et autres animaux communiquent à l'homme le germe de la pustule maligne.

On a donné divers noms aux affections charbonneuses intérieures, suivant les différentes espèces de bestiaux qu'elle attaquait; ainsi on les désigne communément sous la dénomination de *sang de rate* chez le mouton, où elles sont d'une fréquence extrême dans les pays dits *sanguins;* chez l'espèce bovine, c'est tout simplement le *sang* ou *maladie de sang;* enfin, pour le cheval, sur lequel elles font bien moins de ravages, on les appelle *fièvres charbonneuses.* Longtemps on a cru à des différences considérables entre ces sortes de fièvres chez les diverses races animales; aujourd'hui on admet généralement, d'après l'observation directe et les nombreuses expériences d'inoculations qui ont été faites, que c'est une seule et unique maladie, présentant, il est vrai, quelques dissemblances symptomatiques et de durée, mais qui sont évidemment produites par la différence des organismes qu'elle envahit. Ainsi, foudroyante chez les bêtes à laine et même à cornes, elle est plus lente chez les solipèdes, où elle peut durer plusieurs jours. Dans certains pays, en Allemagne, par exemple, elle est quelquefois nommée *peste* ou *typhus charbonneux* des bestiaux

Je dois dire pourtant que quelques-uns des hommes qui pratiquent la médecine hippiatrique n'admettent pas cette unité des maladies dites charbonneuses; il en est encore qui les considèrent, chez le cheval surtout, comme une sorte d'inflammation intestinale, une gastro-entérite à cause des épanchements sanguins qu'on rencontre autour du conduit alimentaire et entre les feuillets mésentériques, c'est là un vestige de la médecine dite physiologique qui avait fait invasion dans l'hippiatrie. Aujourd'hui ces dissidents tendent à diminuer de plus en plus. Il est évident qu'on avait pris ici pour une inflammation des infiltrations ou des épanchements survenus plus ou moins passivement à la suite d'une profonde altération des fluides circulatoires.

Dans ma première publication, je disais qu'il n'était

pas toujours nécessaire que les animaux fussent en apparence malades ou que du moins ils succombassent à leurs maladies pour transmettre le charbon à l'homme. J'ai depuis vérifié plusieurs fois la vérité de cette proposition.

OBS. XXXVI. *Pustule maligne déterminée par le pansement d'un cheval qui n'avait rien de charbonneux en apparence.* — Le sieur Happart, petit cultivateur, habitant la commune de Morigny, près Étampes, pansait depuis quelque temps et plusieurs fois par jour un cheval qui avait une plaie suppurante au fourreau, plaie dont il ignorait la nature, mais qui n'entraîna aucun danger, lorsqu'il vit se développer au bas de l'avant-bras gauche et sur l'épaule correspondante deux petits boutons qui le démangeaient beaucoup. Je le vis dès le lendemain de leur apparition, et je reconnus deux pustules malignes semblables, nées en même temps et encore fort peu développées. Elles offraient toutes deux une très-petite escarre jaune sèche, bornées aux couches les plus superficielles du derme, légèrement déprimées, et à leur pourtour quelques petites vésicules jaunâtres groupées circulairement. Les boutons reposaient déjà sur de légères tumeurs charbonneuses d'un rouge peu intense, de sept à huit millimètres et sans aucun gonflement mollasse environnant. Cet homme n'éprouvait encore aucun malaise, et le mal semblait tout local; aussi la cautérisation éteignit de suite ces légères pustules, et trois semaines après, les escarres se détachaient avec leurs disques d'agaric, et sans avoir fourni une goutte de pus. Le sujet de l'Observation VI est dans le même cas.

En outre, bien des fois, j'ai vu le charbon externe survenant dans des familles qui n'avaient que des bestiaux sains et chez lesquelles on ne pouvait arriver, malgré toute l'attention possible, à la connaissance d'une autre cause productrice que cette présence elle-même d'animaux n'offrant aucun symptôme d'affections charbonneuses appréciable. On sait d'ailleurs qu'il suffit qu'ils soient surmenés pour nous communiquer le mal.

2. Quelles peuvent être les causes manifestes qui développent chez les bestiaux les affections charbonneuses?

Ces causes dépendent évidemment des conditions géologiques du sol des pays où on les observe, et aussi dans certaines mesures des influences météorologiques.

Presque tous les auteurs prétendent et répètent d'après Enaux et Chaussier que la pustule maligne, et nécessairement les fièvres charbonneuses des bestiaux dont elle émane, sont bien plus communes dans les pays humides et marécageux que sur les plateaux et dans les contrées sèches. Cette assertion est tout à fait contraire à ce que nous avons constamment sous les yeux, et tous les médecins qui habitent les confins de la Beauce où les vallées alternent avec les plateaux, ainsi qu'est constitué notre pays d'Étampes, par exemple, savent parfaitement qu'elles sont beaucoup plus fréquentes sur le sol élevé et sec des plaines supérieures que sur celui des vallons humides, et que si on la rencontre dans ces derniers, cela paraît tenir uniquement à ce que les rivières étant près de leurs sources et leurs vallées n'ayant que très-peu de largeur en ces points ; la culture se fait encore bien plus sur les coteaux et les plateaux voisins que dans celles-ci, et que par conséquent il n'y a pas encore là un changement de nourriture et de milieu bien notables. Mais que les bassins de nos cours d'eau s'élargissent comme lorsque la Juine et l'Essonnes s'étant réunies coulent au fond d'une large plaine, limitée par des collines éloignées de plusieurs lieues, plaine en partie argileuse et de niveau, ou à peu près, avec ces rivivières telle que celle d'Arpajon, alors la pustule maligne disparaît, et si l'on en observe par hasard quelques exemples, on peut dire qu'ils y ont été importés par les bestiaux venant des plaines sèches et élevées ou par leurs débris (1).

Une autre preuve de ce que j'avance, c'est que toutes les fois que les fièvres charbonneuses règnent épizootiquement, les cultivateurs, guidés par l'expérience, conduisent leurs troupeaux sur les prairies naturelles, et le mal ne tarde pas à diminuer et à disparaître, pourvu que cette précaution ait été prise en temps utile et non trop tardivement.

Il ne faudrait cependant pas les laisser trop longtemps sur ces pacages humides et marécageux, car loin d'être la cause de la décomposition charbonneuse du sang, elles produisent une altération organique qui en est, si je puis parler ainsi, l'antipode, c'est la pourriture ou cachexie aqueuse, sorte de phthisie, qu'on rencontre si souvent dans les pays à humidité constante.

Enfin on se convaincra de plus en plus de la vérité de l'idée que j'émets, si on veut bien réfléchir que les contrées de France où le charbon est à peu près inconnu et les pays étrangers où il paraît l'être, sont tous plus ou moins habituellement humides et froids ; ainsi on ne le connaît pas ou à peine en Flandre, dans la Normandie surtout, la Bretagne, une partie du centre de la France,

(1) Il est bien évident qu'en parlant de plaines élevées, il s'agit de celles de la Beauce, eu égard à la surface de nos vallons et non de plateaux d'une grande altitude, qui reprennent alors en grande partie les conditions des vallées.

couverte de forêts ou placée à une altitude plus ou moins considérable. L'Angleterre, la Hollande, le nord de l'Allemagne et tous les pays septentrionaux, semblent également l'ignorer.

Aussi à moins que la pustule maligne ne subisse des changements géographiques considérables, je ne puis croire que les tumeurs de mauvaise nature qui ont été décrites sous ce nom et comme étant le résultat d'influences marécageuses, soient semblables à celles que nous voyons si souvent ici prendre naissance dans des conditions tout opposées : ne serait-ce point dans beaucoup de cas des charbons de cause interne qu'on aurait confondus avec elles et qui auraient pu dans certaines provinces à conditions de sol très-variables, se développer simultanément dans des endroits éloignés de manière à embrouiller l'étiologie de l'une et de l'autre de ces tumeurs gangréneuses ? Je livre ces considérations aux praticiens qui habitent les contrées marécageuses et qui peuvent rencontrer des maux de ce genre.

M. Raimbert qui exerce à Châteaudun, sur les confins de la Beauce et du Perche, deux pays très-différents quant à l'humidité, à la nature du sol et à la végétation bien que reconnaissant le charbon externe comme infiniment plus commun dans la première que dans la seconde de ces deux provinces voisines, que tous les jours, comme chez nous, il voie des cultivateurs faire cesser les ravages du sang chez leurs troupeaux en les conduisant dans des vallées, M. Raimbert, dis-je, pour faire concorder le dire des auteurs avec ce qu'il a sous les yeux, par un tour de force de l'esprit, semble vouloir faire croire que si la Beauce n'est pas humide, elle renferme toutefois virtuellement et d'une manière latente toutes les conditions qui se rapportent à cet état, et que par conséquent elle devrait l'être bien plus que le Perche, où la pustule maligne est inconnue.

Notre docte confrère de Châteaudun, cite encore à l'appui de l'opinion des auteurs en question, l'habitude qu'ont les Corses de conduire leurs troupeaux des plaines basses sur les montagnes, pour diminuer les ravages du mal, comme si cette transhumance ne venait pas à l'appui des idées que j'émets, basées d'ailleurs sur notre observation journalière. En effet, les plaines basses ou vallées des pays méridionaux brûlées par le soleil ardent de l'été, ressemblent tout à fait aux plateaux peu élevés de nos contrées, tandis que les montagnes par leur élévation, par leur humidité et leur fraîcheur constante, représentent nos ombreux vallons.

Quant aux pustules malignes observées, dit-on, pendant les curages d'étangs en certaines provinces, leur description est tellement incomplète qu'elles ne sont pas reconnaissables.

Je dois toutefois faire ici une remarque, c'est que si la pustule charbonneuse est si commune chez nous, cela tient non-seulement à ce que les causes locales y prédisposent, moins pourtant que sur la Franche-Beauce, mais surtout à ce que le commerce de notre ville emploie et travaille les débris des animaux morts du sang dans une très-grande partie du pays beauceron.

3. Sols qui favorisent le développement des fièvres charbonneuses des bestiaux.

Étant admis que la sécheresse et l'absence de courant d'eau favorisent l'invasion des affections charbonneuses chez les animaux de nos basses-cours, on concevra facilement que les sols chauds et secs, le calcaire, l'argilo-calcaire, l'argileux même, lorsque le sous-sol est très-poreux et très-absorbant, ce qui est le propre de presque tous les terrains de la province de Beauce et de celles ou la pustule maligne fait le plus de ravages, seront les conditions géologiques les plus favorables à son développement. On a dit aussi que les sols schisteux y prédisposaient également ; c'est, il est vrai, la constitution d'une grande partie du littoral français de la Méditerranée où on la rencontre assez souvent, mais c'est aussi celui d'une portion de l'Algérie et d'autres contrées où jusqu'à présent je ne sache pas qu'on l'ait fréquemment signalée.

4. Influence de la nourriture.

Les plantes qui servent à l'alimentation des animaux, sont, sans aucun doute, une des causes les plus actives des maladies de *sang* qu'on observe chez eux ; ces plantes, d'ailleurs, tirent leurs propriétés du sol sur lequel elles croissent. On a attribué une grande influence, c'est surtout l'opinion du vulgaire, au plâtrage qui se fait en grand dans notre pays, sur la mortalité des bestiaux. Y a-t-il du vrai dans cette manière de voir? c'est ce qu'il est bien difficile de discerner au milieu de toutes les causes concomitantes.

Il est plus positif que l'usage du fourrage des prairies

artificielles, composés de légumineuses (trèfle, luzerne, sainfoin), facilite d'une manière notable ce développement. Les pois et les vesces, surtout ceux d'hiver, passent chez nous pour très-*sanguins*. Les foins des prairies naturelles, au contraire, les graminées, les racines (carottes, betteraves, navets), les choux parmi les crucifères, bien moins sujets à faire naître ces maladies, sont une condition favorable pour en diminuer la fréquence et corriger dans certaines limites les fâcheux effets des premières. Aussi, généralement, s'adonne-t-on maintenant beaucoup plus à la culture des racines qu'autrefois. Peut-être arriverait-on également à un bon résultat si, au lieu de toujours semer les fourrages actuels, on les remplaçait, en partie au moins, par des graminées donnés en vert (maïs, sorgho, raigras, etc. Mais, il faut le dire, malgré les recherches les plus actives, une prophylaxie bien efficace est encore à trouver pour parer à cette calamité qui a pour triste conséquence, la perte annuelle de plusieurs millions de francs en Beauce et la transmission d'une maladie très-dangereuse à l'homme, qui alors même qu'elle n'occasionne pas la mort, peut encore produire de très-fâcheuses difformités.

Une cause très-active du *sang de rate* chez le mouton est le glanage qu'on fait faire aux troupeaux après l'enlèvement des grains. Il est bien vrai que les pauvres gens ont le droit exclusif de ramasser les épis égarés, pendant les vingt-quatre heures qui suivent cet enlèvement; mais il reste encore assez de blé pour que les moutons engraissent rapidement et prennent vite ce qu'on appelle de l'*état*. L'action échauffante de ce grain est d'autant plus active qu'elle n'a pas pour correctif, à cette époque de l'année, des herbes tendres et dont l'eau de végétation soit abondante, jointe à cela encore une insuffisante quantité de breuvage provenant presque toujours de mares, dont l'eau est bourbeuse et souvent toute chaude.

On peut dire qu'en général ce qui aide à la décomposition du sang chez les bestiaux, conjointement, bien entendu, avec les autres conditions appréciables ou cachées, est la sécheresse et la concentration des sucs nutritifs des plantes dont se nourrissent les troupeaux, et que le terrain de nos plaines est surtout propre à leur donner cette qualité.

5. Influence des conditions météorologiques.

Les fâcheuses influences telluriques sont encore augmentées par certaines conditions météorologiques, atmosphériques, et par la saison. Ainsi l'été, la chaleur, les temps orageux sont, à mon sentiment, des causes qui agissent avec violence, pour, comme on dit figurativement et énergiquement ici, faire *tourner le sang* des bestiaux. C'est pourquoi, loin d'en voir une plus grande fréquence dans les années froides et pluvieuses, comme le voulaient Énaux et Chaussier, c'est, au contraire, lorsqu'elles présentent les conditions opposées qu'on voit le mal sévir avec la plus grande intensité. Aussi, une très-grande chaleur, le vent chaud et sec de l'est, celui du sud, une longue privation de pluie, sont-ils fortement à redouter. Sous ce rapport, c'est même ce qui, depuis 1856 jusqu'à 1859, a occasionné tant de ravages ; car la sécheresse, la haute température de l'été, et la petite quantité de pluie et de neige tombée dans les hivers durant ces années, ont été remarquables et peu communes.

L'espèce ovine, outre les importants produits en viande et en laine que la culture en tire, a encore une destination très-importante : c'est celle de fumer immédiatement et directement une partie des terres de la ferme par le *parcage ;* et, comme c'est surtout pendant l'été que ces pauvres bêtes sont accumulées sur un espace étroit, sans le plus petit brin d'herbe, sans le moindre ombrage, où le sol, échauffé tout le jour par un soleil qui est seize à dix-sept heures à l'horizon, leur réfléchit une chaleur dévorante, il s'ensuit que ce genre de bestiaux est encore plus sous l'empire des causes engendrant la maladie de sang que ses congénères. Ils font surtout peine à voir, ces pauvres moutons, lorsque l'ardeur de l'atmosphère est portée à son comble ; tous alors ont la tête tournée du côté du peu de vent qui souffle, le museau dans la terre pour y trouver un peu de fraîcheur; leur flanc bat précipitamment et ils ruissèlent de sueur. Ils ont encore l'inconvénient, en respirant sur le sol, de humer les exhalaisons produites par leurs déjections liquides et solides, rapidement décomposées. Si encore ils pouvaient se désaltérer à une onde vive et pure ; mais, ainsi que je l'ai dit plus haut, ils n'ont pour boire le plus souvent qu'une eau bourbeuse fournie par la mare voisine aux trois quarts desséchée, ou, si elle l'est tout à fait, par de l'eau de puits, qu'on va souvent tirer à une profondeur de soixante-dix à soixante-quinze mètres, ou chercher à grands frais dans les cours d'eau voisins, dans ces cas, la ration, devenue chaude comme de la lessive, pendant son long transport, est nécessairement médiocre, et l'excessive chaleur la rend encore plus insuffisante (1).

Suivant M. Raimbert, c'est particulièrement dans les étés chauds et après les orages que se manifestent les affections charbonneuses; la sécheresse seule, suivant ce médecin, ne suffirait pas. Ici encore je me vois forcé de différer d'opinion avec mon savant compatriote, car assurément, si quelque chose était capable de corriger la fâcheuse influence de la chaleur, ce seraient d'abondantes pluies; mais, comme ce sont les années les plus chaudes, souvent même les plus sèches, toutes circonstances propageant le charbon, où les orages sont les plus fréquents et les plus forts; aux yeux du médecin de Châteaudun, ces deux causes inséparables en quelque sorte paraissent se fortifier mutuellement, tandis que je suis persuadé, au contraire, qu'elles s'atténuent, pas assez pourtant pour que ces mêmes années ne soient pas, malheureusement, trop fécondes en maladies de sang.

6. De quelques autres influences productrices du mal.

Ce qui me reste à dire sur les causes des fièvres charbonneuses s'applique particulièrement encore aux bêtes à laine, qui y sont de tous les animaux de ferme les plus exposées.

Durant une partie de l'année les moutons restent à l'é-

(1) L'excès du mal fait souvent trouver un remède. Au lieu de laisser perdre une eau si précieuse dans un pays qui en est aussi dépourvu, on commence à établir dans beaucoup de fermes des citernes qui la conservent dans un excellent état pour la consommation des hommes et du bétail.

table et font surtout usage des fourrages secs de prairies artificielles, auxquels on ajoute une petite ration de grain et bien rarement des racines; leur fumier s'accumule sous eux jusqu'à plus d'un mètre, et il se développe pendant ce long séjour une décomposition qu'augmente encore la chaleur du lieu. A la suite de cette fermentation, il se dégage entre autres produits putrides une grande quantité d'ammoniaque. L'animal est dans un état de transpiration continuelle qui lui donne cette quantité de suint, si abondante chez nos bêtes mérines, et leur respiration est habituellement très-accélérée. Sans doute ces conditions ne déterminent pas à elles seules le *sang de rate*, puisqu'on en observe peu pendant la stabulation; mais n'est-elle pas susceptible de les disposer à la contracter plus facilement par l'altération des liquides circulatoires qui en doivent être la conséquence? Toujours est-il que dans les pays méridionaux, les moutons qui restent toute ou presque toute l'année dehors et dans des conditions d'aération convenable, en sont moins fréquemment frappés.

Il est encore une habitude fâcheuse, c'est de les surmener (1) quelquefois, dans le but de leur donner plus de suint et d'augmenter ainsi le poids de la laine, par la poussière qu'ils ramassent en chemin, ou encore comme moyen de chasse (2).

(1) Le surmenage à le même inconvénient chez tous les animaux de la boucherie, il peut seul rendre les bestiaux aptes à transmettre le charbon à l'homme.

(2) C'est toujours alors une fraude du berger très-préjudiciable aux propriétaires. Les perdreaux s'effrayant peu à la vue des troupeaux sont fatalement conduits dans des filets où l'on peut en prendre de très-grandes quantités à la fois.

Si les causes que je viens d'exposer, à peu près les seules accessibles à la raison, étaient uniquement agissantes, assurément toutes les localités où on les rencontre devraient voir se développer le mal charbonneux, en raison directe de leur intensité. L'observation des faits prouve cependant qu'il est loin d'en être toujours ainsi; dans nos localités mêmes, les villages placés dans les meilleures conditions apparentes ne sont pas toujours les plus épargnés; on en voit aussi qui, pendant une période plus ou moins longue y ont payé un large tribut, n'en plus présenter que quelques cas rares et disséminés, sans que rien n'ait été changé en apparence. Nous sommes donc forcé d'avouer qu'ici, comme dans toutes ou presque toutes les épidémies et les épizooties, il y a quelque chose de caché, un *quid divinum* qui, probablement, se soustraira toujours ou longtemps à notre investigation.

7. Épizooties, enzooties des affections charbonneuses des animaux. Épidémies de pustule maligne.

Les maladies de sang des bestiaux, qu'il faut toutes rapporter, comme nous l'avons vu, à un type unique, avec des manifestations variées suivant les espèces animales atteintes, se produisent habituellement par suite de causes locales et propres au lieu, au pays, à la province; elles sont alors *enzootiques*. Le plus souvent elles donnent naissance à des cas isolés plus ou moins nombreux et purement *sporadiques*. Mais si, sous l'influence de modifications profondes des conditions météorologiques ou atmosphériques, et surtout sous celle de certaines causes occultes, la mortalité devient considérable, on a affaire à une *épizootie;* comme, d'un autre côté, la pustule maligne est engendrée chez l'homme par les fièvres charbonneuses des animaux, il s'ensuit que, dans ces cas, il faut s'attendre à une véritable épidémie de pustules charbonneuses.

Les saisons pendant lesquelles le charbon externe humain est le plus fréquent sont la fin de l'été et l'automne, mais il n'est pas rare de le rencontrer en quantité notable en hiver et au printemps; ce qui tient à ce qu'on voit pendant ces époques un certain nombre d'animaux périr, non par la chaleur et la sécheresse, mais par la nourriture. Chez nous il y a de plus une cause permanente qui modifie sa fréquence naturelle, ce sont les dépouilles des animaux qui conservent, pendant un temps indéterminé, cette propriété de transmission, et qui sont travaillées toute l'année.

8. De la contagion du virus charbonneux des animaux aux animaux, des animaux à l'homme et de la transmissibilité de celui-ci à son semblable. Le charbon est-il infectieux ?

Pour s'assurer de la transmissibilité possible d'une maladie, deux voies sont ouvertes : l'*expérimentation artificielle* et l'*observation des faits naturels*. Quand la communication est facile et presque constante, il est fort aisé de s'en convaincre par le premier mode d'étude, c'est-à-dire par l'expérimentation artificielle, qui échoue rarement; mais si cette transmission est difficile, rare, il arrive fréquemment qu'on échoue, malgré les épreuves les plus multipliées et les plus rigoureuses. On ne se hâtera donc pas trop de tirer des conclusions absolues de ces expériences négatives; car le principe morbide n'en sera souvent alors pas moins susceptible de se transmettre spontanément d'un sujet à un autre, à l'aide d'un procédé que nous n'aurons pas jusque-là arraché à la nature. Les maladies charbonneuses peuvent se communiquer des deux manières, que je viens d'indiquer ; et, bien qu'on ne réussisse pas toujours à les reproduire sur certains animaux, aptes d'ailleurs à les prendre spontanément, personne ne doute ici de la contagion, même expérimentale.

Mais cette transmission d'une maladie ou d'une cause morbide d'un organisme à un organisme similaire ou plus ou moins analogue, reconnaît aussi deux modes ; dans l'un, il est nécessaire que le corps entier ou des parties de l'organisation malade soient mis en un contact quelconque avec celui qui ne l'est pas, pour que l'imprégnation ait lieu, c'est la *contagion* proprement dite. Dans le second mode, il faut seulement habiter dans le voisinage immédiat, respirer les exhalaisons du malade pour contracter l'affection dont il est atteint ; c'est l'*infection*. On doit avouer que, dans le langage habituel, le mot contagion veut dire les deux choses ; mais c'est à tort. Les maladies transmissibles peuvent se contracter de ces deux manières, ce qui est le plus ordinaire, ou d'une seule.

Hâtons-nous d'appliquer ces quelques données de pathologie générale à notre sujet.

9. Contagion du virus charbonneux des animaux et de l'homme aux animaux.

Les curieuses et savantes expériences, entreprises il y a quelques années par l'association médicale d'Eure-et-

Loir, servant de substances au mémoire couronné par l'Institut, et intitulé : *Des affections charbonneuses de l'homme et des principales espèces domestiques*, expériences faites sur des moutons, chevaux, vaches, chiens, lapins, poulets, canards; et répétées dans ces derniers temps, avec succès par M. Brauell de Dorpat, ont prouvé :

1° Que le sang de la rate du mouton qui a succombé au charbon, inoculé, détermine la mort du plus grand nombre des animaux soumis à cette opération. Les chiens seuls ont résisté, et les volailles le plus souvent.

2° Que le sang du cheval malade produit la mort du tiers des animaux en expérience. Le chien a encore été réfractaire.

3° Que le sang des vaches atteintes de maladies charbonneuses a fait périr un peu plus du tiers des animaux auxquels on l'a communiqué. Les chevaux ont le plus souvent résisté ; les chiens toujours.

4° Que les produits de la pustule maligne de l'homme insérés à vingt-sept animaux des espèces mentionnées ci-dessus, n'ont entraîné la mort que de dix moutons sur quinze.

5° Que la transfusion du sang du mouton malade dans les veines du cheval fait mourir ce dernier.

6° Que la cohabitation d'un mouton malade avec un autre mouton et plusieurs chevaux a communiqué mortellement le mal au mouton et à l'un des chevaux.

7° Que l'alimentation avec des chairs provenant d'animaux morts du sang, entreprise sur un chien, un chat, un canard, n'a produit aucun accident.

Il a été de plus démontré qu'on pouvait arriver à des résultats identiques avec les produits venant d'animaux auxquels on avait communiqué ce mal artificiellement, et chez lesquels aussi on avait retrouvé les mêmes lésions anatomiques que dans les cas naturels.

Ces faits nous font donc voir que les affections charbonneuses des bestiaux et la pustule maligne humaine peuvent se communiquer par contagion, quelquefois même par simple infection (Prop. 6), et que, quant à la facilité de transmission artificielle, qui doit avoir beaucoup d'analogie dans l'espèce avec celle qui se produit spontanément; elle a lieu dans l'ordre suivant : mouton, vache, cheval, lapin. Le chien, animal naturellement carnivore, bien que la compagnie de l'homme l'ait rendu polyphage, a néanmoins toujours éludé cette contagion, nouvelle preuve de mon opinion, que les herbivores seuls sont susceptibles de contracter le charbon et de nous le transmettre. Les volailles, qui s'éloignent beaucoup de l'organisation des mammifères, n'ont été affectées que dans de très-rares circonstances.

Bien qu'en général dans les expériences tentées, la communication ait eu le plus souvent lieu, du mouton à la vache et au cheval, etc., et en sens inverse; toutefois, le sang du cheval atteint n'a pu transmettre le mal aux vaches, dans les veines desquelles il avait été transfusé. Peut-être que l'épreuve n'a pas été poussée assez loin.

Parmi les produits de la pustule maligne, recueillis sur l'homme malade ou mort, la sérosité des vésicules n'a jamais amené de résultat.

D'après M. Leuret, le virus charbonneux perdrait beaucoup de sa force par la putréfaction des tissus qui le recèlent, ce qui serait une nouvelle preuve de ce fait qu'il n'y a point de similitude entre ce virus et les matières simplement putrides.

Il découle encore de l'expérimentation citée, un autre vérité dont on ne doutait pas, il est vrai, mais qu'il était bon de mettre hors de toute discussion, savoir : que les affections charbonneuses des animaux et la pustule maligne de l'homme étaient le produit d'une seule et même cause, qu'elles ne différaient que d'*habitat*, si je puis employer cette expression. Les animaux nous la communiquent de telle sorte qu'elle se développe de dehors en dedans, tandis que chez eux la maladie se passe tout entière au sein de l'organisme et s'engendre naturellement, ce qui n'a jamais lieu chez nous (1), et enfin que dans la facilité d'inoculation aux bêtes de basse-cour, la pustule maligne vient au troisième rang. Le *sang de rate* du mouton d'abord, ensuite le *sang* de l'espèce bovine! la fièvre charbonneuse du cheval n'arrive qu'en dernier lieu.

Du reste, toutes les fois que le charbon humain a été transmis aux animaux, il n'a jamais produit chez eux de tumeurs extérieures ayant de l'analogie avec lui; une sorte de fièvre de mauvaise nature, une intoxication générale en a toujours été la conséquence. On pourrait se demander alors, si des tissus gangréneux provenant

(1) Quoi qu'en pensent certains auteurs qui ne sont pas assez familiarisés avec ce mal ou qui confondent avec lui d'autres affections plus ou moins analogues.

d'hommes ou de bestiaux morts d'affections septiques différentes n'arriveraient pas aux mêmes résultats? Il est bien vrai que M. le docteur Raimbert a trouvé dans ces cas, sur des lapins et des chats, des lésions anatomiques qui paraissaient se rapporter à celles des maladies charbonneuses, mais, toutes les causes de mort par suite d'infection virulente et putride ne doivent-elles pas amener des désordres organiques semblables ou à peu près, et connaît-on bien ceux déterminés par le virus charbonneux chez ces deux animaux dont l'un est un carnivore et qu'on n'a jamais vu atteint naturellement de ce mal, à ce que je sache au moins. D'où il suit que de nouvelles expériences ont besoin d'être faites sous ce rapport.

10. Contagion de la pustule maligne de l'homme à l'homme.

Jusqu'ici les épreuves directes pour prouver ce genre de transmission ont toujours échoué. On a cherché inutilement à inoculer le liquide des vésicules apparaissant à une plus ou moins grande distance de la pustule chez des individus qui en étaient atteints. D'autres fois, et sans plus de succès, c'est avec la substance de l'escarre qu'on a tenté de le faire. Mon ancien collègue et ami, M. le professeur Bonnet, de Poitiers, étant interne de M. Rayer, a courageusement cherché à s'inoculer le virus charbonneux, sans résultat.

Il ne faudrait pas conclure absolument de ces expériences, encore rares d'ailleurs, que cette transmission soit absolument impossible; aussi, malgré leur insuccès, nous garderions-nous bien de les tenter de nouveau. Quant à la contagion spontanée, je ne l'ai jamais, pour mon compte, observée ; mais des auteurs dignes de foi en citent des cas. Thomassin rapporte qu'au mois d'août 1763, un cultivateur qui croyait avoir été piqué par un insecte, vit une pustule maligne se développer et que sa femme ayant crevé les vésicules avec une épingle, s'essuyait souvent les yeux en larmes avec ses doigts sur lesquels avait coulé une partie de leur sérosité, fut elle-même atteinte de charbon à la joue au bout de deux heures, et qu'il devint considérable dans la même journée. Ce fait me paraît très-peu probant, d'abord il est présumable que la femme était dans les mêmes conditions que son mari, et on sait combien il est commun de voir la pustule maligne se développer simultanément sur plusieurs individus à la fois, dans le même milieu. Une autre preuve tendrait à établir l'erreur de Thomassin c'est d'abord la rapidité avec laquelle l'inoculation se serait faite (deux heures), ce qui est complétement inaccoutumé, et ensuite la marche foudroyante du mal, qu'on n'observe jamais non plus à ce degré. Hufeland rapporte l'histoire de deux femmes couchées ensemble dont l'une, atteinte de pustule charbonneuse, la communiqua à l'autre ; mais ici encore trop peu de détails, et ces deux femmes l'avaient peut-être contractée dans les mêmes circonstances et successivement, ne sait-on pas d'ailleurs combien peut varier, suivant chaque individu, le temps d'incubation. De telle sorte que si deux ou trois personnes la prennent à la même source, elle pourra apparaître à plusieurs jours d'intervalle chez chacune d'elles ; on conçoit alors que si ces individus cohabitent ensemble, les premiers atteints sembleront l'avoir donnée aux autres.

L'observation V de M. Raimbert est absolument dans le même cas.

M. le docteur Maucourt rapporte un fait qui semblerait plus probant, c'est celui d'une femme atteinte sur le dos de la main de deux pustules malignes : cette femme alla se faire traiter chez sa fille, habitant une ville très-élevée où le médecin du lieu, exerçant depuis trente ans, n'avait jamais observé le charbon humain. Cette fille n'avait pas d'ailleurs de bestiaux chez elle ; et cependant elle en fut atteinte elle-même après avoir donné des soins à sa mère. Dans cette circonstance encore, il est fort possible que la fille l'ait contracté aux vêtements de sa mère, comme nous le voyons si souvent dans les familles de mégissiers dont le père seul est soumis aux causes directes du mal. (Obs. XXII et XXXVII).

On voit donc que la question de transmission de la pustule maligne de l'homme à son semblable est loin d'être encore suffisamment établie. La non-réussite des épreuves directes, et même l'interprétation des faits cliniques publiés tendraient plutôt à la négative qu'à l'affirmative. C'est encore là une de ces questions réservées comme il n'y en a que trop en médecine, et l'avenir seul pourra se prononcer définitivement à son égard.

11. Communication par infection des animaux à l'homme et de ce dernier à son semblable.

On a vu plus haut que la simple cohabitation d'un mouton malade avec un autre et plusieurs chevaux sains avait fait périr le mouton et un cheval : ce mode de transmissibilité qu'on a encore appelé *contagion aérienne* (1), est-il possible pour notre espèce vivant au milieu d'animaux atteints?

Jusqu'ici rien ne le prouve; on serait quelquefois tenté d'adopter cette interprétation pour certain cas d'œdème charbonneux, où l'on ne rencontre ni escarre, ni même de vésicules, bien que le malade succombe. Cependant, je suis loin de vouloir trancher affirmativement la question, même ainsi restreinte, par l'affirmative; je crois au contraire à l'application directe d'une matière contagieuse, mais elle est moins facile à démontrer, à établir, que pour la pustule maligne elle-même.

D'après Bayle (2), ce serait, non pas même d'après ce mode de contagion aérienne, mais tout à fait spontanément comme chez les animaux, qu'auraient pris naissance les nombreuses pustules malignes qu'il avait observées en Languedoc, durant l'année 1796. Cependant tous, ou presque tous les auteurs qui ont écrit depuis, entre autres le judicieux Boyer, rejettent cette opinion. Réfléchissant que dans le même temps un grand nombre de bestiaux succombaient aux maladies charbonneuses dans le même pays, ils pensent que le mode de transmission habituel aura pu échapper à Bayle, comme cela arrive souvent, et admettent que dans cette sorte d'épidémie tout a dû se passer comme dans les circonstances ordinaires. C'est également ce que j'avançais dans mon mémoire de 1843.

(1) Parce que les émanations productrices se répandent dans l'atmosphère, et sont surtout résorbées par les voies respiratoires.

(2) *Thèse inaug.*, 1802.

12. Communication de la pustule maligne par des viandes provenant d'animaux malades.

Ici encore l'expérimentation directe, artificielle sur les animaux, s'est prononcée en faveur de la négative et d'un autre côté nous voyons tous les jours des bêtes surmenées malades, transmettre le charbon à ceux qui les tuent et les dépècent, sans incommoder nullement, ou au moins, sans donner naissance chez ceux qui en font usage, comme nourriture, à la moindre affection qui ait de l'analogie avec le charbon. (Obs. XIX.) Il en est de même pour les lapins dont les peaux communiquent le mal. (Obs. XXXIV.) On pourrait, après ces faits courants, si je puis parler ainsi, citer celui de Morand, où deux bouchers des Invalides furent pris de charbon après avoir tué et habillé un bœuf dont la viande fut trouvée saine, savoureuse et ne produisit aucun effet fâcheux chez ceux qui en usèrent. Thomassin et Duhamel rapportent des cas de ce genre, mais ces exemples ne sont que négatifs, et n'ont de valeur que jusqu'à preuve contraire. Enaux et Chaussier, eux, citent des exemples assez mal caractérisés, il est vrai, où des accidents d'empoisonnement avec apparition de taches gangréneuses sur la peau se sont manifestés après l'usage de viandes provenant d'animaux qui avaient été atteints de maladies charbonneuses.

D'après cette dernière citation, on voit qu'il est encore prudent d'attendre pour se prononcer à cet égard d'une manière absolue. Et que, encore bien que le suc gastrique et les forces digestives de l'estomac doivent certainement dénaturer plus ou moins complétement des corps d'une nature aussi chimiquement désassociable que les parties des animaux soumises à leur élaboration, il n'en est pas moins possible que le virus malin puisse très-bien échapper en tout ou en partie à cette action et déterminer alors, non des pustules charbonneuses ordinaires, mais des accidents toxiques généraux à marche inverse et plus ou moins semblables aux maladies de sang des bestiaux, de la même nature toutefois, et amener des résultats encore plus fâcheux que le charbon de cause externe. L'autorité qui veille à l'hygiène publique doit donc fermement tenir la main à ce qu'aucun animal malade ne soit livré à la consommation.

13. Contrées où règne la pustule maligne.

J'ai déjà indiqué la plupart des causes sensibles et rationnelles qui peuvent expliquer le développement des maladies charbonneuses dans un pays ; j'ai dit aussi qu'il fallait presque toujours que ces causes appréciables fussent secondées de certaines circonstances occultes qu'il est et sera sans doute toujours impossible de pénétrer, comme, au reste, dans un grand nombre d'endémies et dans presque toutes les épidémies.

Les parties de la France où on les voit le plus communément sont la Bourgogne, la Franche-Comté, la Champagne, la Brie, la Lorraine, l'Alsace, la Provence, le Roussillon, la Beauce, etc. Avant ma publication de 1843, nul auteur ne citait notre pays comme pouvant y donner naissance, et pourtant, non-seulement elle y est commune, mais probablement plus encore qu'en aucun de ceux que je viens d'énumérer. Si la pustule maligne de la Beauce n'avait jusque-là trouvé aucun historien, cela tenait ou au hasard ou plutôt à ce qu'il n'y a guère qu'une trentaine d'années que les malades viennent s'adresser aux médecins. Avant cette époque, les gens qui en étaient atteints ou craignaient de l'être se faisaient traiter par des médicastres des deux sexes qui en avaient le monopole et possédant aux yeux du vulgaire de soi-disant secrets, captaient ainsi la confiance de la classe peu éclairée qui y est la plus sujette.

En jetant un coup d'œil sur la carte des provinces où on l'observe le plus souvent, on voit que ce sont surtout celles qui offrent en général le plus de sécheresse, dont le terrain est le plus calcaire ou argilo-calcaire à sous-sol perméable, et sont découvertes en général. Comme il est rare qu'une contrée tant soit peu étendue soit d'une constitution régulière et identique, il arrivera souvent que dans telle localité de cette même contrée le mal sera très-rare ou même n'existera pas du tout, tandis qu'à peu de distance, au contraire, il apparaîtra souvent.

Quant à nos anciennes provinces, où la pustule maligne est inconnue, elles sont généralement fraîches, boisées, à sol imperméable, siliceux, granitique, situées dans la partie nord et centrale de la France ou à une altitude plus ou moins grande; telles sont : la Normandie, la Bretagne, la Flandre, l'Artois, le Limousin, la Sologne, le Nivernais, l'Auvergne, etc., etc.

Si l'on en croit le peu de notions qu'on trouve à son sujet dans les livres anglais, elle doit être bien rare dans le Royaume-Uni; il doit en être de même dans l'Allemagne septentrionale et chez les nations du nord de l'Europe, dans les pays polaires en général, dans l'Amérique, peut-être aussi dans les pays tropicaux; mais la géographie de cette maladie est encore à faire presque en entier. Dans l'Allemagne centrale, en Italie, on l'observe assez souvent. J'ignore si elle se développe en Espagne.

On la voit bien rarement dans les grandes villes et même dans celles de moindre importance, à cause du peu de bestiaux susceptibles de transmettre le mal qui s'y trouvent, à moins toutefois qu'un commerce plus ou moins grand des débris d'animaux morts du sang ne s'y exerce, comme à Étampes par exemple. A la rigueur, on pourrait dire qu'aucune localité n'en est exempte, car les substances animales ayant la fâcheuse propriété de conserver longtemps la possibilité de transmettre la pustule charbonneuse, peuvent se transporter en quelque lieu que ce soit; seulement, si c'est dans un pays où elle n'existe pas ordinairement, malheur à ceux qui en seront atteints: il y a tout à croire que la pustule maligne sera méconnue chez eux.

Cette maladie est-elle devenue de nos jours plus fréquente en général, ou seulement dans les pays où on l'a toujours rencontrée? Le fait est probable, surtout dans la dernière hypothèse, car comme elle nous est communiquée par les bestiaux et que ceux-ci ont plus que triplé de nombre depuis la fin du dernier siècle, que d'ailleurs, on n'a pas découvert de moyens préservatifs réels, il est certain que les occasions de la contracter ont singulièrement augmenté. De plus, la modification de culture, les nombreux marnages, la grande quantité de prairies artificielles (1), toutes composées de légumineuses qu'on a semées, les plâtrages peut-être, les espèces étrangères de bêtes à laine qu'on a élevées, qui toutes sont bien moins rustiques et bien moins acclimatées que celles qui jadis étaient propres à chaque province, sont encore de nouvelles causes de multiplication du mal.

14. Parties des animaux qui peuvent donner naissance à la pustule maligne chez l'homme.

L'animal entier et vivant n'est pas seulement susceptible, alors qu'il est malade, de communiquer le charbon à l'homme ; son cadavre, ses débris, toutes les portions qui le constituent peuvent être imbibées de virus et lui servir de véhicule. Ainsi le sang, qui sans doute le charrie primitivement, la chair musculaire, les parties molles ou dures, la salive, l'urine, le lait ; les liquides pathologiques surtout, le pus, l'ichor putride, qui sortent des plaies, le mucus, les excréments, les poils, le crin, la laine, les cornes. M. le professeur Cauvière, de Marseille, parle aussi, suivant quelques tanneurs, de petits kystes qui existent sur certains cuirs et dont la rupture laisse échapper un liquide brunâtre susceptible de transmettre le bouton malin. Je n'ai jamais rien vu de semblable, ni n'en ai entendu parler. Il n'est pas rare de voir les substances étrangères aux animaux, mais qui sont imprégnées de leurs

(1) Un cultivateur très-distingué, M. Rousseau, maire d'Angerville, me disait, il n'y a pas longtemps, que depuis qu'en certaine partie de la Sologne, on marnait notablement, il n'était pas rare de rencontrer les maladies de sang chez les animaux, surtout chez le mouton, ce pays ne produisant naturellement que la cachexie aqueuse, qui est l'opposé.

émanations, le communiquer, les vêtements, par exemple.

Obs. XXXVII. *Pustule maligne. Suite de relations avec une personne occupée dans une mégisserie. — Guérison.* — Un tailleur fréquentant une ouvrière en laine, est atteint, le 5 août 1840, d'une pustule maligne à la paupière inférieure droite. Je suis appelé auprès de lui plusieurs jours après, et je m'assure qu'aucune autre cause que celle que je viens d'indiquer n'a pu donner naissance au gonflement de nature gangréneuse dont il est atteint. La pustule avait déjà produit des accidents formidables; la tumeur palpébrale dure, très-grosse, violacée, couverte de larges escarres et de bulles volumineuses était accompagnée d'une tuméfaction considérable de la face avec tous les caractères qui lui sont propres; en outre, il existait des vomissements abondants, du refroidissement des membres; le pouls était petit, d'une très-grande fréquence, mais le malade conservait toute sa tête.

Le huitième jour, amendement notable des symptômes généraux; l'enflure ne fait plus de progrès; enfin il finit par guérir, mais avec un renversement très-difforme de la paupière inférieure.

D'autres fois c'est une écharde de poteau d'une bergerie qui l'engendre.

Obs. XXXVIII. *Pustule maligne occasionnée par une écharde de poteau d'une bergerie. — Guérison.* — Le nommé Vramant, maçon, travaillant dans la bergerie d'une des fermes du petit hameau de l'Humery, commune d'Étampes, et passant la main sur un poteau de soutènement du plancher, lequel poteau était fortement enduit de suint de mouton, une écharde s'en détacha et se fixa dans la région thénar; il l'arracha immédiatement; mais deux jours après il y éprouve d'assez vives démangeaisons, et y aperçoit un petit bouton d'un rouge foncé; le bouton augmente, s'accompagne de gonflement, et cet homme effrayé vient me voir quarante-huit heures après son origine. Je constate alors une pustule maligne caractérisée par une escarre jaunâtre, sèche, superficielle, un peu déprimée, au milieu de laquelle on reconnaît un point noir; c'est là qu'a pénétré l'écharde. Quelques vésicules irrégulières l'entourent; on constate une petite tumeur charbonneuse et un gonflement pâle, incolore, excepté au centre, qui est d'un rouge vif, sans douleur, et s'étend jusqu'au-dessus du poignet. Une traînée inflammatoire douloureuse et rouge va de l'articulation radio-carpienne au coude, en suivant le bord externe de la face antérieure de l'avant-bras. Cet homme n'est pas dans son état naturel; il se plaint de la tête, a peu d'appétit et de sommeil, depuis l'apparition du bouton.

Cautérisation potassique. Guérison rapide.

M. Harreaux de Béville a vu une jeune fille qui était tombée sur une pierre imprégnée de matière provenant d'un animal malade, atteinte au front, où la petite plaie avait eu lieu, d'une pustule maligne bien caractérisée.

Les substances animales peuvent conserver un temps presque indéfini la fâcheuse propriété de transmettre le charbon, même après avoir subi les opérations d'art les plus capables en apparence de la détruire. (Obs. XXVIII.) Le cas suivant en est un nouvel exemple.

OBS. XXXIX. *Pustule maligne produite par les peaux qui garnissent les voitures de première classe de chemin de fer, pendant l'hiver. — Guérison.* — Le sieur Mauviel, menuisier, employé comme tel à la gare d'Étampes, ayant en outre pour occupation de battre et de nettoyer les peaux de mouton à longs poils qui garnissent, pendant l'hiver, le fond des voitures de première classe, fut pris en 1850 d'une pustule maligne au cou, sans que les recherches les plus actives pussent la faire attribuer à une autre cause que celle que je viens de signaler. Cette pustule maligne, occupant le voisinage de l'angle maxillaire inférieur du côté droit, n'avait encore donné lieu qu'à un gonflement médiocre; et, bien qu'elle durât depuis trois jours, le malade n'a éprouvé jusque là aucun accident d'intoxication.

Cautérisation. Guérison assez prompte.

15. Transmission par les insectes.

Suivant l'opinion de beaucoup de personnes étrangères à la médecine et même celle d'un certain nombre de médecins, surtout de ceux qui exercent dans des pays où l'on rencontre peu le charbon, ce mal serait constamment le résultat d'une piqûre de mouche et d'une mouche particulière, qui porterait en elle le virus charbonneux. Ce sentiment est tout à fait erroné ; aucun insecte ne sécrète ce virus ; ce qui seulement est vrai, c'est que les hyménoptères de toute espèce, la mouche domestique elle-même, sont assez souvent le véhicule, le moyen de transport de la matière contagieuse, et cela, après avoir été se reposer ou sucer les sucs putrides des animaux morts ou malades et s'être venus fixer sur une partie quelconque de notre peau ; c'est donc avec les pattes ou la trompe que s'opère cette transmission de substance venimeuse, étrangère d'ailleurs à l'insecte. Il n'est pas rare de voir des malades se rappeler très-bien que dans le lieu où s'est développé chez eux le bouton malin une mouche, qu'ils avaient tuée ou non, s'était reposée. (Obs. XXV.)

Du reste, si le genre d'insecte en question peut aussi être une cause indirecte de pustule maligne, il n'en est pas le moyen le plus commun, encore moins l'unique. On conçoit, en effet, que s'il n'y avait que celui-là, on ne la verrait jamais en hiver, ni même au printemps, où la mouche n'existe pas encore.

Ce transport de la matière virulente par les mouches devrait bien engager l'autorité à tenir la main à ce qu'on observe dans la campagne les prescriptions de la loi, qui veut que les bêtes mortes et toutes les charognes soient enterrées à une certaine profondeur.

Ce sont aussi les insectes volants qui rendent dangeeux le voisinage des mégisseries, des tanneries et de ous les établissements analogues.

Quelques-uns de ces animaux inférieurs, bien que rivés d'ailes, peuvent encore être dans le même cas. On a vu, j'ai vu moi-même la tique du mouton ou ricin, ortant de sur un animal malade ou simplement d'une oison, en être l'agent de transmission.

Obs. XL. Le sieur Paris, marchand de laine et mégissier de ette ville, me fit appeler dans l'hiver de 1839, pour une dénangeaison accompagnée d'un bouton qu'il portait en bas et en vant de la partie antérieure de l'avant-bras droit. Je reconnus ne pustule maligne non douloureuse, qui pouvait avoir quaante-huit heures de développement ; il me dit que le jour auaravant il avait arraché de son bras une tique qui sortait, à n'en as douter, d'un lot de laine qu'il avait acheté depuis peu. L'esarre, encore d'un jaune blond, laissait voir, comme dans l'Obervation XXXVIII, un point plus foncé qui indiquait où la iqûre avait été faite. Ce malade guérit, du reste, fort bien.

M. Legendre, de Voves, a publié une semblable observation, mais terminée par la mort.

On conçoit, du reste, que d'autres animaux d'espèces bien différentes pourraient encore servir d'agent de communication de matières virulentes charbonneuses des animaux à l'homme, tels que des chiens ou des chats qui se seraient frottés sur des charognes et en auraient encore des traces à la gueule ou sur le corps, car dans combien de cas n'ignore-t-on pas l'origine de ce mal? Mais, comme je l'ai dit plus haut, ce ne sont que des moyens passifs, et aucun des animaux cités ne sécrète un venin capable de donner naissance à la pustule maligne.

16. La peau seule peut-elle être le siége de la pustule maligne?

Jusqu'à présent, je ne sache pas qu'on ait vu et cité de véritables pustules malignes s'étant développées avec tous les caractères qui leur sont propres, sur un point quelconque des muqueuses, et cependant plusieurs de ces membranes, à leur origine au moins, sont susceptibles d'être fréquemment en contact avec le virus qui y donne naissance. Quant aux soi-disant pustules qu'on aurait trouvées dans l'estomac et même dans l'intestin des sujets morts du charbon externe, ce sont des altérations nécroscopiques propres à ce mal et qui en annoncent l'absorption toxique, mais non de véritables boutons malins primitifs. On prétend bien aussi en avoir vu dans la bouche, mais c'est par des auteurs peu familiarisés avec notre mal que sont rapportés ces cas, qui sont loin d'en présenter, d'ailleurs, les caractères spécifiques.

Je ne prétends pas dire pourtant que la cause septique ne puisse être absorbée par une membrane muqueuse avoisinant une ouverture naturelle : témoin ce boucher qui, tuant un animal malade, plaça son couteau entre les dents et succomba à un charbon qui, d'après la description succincte qu'en donne Morand, devait être un œdème malin. En effet, il parle d'une enflure considérable de la langue, des lèvres et des parties voisines, sans indiquer le plus petit bouton, qui est ce qu'il y a de plus saillant dans la pustule maligne. L'Observation LXI de M. Raimbert est aussi un exemple très-analogue d'œdème malin. En 1843 (1), à propos de cette forme du

(1) *Archives générales de médecine*. Paris, 1843.

mal attaquant les paupières, j'ai signalé la probabilité de 'absorption du venin par la conjonctive. D'où on peut conclure que l'organisation des membranes tégumentaires internes les rend, dans quelques cas, capables d'absorber la cause virulente, bien qu'elles ne soient pas aptes à l'évolution de la pustule maligne elle-même.

Il n'est pas rare pourtant de voir celle-ci occuper les èvres au contact des deux membranes, mais elle siége oujours sur la peau. Je l'ai également observée sur les èvres génitales, dans un point analogue. (Obs. XXVII.)

7. L'absorbtion de la matière virulente se fait-elle sur la peau dénudée de son épiderme ou celui-ci étant intact? Peut-elle se faire des deux manières?

La plupart des auteurs n'ont paru attacher qu'un médiocre intérêt à cette question, qui me semble pourtant d'une grande importance. M. Raimbert admet que la résorption du venin a besoin presque toujours, sinon toujours, d'une petite plaie, d'une excoriation de la surface de la peau pour s'effectuer. Je pense que le contraire est a règle, car, dans l'immense majorité des cas, malgré 'investigation la plus minutieuse, vous ne pouvez arriver à constater qu'il y ait eu la plus légère solution de continuité de l'épiderme quand le mal a pris naissance. Ceux où il a pu exister une légère blessure, et où une piqûre a précédé ou a été simultanée, sont au contraire bien plus rares.

Ce n'est pas que la dénudation du derme ne puisse favoriser le développement de la pustule charbonneuse, comme aussi la finesse de la peau et la minceur de l'épiderme; mais c'est que la première de ces conditions se rencontre assez rarement quand se communique cette affection; d'ailleurs, s'il devait en être nécessairement ainsi, la proportion de la fréquence relative sur tel ou tel point du corps serait forcément changée; car les mains, qui sont exposées à une foule de petites lésions et continuellement en contact avec ce qui peut la produire, en seraient bien plus souvent le siége qu'on ne le voit. On sait, en effet, que, sur une pustule développée sur cette partie, il y en a huit ou dix au cou et à la face.

Le virus charbonneux n'est pas, au reste, le seul qui se comporte de cette manière. Chacun sait que le simple attouchement peut commniquer celui de la variole, sans lésion de la peau, sans la plus petite éraillure épidémique.

L'inoculation aurait-elle besoin de se faire à la surface de la peau, ou dans l'épaisseur de cette membrane, pour déterminer la pustule maligne? Je m'explique : la matière qui donne naissance au charbon, portée directement dans les tissus sous-cutanés, ne pourrait-elle pas produire une affection gangréneuse inflammatoire différente de cette dernière? Cette pensée, ce doute m'ont été suggérés par deux faits que je vais rapporter, faits qui, il est vrai, ne prouvent rien d'une manière absolue, mais qui cependant doivent donner l'éveil.

Obs. XLI. *Érysipèle gangréneux du doigt, occasionné par la blessure d'une flamme contaminée de sang, provenant d'un âne atteint de maladie charbonneuse.* — *Guérison.* — Le nommé M..., maréchal à Vilconin, se pique profondément le doigt indicateur avec une flamme qui lui avait servi à saigner un âne malade; il est pris dès le lendemain d'une vive douleur s'étendant jusqu'au bras; il se développe autour de la blessure une rougeur sombre et un léger gonflement. Application de cataplasmes. Il vient me voir trois ou quatre jours après à l'hôpital. Alors le doigt est doublé de volume, il est rouge tendu à sa base ; cette teinte et une légère tuméfaction s'étendent sur une partie du dos de la main. L'épiderme du bout de ce doigt blanchâtre, plissé, macéré par les applications émollientes, laisse apercevoir par transparence, surtout près de l'ongle, une coloration brunâtre; on y voit la petite plaie par où a pénétré la cause du mal. Une traînée rouge s'étend jusqu'à la partie supérieure de l'avant-bras, en suivant sa face antérieure.

Cet homme dit ressentir une douleur brûlante dans le mal ; il n'a pas dormi depuis plusieurs jours; son pouls est fréquent, dur, sa face vultueuse ; il a complétement perdu l'appétit ; cependant il n'est pas alité. Cataplasmes arrosés d'eau-de-vie camphrée ; bains locaux, émollients et alcalins deux fois par jour. Bouillon aux herbes et bouillon de viandes, telle est la prescription que je lui fis en l'engageant à revenir bientôt.

Mon diagnostic fut qu'il s'agissait là d'un érysipèle gangréneux.

Deux jours après, je le revois. Rien n'a notablement changé ; en enlevant l'épiderme du bout de l'indicateur, je reconnais une surface grisâtre, insensible, large d'un centimètre et demi, irrégulièrement arrondie, et ayant pour centre la petite blessure indiquée ; la surface grise est un peu déprimée, et autour d'elle le derme est d'un rouge vif et très-douloureux à l'attouchement. (*Même prescription.*)

Quelques jours après, la main avait désenflé, et les accidents généraux s'étaient en partie dissipés; mais l'escarre un peu agrandie, occupant les deux tiers du dernier segment du doigt, était devenue tout à fait noire et beaucoup plus déprimée, la douleur était toujours vive.

(*Pansement au styrax*).

L'escarre met six semaines à se détacher; elle a envahi les parties molles jusqu'à l'os, qui se recouvre alors de bourgeons charnus. Il ne reste guère qu'un quart de la peau de la pulpe du doigt. Enfin le malade guérit; mais au bout de deux mois et demi seulement, avec une difformité assez sensible de l'indicateur, et l'ankylose de la phalangette.

Le second fait ne m'appartient pas; pourtant j'en connais assez exactement les principaux détails pour le donner.

Obs. XLII. *Phlegmon malin. Suite de piqûre profonde par un bistouri chargé de principe charbonneux, provenant de la tumeur d'un cheval qu'on venait d'inciser. Mort.* — A Étampes, il y a trente-deux ou trente-trois ans, un vétérinaire, après avoir incisé chez un cheval une tumeur dite charbonneuse, oublia son bistouri, tout ouvert, dans une mangeoire d'écurie; c'était dans une auberge. Le garçon d'écurie, en nettoyant cette mangeoire, se piqua à la main avec l'instrument, dont la lame était imprégnée de matière virulente. Un phlegmon gangréneux survint et le malheureux homme succomba.

Il y a ici quelque analogie avec la piqûre anatomique, surtout dans ce second cas; car la gangrène des téguments est rare dans celle-ci.

Toutes les parties de la peau peuvent être le siége de la pustule maligne, si ce n'est peut-être la paume des mains et la plante des pieds, où je ne l'ai jamais vue pour mon compte, et je ne sache pas qu'on en ait rapporté d'exemples. Le mal commençant toujours sur place et étant le résultat de l'application de substances virulentes, il s'ensuit que les parties du corps habituellement découvertes doivent en être atteintes bien plus souvent que celles qui sont garanties par des vêtements : c'est, en effet, ce qu'on observe. Ainsi, on la voit bien plus fréquemment à la face, au cou, sur les avant-bras, les mains, les jambes, qui, dans la belle saison et dans certaines professions, restent nus, que sur le tronc, où pourtant elle n'est pas d'une rareté extrême, comme j'en ai donné plusieurs observations. Sans aucun doute, le mal est porté alors, et presque toujours, par les ongles en se grattant ou par un simple attouchement des doigts maculés. Les gilets de flanelle ne sont peut-être pas tout à fait exempts de cette fâcheuse propriété, malgré toutes les préparations qu'a dû subir la laine avec laquelle ils sont faits. (Obs. XI.) Il faudrait dire toutefois, s'il en est ainsi, que cette cause agit bien rarement.

Une circonstance singulière et inexpliquée, qui pourtant ne peut, pour moi, être l'objet du moindre doute, c'est que, toute proportion gardée, la pustule maligne du tronc est beaucoup plus commune chez ceux qui, par leurs habitudes et leur profession, ne sont pas ordinairement à même de la contracter et ne vivent pas au milieu des causes qui la produisent.

Bien qu'on soit loin de constater toujours l'action locale du corps qui a produit la pustule maligne, cependant, on peut le faire assez fréquemment, toutes les fois qu'on peut suivre le dépôt de la matière virulente, on s'aperçoit que l'application en est tellement légère, qu'elle doit échapper dans la plupart des circonstances, et, d'un autre côté, comme dans tous les cas qu'on ait reconnu ou non cette contamination, les faits morbides se passent absolument de la même manière, il serait absurde d'admettre que ce mal puisse être tantôt de cause externe, et tantôt de cause interne; aussi l'opinion de Bayle a-t-elle été rejetée par tous les auteurs qui se sont occupés de l'affection charbonneuse externe, si ce n'est peut-être par Bidault de Villiers.

D'après ce qui vient d'être dit, on doit concevoir *à priori* que les professions qui nous mettent souvent en contact avec les bestiaux, ou dans lesquelles on travaille leurs dépouilles, sont aussi celles qui exposent surtout à contracter la maladie là où elle règne. On la rencontre donc principalement chez les bergers, les laboureurs, les domestiques de ferme, les paysans, fréquemment en contact avec les animaux de basse-cour ou leurs cadavres, chez les maréchaux, les palefreniers, les bouchers, les équarrisseurs, les mégissiers, tanneurs, hongroyeurs, lainiers, etc. Ceux qui manient les effets des ouvriers de la plupart de ces professions peuvent également la contracter, ainsi que les personnes habitant dans le voisinage des établissements où s'élaborent les débris ou dépouilles des bêtes qui ont succombé aux fièvres charbonneuses. J'ai cité plusieurs cas développés dans ces dernières circonstances. (Obs. XXII, XXXVII, XXV.)

18. Peut-on avoir plusieurs fois la pustule maligne? Son virus, quand il a agi sur l'économie, peut-il préserver d'autres maladies de nature plus ou moins analogue?

Une immunité qui, du reste, ne se rencontre pas seulement pour la pustule maligne, est celle de certains individus, de certains ouvriers qui ont vieilli dans les établissements où l'on peut à chaque instant la prendre, et qui néanmoins ne l'ont jamais eue.

Comme dans beaucoup de maladies virulentes, on ne voit pas ici ceux qui en ont été atteints déjà en être désormais exempts; on peut l'avoir un nombre de fois indéterminé.

Une Société savante d'Allemagne, l'Académie impériale Léopoldine d'Iéna, vient de proposer un prix au meilleur mémoire sur ces questions, en particulier :

« La pustule maligne produite par l'inoculation de la vraie peste de la race bovine protége-t-elle de la fièvre typhoïde, de la peste orientale et de la fièvre jaune ? »

J'ignore jusqu'à quel point il sera facile aux concurrents de résoudre ces questions ; la chose me paraît difficile s'ils veulent y répondre d'après des faits observés. Pour mon compte, bien que je n'aie jamais noté les cas de fièvre typhoïde survenus chez des individus qui avaient été attaqués de pustule maligne, je puis affirmer que j'en ai vu, sans que mon attention eût été appelée par cette concordance, à laquelle j'aurais, d'ailleurs, attaché d'autant moins d'importance que je savais que la maladie charbonneuse ne donnant pas d'immunité pour des atteintes subséquentes à ceux qui en avaient été pris une première fois, il serait fort singulier que ce mal pût prémunir contre d'autres affections de nature plus ou moins éloignée.

Aucun âge n'est exempt de la pustule maligne ; elle peut se développer chez l'enfant le plus jeune comme chez le vieillard le plus décrépit ; mais on comprend qu'à ces deux extrémités de la vie, l'homme étant peu en rapport avec les causes productrices, il doit être plus rare de l'y rencontrer que chez l'adulte. La femme y est aussi sujette que l'homme quand elle s'y expose. Les nourrices mêmes n'en sont pas exemptes, et il n'est pas rare de pouvoir constater alors que non-seulement elles ne transmettent pas la pustule à leur nourrisson, mais que quelquefois même ce dernier ne souffre pas en continuant à teter de leur lait.

Obs. XLIII. *Pustule maligne d'une nourrice dont l'enfant ne paraît ressentir aucun mal. Guérison.* — Une jeune femme de mégissier, âgée de vingt-trois ans, allaitant un enfant de trois mois, est atteinte au front d'une pustule charbonneuse qui atteint localement des proportions considérables et produit des symptômes d'intoxication de la dernière gravité. Elle guérit néanmoins et le nourrisson, qui n'a pas cessé un seul instant de teter sa mère, n'a pas paru éprouver le plus petit dérangement. En serait-il toujours ainsi ? On n'oserait l'affirmer.

Obs. XLIV. *Pustule maligne chez une jeune enfant encore au sein, qui amène la mort sans incommoder la mère.* — Une petite fille de huit mois, enfant d'un mégissier, contracte à la joue une pustule maligne qui va toujours croissant, et produit un gonflement considérable ; des vomissements continuels surviennent, l'enfant pousse incessamment des cris, elle devient froide, le pouls cesse de se faire sentir, et elle succombe le cinquième jour, sans que la pauvre mère, qui lui a donné le sein presque jusqu'à la fin ait éprouvé autre chose qu'un violent chagrin.

CHAPITRE X.

DIAGNOSTIC.

Il est de la dernière importance de reconnaître au plus tôt l'existence de ce mal, car sa gravité est souvent telle qu'un retard de quelques heures, d'une journée, est susceptible d'entraîner les conséquences les plus fâcheuses pour le malade, dont il peut amener la mort, ou au moins être la cause de difformités bien plus déplorables que si on l'eût diagnostiquée de suite et appliqué immédiatement le remède convenable. Le médecin, pour lui-même, a le plus grand intérêt à porter un diagnostic juste et prompt; rien, en effet, ne lui serait plus préjudiciable qu'une méprise. S'il arrivait un malheur, les parents et le public ne manqueraient pas d'en faire retomber sur lui toute la responsabilité et de l'accuser d'ignorance.

Quand la pustule maligne est arrivée à un certain degré de développement et qu'elle offre la plupart de ses caractères, il est assez facile de la reconnaître, même alors qu'on aurait eu peu l'occasion d'en rencontrer auparavant; mais il n'en est pas de même à son début, lorsque le bouton primitif n'est encore qu'à l'état de tache ou de petite vésicule, et surtout s'il commence d'une manière insolite, par un tubercule (Obs. VI), ou par une bulle. (Obs. VII).

Si l'escarre centrale vient à manquer (Obs. X), ou bien encore dans les cas où la pustule débute par une sorte de petite tache jaunâtre, sans vésicule, siégeant au milieu d'une tuméfaction pâle, semi-transparente, comme on l'observe quelquefois aux paupières, c'est alors qu'il faut redoubler d'attention et bien passer en revue dans son esprit tous les genres d'affections plus ou moins similaires avec lesquelles sa confusion est possible, ainsi que toutes les circonstances concomitantes.

Aux différents âges de son évolution, elle peut principalement être confondue avec des tumeurs inflammatoires ou œdémateuses de toutes sortes, quand surtout celles-ci sont accompagnées de quelques points gangréneux, avec des gonflements de diverse nature, des pustules folliculeuses cutanées ; on l'a même vue survenant pendant la convalescence d'une variole, être prise pour une pustule variolique secondaire, et cette méprise être la cause probable de la mort du sujet, etc., etc.

Nous passerons successivement en revue tous les genres de maux développés sous l'influence de quelque cause que ce soit, pouvant offrir avec la pustule maligne une apparence, une similitude plus ou moins grande, et je m'efforcerai spécialement d'en faire ressortir les différences. S'il était une chose qui pût aider singulièrement l'œil inexpérimenté à reconnaître le bouton malin et ses nombreuses variétés, ce serait assurément une bonne iconographie; mais malgré les deux planches noires de M. Raimbert, qui ne représentent d'ailleurs que le centre du mal et nullement sa tuméfaction si caractéristique, nous manquons encore, il faut le dire, d'un guide si utile pour la diagnose du charbon.

PREMIÈRE SECTION.

1. Charbon malin symptomatique ou anthrax malin.

Le charbon malin de cause interne, décrit pour la première fois, en 1770, par Fournier, qui en a fait une maladie de nature septique particulière, n'a guère été rencontré depuis; pourtant il est généralement admis, et tous les auteurs en ont donné une description dont le modèle a été pris, il faut le dire, sur celle du chirurgien que je viens de citer. J'imiterai leur conduite.

L'anthrax malin a beaucoup de ressemblance avec la pustule maligne, il n'en diffère que parce qu'il est précédé d'un appareil fébrile particulier dont il semble être une sorte de crise, tandis que dans le charbon externe, les accidents généraux ne sont que consécutifs. C'est ainsi que dans certaines fièvres catarrhales graves, dans les typhoïdes, dans le choléra, nous voyons assez souvent apparaître des parotides qui parfois se gangrènent.

Le charbon interne se montre bien plus souvent que l'externe sous forme épidémique ; il survient particulièrement à l'automne dans des pays marécageux après des curages d'étangs et quelquefois sans cause très-appréciable (1). Une fièvre intense analogue à une sinoque putride survient, puis le malade accuse une forte dou-

(1) Ne serait-ce pas par suite de la confusion de cette affection charbonneuse avec la pustule maligne, qu'on aurait dit que cette dernière était plus fréquente dans les pays marécageux et dans les saisons

leur sur un point quelconque du corps, et on y reconnaît une petite tumeur circonscrite, chaude, très-douloureuse, s'enfonçant assez profondément dans les chairs, d'un rouge foncé dans son milieu, plus pâle au pourtour; son sommet légèrement acuminé se couvre bientôt d'une phlyctène livide contenant un ichor brunâtre; sous cette petite vessie la peau se gangrène, il se forme une escarre de couleur noirâtre, sèche ou mollasse, exhalant une odeur fétide, laquelle s'agrandit de plus en plus et enfin pénètre assez profondément. Un gonflement pâteux mou s'étend à une distance plus ou moins éloignée.

Si le charbon symptomatique offre sur place une grande analogie avec la pustule maligne, ces deux affections présentent toutefois des différences sensibles et qui permettront de les distinguer l'une de l'autre avec assez de facilité. Dans l'anthrax malin, accidents généraux, graves, avant toute tumeur, ce qui est l'opposé pour la pustule maligne. La tumeur du premier est extrêmement douloureuse, celle de la seconde ne l'est que très-peu, ou même point du tout. L'escarre de l'anthrax, très-souvent molle, profonde et étendue, est sèche, superficielle et très-limitée dans la pustule. Enfin celle-ci est accompagnée d'un cercle vésiculeux très-régulier, entourant la portion de peau mortifiée, ce dont il n'est pas fait mention dans le charbon symptomatique. Pour dernière dissemblance, je dirai que les circonstances où ces deux maladies gangréneuses apparaissent sont complétement

pluvieuses, opinion des plus erronées, comme je pense l'avoir démontré?

opposées : l'une paraît produite par des émanations marécageuses et se montre toujours en très-grande quantité à la fois, sur un autre point limité, sans affection préalable du bétail ; l'autre se manifeste surtout dans des contrées sèches, et après que les bestiaux de la localité ont été plus ou moins frappés par des fièvres charbonneuses.

2. Anthrax ou charbon pestilentiel.

Cette sorte de charbon, observée fréquemment dans les pestes d'Orient, et qui apparaît surtout vers le milieu de l'épidémie, ne se montre guère qu'après plusieurs jours de maladie, chez les pestiférés. Il en survient quelquefois plusieurs ensemble, et ils affectent constamment les parties charnues du corps, jamais on ne les trouve sur les parties couvertes de poils abondants. On voit d'abord un petit bouton vésiculeux et prurigineux, s'accompagnant d'une vive douleur apparaître ; il est rempli de sérosité jaunâtre et atteint rapidement la largeur d'un centimètre ; bientôt il se change en une escarre qui peut rapidement acquérir la largeur de la paume de la main. Les téguments voisins sont rouges, mais ne se couvrent pas de larges bulles comme dans la pustule maligne ; la tuméfaction ambiante est aussi bien moindre que dans cette dernière.

On peut dire que le charbon pestilentiel offre une bien plus grande analogie avec l'anthrax malin qu'avec le charbon de cause externe, et qu'il ne peut guère se confondre avec ce dernier. En effet, la présence de l'épidémie de peste, la précession d'accidents généraux, la douleur déterminée par la tumeur, la largeur de l'es-

L'anthrax siége sur des parties l'où on voit bien rarement la pustule. Il est très-douloureux, forme une tumeur saillante, sans tuméfaction environnante bien marquée et donne naissance à un produit qui a un caractère tellement différentiel, que toutes les fois qu'on en rencontre la moindre trace, on peut être sûr qu'on n'a pas affaire à une pustule maligne, je veux dire du pus, qui dans l'anthrax bénin est bien, il est vrai, brunâtre, lie de vin, et comme boueux, mais est pourtant reconnaissable. Lorsque par hasard il existe dans ce dernier des escarres de la peau, elles sont molles, irrégulières, et entourent une cavité qu'on ne rencontre jamais dans le charbon vrai. De plus, il a une marche bien plus longue et des accidents fébriles fort différents, en ce sens que le pouls a des qualités entièrement opposées de celles qu'il prend dans le bouton charbonneux.

C'est encore ici le lieu de signaler ces sortes de furoncles agnimés qu'on rencontre quelquefois autour de la bouche ou sur d'autres points de la face, et qu'il n'est pas rare de voir se terminer par la mort. J'en ai moi-même publié, il y a peu de temps dans la *Gazette des hôpitaux*, un cas qui s'était montré aux lèvres et avait eu ce fâcheux résultat. Dans ces tumeurs-ci, la douleur, la présence du pus, la nature du gonflement, sont des signes différentiels suffisant pour éviter la confusion.

4. Furoncle ou clou.

Plus souvent encore que l'antrax bénin, le furoncle peut être pris pour la pustule maligne et réciproquement. Cette petite tumeur, connue sous le nom vulgaire de *clou*, apparaît ordinairement par groupes ou tribus, souvent aussi il ne s'en montre qu'un à la fois, mais à peine est-il guéri qu'un autre survient, et cela pendant des mois, des années. On peut même dire que le clou unique est rare.

Avant l'apparition des familles de furoncles qui poussent sur la peau comme une famille de champignons, qu'on me passe cette singulière comparaison, le malade a pu constater ou des malaises internes, où il a existé une maladie caractérisée, et sur l'enveloppe cutanée des éruptions variées de nature dartreuse, quelquefois de simples démangeaisons.

Les clous peuvent, il est vrai, pousser partout, mais ils affectent particulièrement les lieux où le tissu cellulaire est fort abondant; le pourtour du bassin, les fesses, la région périnéo-anale, etc. Ils sont le plus souvent la conséquence d'une sorte de dépuration naturelle de l'économie et plutôt utiles que nuisibles malgré la gêne et les douleurs qu'ils produisent. Leur forme est ordinairement conique acuminée, leur base élargie se perd insensiblement dans les chairs voisines, sans gonflement œdémateux environnant, excepté lorsqu'ils apparaissent dans des endroits où le tissu cellulaire est très-lâche et la peau d'une grande finesse, comme au voisinage des paupières, sur le front, vers la racine du nez; les voiles oculaires deviennent dans ces cas le siége d'une enflure fluxionnaire indolente, pâle et transparente. Ils ont une couleur rouge foncée, lie de vin, excepté à leur sommet qui est ordinairement bleuâtre. L'épiderme qui recouvre ce sommet après plusieurs jours se détache sans être notablement soulevé par de la sérosité, et au-dessous de lui on aperçoit une surface jaunâtre habituellement percée d'un petit pertuis par où suinte un ichor purulent jaune-brunâtre que la pression fait sortir en plus grande quantité. Cette ouverture s'agrandit et livre passage à une masse grisâtre imbibée de pus de même couleur : c'est le bourbillon qui est, comme chacun le sait, constitué par du tissu cellulaire des mailles de la peau, ou même sous-cutané, atteint de mortification.

Un autre caractère du clou, qui manque bien rarement, c'est la vive douleur lancinante ou pulsative, d'autres fois pongitive, qu'il détermine. Il n'est pas rare non plus de le voir s'accompagner d'une sorte de fièvre inflammatoire qui n'a rien de commun avec celle du charbon. Très-fréquemment aussi, comme l'anthrax, le furoncle est précédé d'une petite pustule jaune remplie de pus dont l'ouverture n'entrave nullement sa marche ultérieure et n'en diminue en rien la douleur.

Dans les cas où les clous sont très-nombreux, ce qui est commun, ils sont moins volumineux, plus plats ; la douleur y est plus supportable ; on en voit quelquefois sept à huit sur un point très-limité de la peau et à des degrés d'évolution différents. Dans ces circonstances, ils fournissent peu de suppuration, quelquefois même avortent complétement ; alors on peut être à peu près sûr qu'il ne tardera pas à s'en montrer de nouveaux groupes.

Au début et à moins qu'ils ne soient surmontés d'une petite pustule, il est souvent assez difficile de les distinguer d'avec la pustule maligne, surtout si celle-ci débute par un bouton solide, comme on le voit dans certains cas. (Obs. VI.)

L'aspect brunâtre du sommet, joint à la teinte rouge foncée de la base de la tumeur furonculeuse, effraye aussi beaucoup de gens; mais à cette époque de l'évolution du clou qui a demandé plusieurs jours, il n'a aucune ressemblance avec le bouton charbonneux lequel est toujours déprimé ou plat, quand bien même le cercle vésiculeux ferait défaut et s'il existe, en tout ou en partie, ce qui est le plus ordinaire, on ne peut prendre le change. La vive douleur du furoncle est aussi un excellent caractère différentiel, puisqu'elle est nulle ou à peu près nulle dans la pustule maligne; enfin, il est encore un signe et c'est le plus significatif de tous : il consiste dans la présence du pus dans la grosseur furonculeuse, pus qui sort naturellement ou que la pression fait évacuer. Plus de doute, alors, c'est au plus léger des deux maux qu'on a affaire. Pour reconnaître plus facilement l'existence de ce liquide pathologique, M. Girouard, de Chartres, a conseillé d'introduire dans le sommet de la tumeur soupçonnée une épingle à l'aide d'un mouvement de rotation et de va-et-vient; quand celle-ci a pénétré à une certaine profondeur, on presse, et si c'est un clou, il en sort une gouttelette de matière purulente.

Ainsi dans le furoncle :

Forme acuminée, douleur vive, présence du pus, tumeur rarement isolée et sans antécédents.

Dans la pustule maligne :

Forme aplatie, vésicule en couronne, absence de douleur et de pus. Apparition immédiate.

La confusion n'est admissible qu'au début ou pendant les premiers jours, et quand cette dernière atteint des proportions considérables, la méprise devient impossible; mais alors il est souvent tard pour appliquer le remède convenable.

Malgré ce que je viens d'exposer, il arrive, dans quelques circonstances rares, il est vrai, qu'il est impossible d'émettre une opinion absolue; alors après s'être assuré qu'il n'y a pas eu depuis quelque temps de boutons semblables qui auraient pris plus tard la forme bien tranchée de clous, si la profession du malade l'expose au charbon, qu'il y ait peu d'inconvénient à pratiquer la cautérisation et peu de difformité consécutive à craindre, dans ces cas qui sont très peu ordinaires pour celui qui a l'habitude de voir le charbon, il faut agir comme si on avait affaire à la pustule elle-même et appliquer le caustique, mais avec toute la prudence possible.

Le clou est infiniment plus fréquent, même dans nos contrées, que le bouton malin, et sur sept à huit individus qui viennent vous consulter par crainte d'un mal qui les effraye justement, c'est à peine si on en rencontre un affecté de charbon. Il arrive même toujours qu'ils réclament bien plus tardivement des soins pour l'affection maligne, occasionnant peu ou point de souffrance, et qui au début a un aspect bénin, que pour le furoncle qui est dès l'abord très-douloureux et prend vite à son sommet une teinte bleuâtre. C'est à cette circonstance que les médicastres ont dû leur grande réputation; chez nous, il n'y a pas plus de trente à quarante ans, ils avaient à peu près le monopole de ce traitement. On conçoit quelle proportion de malades ils devaient guérir avec leurs soi-disant arcanes, qui, trop peu actifs ou mal appliqués, laissaient périr souvent des malheureux qui auraient pu très-bien être conservés à la vie par des agents plus appropriés. J'ai vu même, chose assez bizarre, des charbons très-graves être complétement méconnus et les malades renvoyés sans traitement par ces empiriques, qui pourtant ne refusaient personne.

J'ai honte de le dire, mais il n'est pas sans exemple de voir dans le corps médical des hommes qui agissent comme les charlatans dont je viens de parler, et ce n'est pas toujours par ignorance.

5. Érysipèle simple phlegmoneux ou œdémateux.

Dans les localités où la pustule maligne s'observe peu, il est ordinaire de voir celle de la face surtout prise pour un érysipèle d'une nature quelconque. En effet, dans cette *fièvre éruptive*, il existe un gonflement parfois assez considérable avec rougeur plus ou moins vive, tuméfaction des paupières, larges bulles, etc., accidents locaux qui peuvent être confondus avec une pustule charbonneuse arrivée à un certain degré de développement; mais si, n'étant pas assez sûr de son coup d'œil, on analyse les symptômes qui se sont successivement montrés, on verra que dans l'érysipèle un appareil morbide souvent très-intense, céphalalgie, frisson, vomissement bilieux, douleur de cou, ganglions engorgés, fièvre, se manifeste avant toute éruption; que celle-ci n'apparaît qu'après un ou deux jours; qu'elle ne consiste qu'en une simple rougeur, d'abord peu élevée et prenant souvent naissance là où existait un gonflement herpétique ou même une simple démangeaison; l'inflammation de la peau s'étend successivement en s'élargissant, il est vrai, mais à mesure qu'elle envahit de nouvelles surfaces, elle abandonne les points primitifs ; les bulles sont toujours volumineuses et la sérosité claire et ambrée, parfois lactescente, jamais brune; de plus, si on examine les limites du mal, on voit qu'elles sont nettes, tranchées et formées par une ligne abrupte à contours irréguliers tout à fait analogues à ceux des *cartes géographiques*. On ne trouve d'ailleurs, sur toute cette surface, rien qui ressemble au bouton malin lui-même qui lorsque l'éruption érysipélateuse peut être confondue avec le gonflement charbonneux a pris déjà une grande extension.

Le gonflement est loin d'être le même : il est beaucoup moindre dans l'érysipèle, à surface moins bosselée, plus régulier et d'une consistance plus uniforme dans toute son étendue ; il n'a ni cette dureté du voisinage de la pustule, ni cette mollesse des parties périphériques.

La couleur rouge est aussi plus franche et plus uniforme dans l'éruption erratique et on n'y trouve pas cette teinte bleuâtre avoisinant l'escarre charbonneuse.

Dans l'érysipèle phlegmoneux, la tuméfaction est plus considérable que dans le simple, notamment aux paupières qui acquièrent presque le volume qu'elles peuvent avoir dans le charbon, mais la formation du pus qui y est presque toujours fort rapide ne permet pas une longue méprise. De plus, une douleur lancinante ou même pulsative, bien différente de l'engourdissement de l'affection maligne, tourmente le plus souvent les malades et est encore un signe différentiel.

L'érysipèle œdémateux a une enflure incolore, accompagnée quelquefois de bulles qui pourraient le faire prendre pour le gonflement charbonneux; toutefois, en y regardant de près, on voit que des accidents généraux ont précédé son apparition, qu'il chemine et procède comme son congénère, l'érysipèle simple, et que ses limites sont absolument les mêmes. La confusion serait peut-être plus facile avec l'œdème charbonneux, quoiqu'un examen attentif ne permettra encore ici de se méprendre. Ce dernier genre d'érysipèle ne vient guère que chez les sujets lymphatiques au dernier point ou profondément anémiés; il ne forme jamais qu'un relief médiocre.

6. Érysipèle gangréneux.

Cette forme sera encore plus facilement confondue avec la pustule maligne, d'autant plus qu'elle lui succède quelquefois et qu'il est souvent difficile de dire où finissent les accidents propres à la pustule et où commencent ceux de l'érysipèle de mauvaise nature. (Obs. XVI.) Pourtant si on suit attentivement l'évolution de ce dernier, on verra que sa marche est la même que celle des éruptions similaires non accompagnées de gangrène bien qu'elle soit plus rapide. Les escarres sont beaucoup plus larges et plus molles que dans l'affection charbonneuse, et pour peu qu'il pénètre dans le tissu cellulaire sous-cutané, ce qui est très-habituel, de larges lambeaux de celui-ci se mortifient et une quantité plus ou moins considérable de pus grisâtre, peu consistant, excessivement fétide et à odeur caractéristique de gangrène, s'échappe par les ouvertures que laissent les escarres en se détachant ou en se perforant. Dès lors il n'y a plus d'hésitation sur le diagnostic; en outre, une grande quantité de gaz putride se développe et donne naissance à de l'emphysème, qui, quoi qu'en aient dit et répété les auteurs n'appartient pas à la maladie charbonneuse elle-même.

7. Stomacace gangréneuse.

Il est une affection horrible qu'on ne voit guère que dans les hôpitaux consacrés à l'enfance. Très-commune à l'hôpital de la rue de Sèvres, il y a une trentaine d'années, alors que j'y étais interne, j'ignore si on l'y observe toujours en même quantité, car la fréquence des maladies change; c'est ainsi qu'à la même époque, dans le même hôpital, on voyait immensément de vers intestinaux, qui, à ce qu'il paraît, sont relativement rares aujourd'hui. L'affection dont je veux parler est la *stomacace gangréneuse*, appelée aussi *gangrène scorbutique des gencives*. Depuis que j'exerce, je ne l'ai rencontrée que deux fois en ville et jamais dans notre établissement hospitalier. Son dernier nom est tout à fait impropre, car ce n'est pas là le scorbut; la mortification qui la caractérise essentiellement n'atteint pas seulement les gencives, mais les os eux-mêmes qui se ramollissent et se nécrosent rapidement; j'ai vu pénétrer l'altération jusqu'à ceux du crâne, attaquer la dure-mère et la partie voisine du cerveau. Elle fait tomber les dents; un putrilage noir, d'une fétidité dont rien n'approche, remplit la bouche. Si on examine la partie frappée, on voit les bords maxillaires à nu nécrosés, les dents n'existent plus dans leurs alvéoles où on peut les enlever sans le moindre effort. La joue correspondante, car c'est presque toujours sur les parties latérales que débute ce mal affreux, se gonfle, se durcit, une tache grise apparaît au centre de ce gonflement; si on n'était prévenu, on serait disposé à le prendre pour celui d'un abcès, mais il est bien plus dur; cette tache grandit, acquiert souvent les dimensions d'une pièce de cinq francs d'argent, et finit par brunir et s'entourer d'une rougeur livide; les paupières correspondantes se tuméfient, se rapprochent, l'œil ne peut plus s'ouvrir : elles forment dans ce cas une tumeur analogue à celle qu'on voit dans l'œdème charbonneux ou la pustule maligne quand il n'y a pas encore d'escarre. Le petit malade pâlit, il survient des vomissements bilieux, de la soif, l'appétit se perd complétement, le pouls devient petit, filiforme, les extrémités se refroidissent, la face prend une teinte jaune-paille, un commencement d'anasarque apparaît, et il succombe sans effort et sans agonie, comme sans délire le plus souvent (1). La guérison est tellement rare, que je ne l'ai vue qu'une fois dans ce pays-ci, encore la stomacace était-elle limitée au bord alvéolaire de la mâchoire inférieure, et l'enfant ne perdit-il que trois dents et un peu du bord de cet os, sans que la joue ait été perforée.

Tel est le genre de mal qui peut aussi être confondu avec la pustule maligne alors qu'on n'a été à même d'observer ni l'une ni l'autre de ces affections. Dans la stomacace, l'escarre est plus large, plus molle que celle qui peut se former dans la pustule; elle n'est jamais entourée

(1) Les enfants ne sont pas seuls sujets à ce mal cruel ; j'en ai observé un fait sur une femme adulte, mais la chose est fort rare.

de vésicules, et de plus elle n'a pas été primitive et a procédé de dedans en dehors, c'est-à-dire de la cavité buccale vers la peau, ce qui n'arrive pas dans le bouton malin. Le gonflement est aussi plus régulier et en général moins étendu dans la stomacace, quoiqu'il puisse, dans quelques cas, acquérir un grand développement; enfin, la marche de cette dernière est plus lente et elle débute toujours par les bords maxillaires, soit en haut, soit en bas.

8. Pustules de morve, farcin aigu.

Bien qu'il y ait une différence très-notable entre les pustules irrégulières, multiples, molles, de la morve ou du farcin aigu de l'homme et le bouton malin, néanmoins, pour des yeux peu exercés, la méprise ne serait pas impossible. L'aspect bleuâtre, de mauvaise nature, le léger gonflement qui les accompagne pourraient dans certains cas en imposer ; mais si on remonte aux antécédents, on verra que, dans le mal transmis à notre espèce par le solipède, des accidents généraux ont préexisté assez longtemps à l'apparition des boutons gangréneux; que ceux-ci sont généralement un peu élevés, qu'ils sont mous, recouverts de croûtes ou de lambeaux d'épiderme soulevés, et fournissent un ichor purulent, brunâtre, fétide, très-différent de la sérosité des vésicules charbonneuses; enfin, cet examen fait avec quelque attention ne laissera bientôt aucun doute dans l'esprit sur la nature de l'affection en présence de laquelle on se trouve.

9. Pustules d'ecthyma.

Certaines pustules phlisaciées sont quelquefois assez difficiles à différencier du bouton charbonneux ; elles se montrent le plus souvent aux doigts, au poignet, sur l'avant-bras ou à la jambe, jamais, à ma connaissance, sur le corps, apparaissent isolément, et leur largeur est habituellement d'un centimètre. Elles commencent par un petit bouton purulent qui s'élargit rapidement jusqu'à ce qu'il ait atteint le diamètre indiqué. Le derme enflammé se gonfle légèrement sur toute la largeur de la pustule ; celle-ci, arrivée à son développement, est aplatie, à rebords saillants ; l'épiderme soulevé est plissé, grisâtre et brun par transparence : si on le déchire, on trouve au-dessous un liquide séro-purulent de couleur foncée infiltré dans les mailles du tissu épidermique ; ce liquide contient parfois un peu de sang. La surface de la peau, vivement enflammée, est d'une teinte brune foncée, dans quelques cas elle peut même être sphacélée. Arrivée à son apogée, cette pustule, très-douloureuse, s'affaisse au milieu, s'entoure d'une rougeur vive et d'un léger gonflement qui peut s'étendre plus ou moins loin sous forme érythémateuse. Les traînées d'angioleucites fort douloureuses, sont plus marquées que dans aucune des affections qui y donnent naissance, et les ganglions auxquels elles aboutissent sont tuméfiés et douloureux. Cette forme d'ecthyma, où il est très-rare de voir une pustule succéder à une autre, présente un fait singulier, c'est l'acuïté remarquable dans les symptômes généraux qui l'accompagnent dès le début. Presque toujours le malade est saisi d'un frisson intense, d'une vive céphalalgie ; il se plaint d'une extrême lassitude, le pouls, fort accéléré, est plein et dur ; il est vivement effrayé du mal noir qui apparaît et des pénibles symptômes qu'il éprouve ; aussi ne manque-t-il pas de venir vous trouver de très-bonne heure. On distinguera ces pustules d'ecthyma du charbon par leur surface molle, la vive douleur qui les accompagne, la nature purulente du liquide qu'elles contiennent, l'absence complète d'aréole vésiculaire et l'acuïté même des accidents généraux qui, s'ils ne l'ont pas précédé, sont au moins survenus avec le bouton, ce qui ne s'observe pas dans le charbon.

Obs. XLV. *Pustule d'ecthyma facile à confondre avec la pustule maligne.* — Un campagnard de moyen âge vient me consulter à l'hôpital vers la fin de l'été 1859 ; il était occupé à faire la moisson lorsqu'il fut pris, sur le dos de la main, entre les deux premiers métacarpiens, d'une vive cuisson ; un bouton rouge brun, d'abord petit, qui prit bien vite les dimensions qu'il avait quand je le vis, s'y montra dès le soir ; un frisson, suivi de chaleur, de sueur, de mal de tête et de forts malaises généraux survint. A ma visite, qui eut lieu quarante-huit heures après l'apparition de ce bouton, je trouvai sur le point indiqué une pustule plate à sa surface, plissée, bien ronde, de huit à neuf millimètres de diamètre formée par l'épiderme soulevé ; elle était de couleur grisâtre et brune par transparence ; une vive rougeur s'étend à deux ou trois centimètres circulairement et un léger gonflement l'accompagne. Traînée inflammatoire, bien dessinée, allant, en suivant le bord radial, gagner le pli du coude et la partie interne du bras jusqu'à l'aisselle, dont les ganglions sont tuméfiés et sensibles ; cette traînée est bien moins évidente dans les dernières parties de son trajet. Les mouvements du poignet sont douloureux ; pas de traces de vésicules en couronne autour du bouton. En ouvrant la pustule avec une lancette, on y trouve une petite quantité de liquide assez épais, roussâtre, paraissant formé de sérosité purulo-sanguinolente. Le derme, d'un rouge livide à la surface, est très-douloureux et sans trace de mortification.

Une fièvre assez intense existe; de plus cet homme accuse de la céphalalgie ; il se sent faible et n'a pas d'appétit. Je diagnostique une pustule d'ecthyma très-enflammée et je conseille des émollients et quelques boissons rafraîchissantes.

Trois jours après je le revois, et je constate qu'il n'existe plus ni douleur, ni gonflement ; les traînées d'angioleucite ont presque disparu. La pustule, un peu agrandie, s'est affaissée et même en partie desséchée à son centre; son pourtour contient encore un peu de liquide, moins foncé et plus manifestement purulent.

Les Observations XLIX, L et LI, du livre de M. Raimbert en sont des exemples; c'est peut-être là ce que M. Van-Swygenhoven appelle pustule maligne ordinaire, bien que ce bouton qu'on rencontre assez souvent n'ait rien de malin.

On voit encore, dans quelques cas, certaines pustules plates, blanches ou jaunâtres, plus ou moins arrondies, dont une partie centrale ou non s'est desséchée de manière à prendre l'apparence d'une pustule maligne non loin de son début. Si alors on pique avec une épingle une partie de la pustule, on voit sourdre une gouttelette de pus, et on est assuré de la nature de ce léger mal. Il est rare que, dans ce cas, le malade ne se trouve pas sous l'influence d'une sorte de diathèse purulente actuelle, et qu'il n'y ait pas, dans le voisinage ou sur une partie quelconque de la peau, d'autres pustules semblables ou quelques petites plaies suppurantes.

10. Acné.

Comme on le sait, l'acné résulte d'une inflammation

chronique des follicules sébacés de la peau, avec accumulation de la matière qu'ils sécrètent. Lorsque cette substance y a séjourné un certain temps, la portion qui, par l'ouverture de la glandule, est en contact avec l'air et tout ce qui peut l'altérer au dehors devient noirâtre; si, comme il est très-ordinaire, l'inflammation de la petite grosseur passe à l'état aigu, on a là une légère tumeur peu saillante, arrondie, de quelques millimètres de diamètre et offrant au centre une petite tache brune, ce qui pourrait en imposer au premier abord et faire croire à l'existence d'une pustule charbonneuse à son début; mais la pression de la petite tumeur est bien plus douloureuse que dans le charbon, et si on l'exerce un peu vivement, on donne issue à la matière suiffeuse du follicule, très-souvent mêlée de pus, et il n'y a plus de doute à conserver. Dans ce cas, malgré que plusieurs jours se soient passés depuis l'origine du bouton, il n'y a jamais, on doit le concevoir facilement, de symptômes généraux, et presque toujours aussi la face ou les points de la peau où on le rencontre présentent d'autres follicules hypertrophiés et à un degré plus ou moins avancé de développement.

11. Vésicules d'herpès, de zona.

L'herpès fébrile de la face peut, dans quelques cas et jusqu'à un certain point, par ses vésicules agminées, l'une d'elles déjà desséchée et croûteuse, simuler l'apparence du charbon externe; cependant, considérant attentivement leur forme plus acuminée, la couleur du liquide plus pâle, moins transparent, souvent laiteux, la vive rougeur qui les accompagne, leur apparition simultanée et consécutive à de la fièvre et à un trouble des organes respiratoires ou digestifs, l'erreur sera bien difficile.

Le zona peut encore être un sujet de méprise, lorsqu'il consiste en un simple groupe de vésicules, qu'il existe dans les cheveux ou sur une partie couverte de poils, qu'une de ses petites vessies est devenue brunâtre par la dessiccation; mais un peu d'attention portée sur la marche de cette sorte d'érysipèle, sur les douleurs qui ordinairement le précèdent, sur la disposition bien différente des petites bulles, l'empêcheront bien vite.

12. Piqûres d'insectes ou d'animaux venimeux.

Le cousin, le moustique, la guêpe, l'abeille, etc., peuvent, par des piqûres qui insèrent dans l'épaisseur de la peau une petite quantité du venin qu'ils sécrètent, donner naissance à une tuméfaction œdémateuse, pâle, indolente, qui a une très-grande ressemblance avec celle du charbon.

Il n'est pas jusqu'aux défaillances, aux syncopes, aux vomissements, survenant quelquefois chez des sujets très-impressionnables, chez des femmes surtout, qui ne puissent encore ajouter aux embarras du diagnostic; comme dans la pustule, ce sont les parties découvertes du corps qui sont le siége de ces petites lésions, et là où le tissu cellulaire est lâche et la peau fine, l'enflure peut même alors affecter d'assez grandes proportions aux paupières, au cou, sur la main, etc. Par exemple :

Dans la piqûre, malgré la grande analogie de la tuméfaction, on ne trouve ni escarre, ni cercle vésiculeux, mais bien le plus souvent un petit tubercule d'un blanc jaunâtre parfois rosé qui, dans quelques cas rares, est surmonté d'une fort petite vésicule acuminée ; au centre de ce petit tubercule, on aperçoit fréquemment un point plus ou moins foncé dû à la présence de l'aiguillon de l'insecte ou au moins à la piqûre. Une loupe rend du reste bien plus sensibles ces détails, et peut être de quelque secours dans des cas embarrassants. Il peut se faire encore qu'on ait toutes les peines du monde à rencontrer l'endroit de la piqûre à cause de l'absence du petit tubercule que je viens de signaler ; dans cette dernière circonstance, il ne pourrait pas y avoir confusion avec la pustule maligne, mais bien avec l'œdème malin à son début (1).

Il peut donc arriver qu'on se trouve réellement embarrassé et qu'on soit d'un autre côté pressé par le patient ou ses parents de donner un avis positif et d'employer un traitement énergique immédiatement. Si la tuméfaction siége à l'avant-bras, à la main, dans une partie peu apparente du cou, vous pouvez sans inconvénient appliquer une très-petite quantité de caustique sur le point central d'où est partie l'enflure ; au contraire, si c'est à la face, aux paupières, attendez que la forme du mal se dessine suffisamment et contentez-vous d'applications excitantes, spiritueuses et même ammoniacales, diluées.

La vipère, par sa morsure, donne lieu à des accidents qui ont une certaine analogie avec l'affection charbonbonneuse externe marchant très-activement. L'enflure est tout à fait analogue : les faiblesses, les défaillances,

(1) Il est très-rare, s'il s'agit d'une piqure de guêpe ou d'abeille que le malade ne s'en soit pas aperçu.

la petitesse, l'irrégularité du pouls, le refroidissement, les sueurs froides, la conservation de l'intelligence, sont semblables. Dans le premier cas, il n'y a ni escarre, ni vésicules, ni dureté centrale, et le mal marche bien plus vivement ; d'ailleurs, il est toujours ou presque toujours facile de remonter à son origine ou de le soupçonner, comme dans le cas suivant ;

Obs. XLVI. *Piqûre de vipère ayant de l'analogie, par le gonflement et les symptômes généraux, avec la pustule maligne. — Guérison.* — Une femme de forte constitution, d'environ cinquante ans, de la commune de Bouville, canton et arrondissement d'Étampes, cueillant de l'herbe dans un bois, sent tout à coup une assez vive douleur à l'avant-bras; elle y jette les yeux et aperçoit deux petites piqûres très-rapprochées, qui donnent une gouttelette de sang de couleur foncée; elle croit s'être piquée avec une épine et veut continuer son travail; mais bientôt l'avant-bras s'engourdit, se gonfle; elle fait quelques pas et tombe en faiblesse. Heureusement qu'elle trouve quelqu'un qui peut, tant bien que mal, l'aider à regagner son logis, éloigné de plus d'un kilomètre. Rentrée à son domicile, elle se met au lit et ne tarde pas à vomir des matières bilieuses. Je la vois environ quatre heures après l'accident. Alors tout le membre supérieur droit est énormément tuméfié ; l'enflure a gagné une partie du tronc; elle est d'une fermeté moyenne et aussi tremblotante que celle observée à la suite de la pustule.

La couleur des téguments est pâle, excepté vers les petites piqûres encore visibles, où la peau est violacée. La chaleur a diminué sur tout le corps; le froid est surtout sensible sur l'avant-bras, d'où est parti le mal. Vomissements bilieux jaunes ou porracés; défaillances presque contiuuelles; pouls petit, très-dépressible, irrégulier; oppression, soif vive; facultés intellectuelles intactes.

(*Application d'ammoniaque sur la morsure et aux environs. Potion cordiale. Infusion aromatique vineuse. Corps réchauffants autour de la malade*).

Le lendemain, amendement notable ; la chaleur est revenue; le gonflement n'a plus augmenté ; il n'y a plus que des nausées.

Je ne revis plus cette femme que quelques mois après ; elle avait conservé de la faiblesse et de l'engourdissement dans le membre, qui devenait violacé, sitôt qu'elle le laissait pendre.

Dans ce cas, bien que la blessée n'ait pu apercevoir l'animal, il n'y a aucun doute que les accidents qu'elle a éprouvés ne soient dus à la morsure d'une vipère, ce qui arrive d'ailleurs quelquefois dans cette localité, et bien que les symptômes propres à la pustule maligne s'y soient presque tous rencontrés, il a été facile de voir qu'ils n'avaient rien d'identique par leur origine soudaine, la rapidité des symptômes d'intoxication et l'absence du bouton caractéristique. Si j'ai rapporté ce fait, c'était pour le mettre en opposition avec ceux produits par le virus charbonneux.

Enfin, pour terminer tout ce qui a rapport au diagnostic de la pustule maligne, je répéterai que c'est surtout au début qu'il est possible, qu'il n'est que trop facile même, dans quelques cas, de se méprendre. On doit alors examiner de près le bouton, bien se rappeler les caractères propres à toutes les petites tumeurs qui y ont quelque rapport; s'informer avec soin de la profession du malade, de ses habitudes, de sa demeure, et si on doute encore, ne pas tarder à le revoir et ne pas lui dire absolument que son mal n'est rien, car l'événement venant donner un fâcheux démenti, ce vous serait très-préjudiciable. Il est même quelquefois bon d'employer, en pareil cas, des expressions ambiguës, de couvrir le mal d'un emplâtre insignifiant pour avoir l'air d'agir et jusqu'à ce qu'il ait pris une physionomie arrêtée.

Le doute peut exister pour les gens les plus expérimentés, quand surtout le début s'annonce d'une manière insolite. (Obs. VI et VII.)

DEUXIÈME SECTION.

1. Diagnostic de l'œdème charbonneux.

Lorsque pour la première fois, en 1843, j'ai signalé cette forme de la maladie charbonneuse de cause externe, je n'avais encore eu l'occasion de la voir qu'aux paupières; on l'a depuis rencontrée sur un grand nombre de points du corps. Elle présente, à son origine surtout, des difficultés diagnostiques presque insurmontables, en raison de l'absence de la plupart des signes caractéristiques du charbon. Aux paupières, comme après deux ou trois jours de durée, il se manifeste des bulles et des escarres; il n'est guère possible de se méprendre que dans les premières phases; mais sur le tronc, le reste de la face et les membres, l'observation ayant prouvé que les vésicules mêmes ne s'y montraient pas toujours, qu'on n'y avait pas encore constaté d'escarres, ni même l'endurcissement central qui se rencontre dans la pustule maligne, cette tuméfaction sera malheureusement, dans la plupart des cas, très-facile à méconnaître, si ce n'est à une époque avancée, alors que les symptômes d'intoxication sont survenus, moment où il y a beaucoup moins d'intérêt à en distinguer la nature, puisque le temps d'agir utilement est à peu près passé; encore, pour des gens peu exercés, la méprise pourra avoir lieu jusqu'à la fin. (Obs. XXXIII.)

Comme la pustule maligne, l'œdème charbonneux

peut être confondu avec presque tous les gonflements survenant d'une manière brusque. Ainsi l'œdème bénin des paupières, les fluxions et les abcès dentaires, l'érysipèle, les piqûres d'insectes, celles de puces même, de punaises, surtout chez les jeunes enfants, etc., peuvent faire l'objet de cette confusion.

En parlant du diagnostic de la pustule, j'ai décrit sommairement la plupart des tuméfactions de nature gangréneuse ou autres qui étaient dans ce cas; je me contenterai actuellement d'exposer le caractère le plus habituel de l'œdème bénin palpébral, et des gonflements provenant des dents cariées.

2. Œdème bénin des paupières.

Cette sorte de tumeur se montre avec ou sans démangeaison, et a tout à fait l'apparence de l'œdème malin; comme lui elle est pâle, dépressible, semi-transparente, indolente, apparaît rapidement et conserve longtemps l'impression du doigt. Ses causes sont souvent bien difficiles à apprécier : elle peut dépendre d'une inflammation quelconque de la cavité buccale, d'une carie dentaire; dans ce cas, il est rare qu'au niveau de la dent malade il n'y ait pas un petit durillon qui puisse conduire à reconnaître le genre d'enflure qui se présente; si l'œdème des voiles oculaires n'est que la conséquence d'une fluxion plus ou moins apparente de la joue, il n'y a pas d'erreur possible; il peut être aussi dû à des piqûres d'insectes qui en forment bien une légère variété, mais qui peut sans inconvénient être réunie avec celles produites par ses autres causes. L'œdème bénin des paupières acquiert rarement les proportions de celui de nature charbonneuse, avant même que ce dernier s'indure. Le simple reste toujours le même, tandis que le malin, comme nous le savons, ne tarde pas à se couvrir de phlyctènes et d'escarres. Le bénin est encore assez souvent produit par une sorte d'eczéma artificiel résultant d'une application emplastique faite sur la peau à une époque souvent fort éloignée, et qui apparaît par poussées, soit aux paupières seulement, soit sur divers points du corps à la fois, et fréquemment très-loin de la partie où l'emplâtre avait été appliqué; quelquefois l'onguent styrax, employé sur une plaie un peu ancienne, amène aussi ce résultat; dans d'autres circonstances il se montre subitement pendant l'éruption ortiée; enfin, il est assez commun de le voir chez des personnes atteintes d'inflammations chroniques des yeux, de la conjonctive ou des bords palpébraux.

Obs. XLVII. *Œdème bénin des paupières, conséquence de blépharite glanduleuse chronique.* — Un cultivateur de nos environs, homme déjà assez vieux, vint me consulter pour un gonflement œdémateux des deux paupières gauches. Il s'accompagnait d'un léger prurit, était pâle, mou, demi-transparent, et conservait l'impression du doigt. Ce malade, ne pouvant plus ouvrir l'œil, se crut d'autant plus atteint de charbon, que beaucoup d'animaux mouraient chez lui du sang; l'enflure datait alors de trois jours. Très-embarrassé moi-même pour me prononcer, d'autant plus que j'avais été appelé en consultation peu de temps avant pour un autre cas méconnu au début, et qui s'était terminé d'une manière fâcheuse, j'hésitais donc beaucoup dans mon diagnostic, lorsque, après l'avoir accablé de questions, je finis par apprendre qu'il avait habituellement les yeux tendres; que plusieurs fois ses paupières avaient enflé, mais jamais autant. Alors j'examinai l'autre œil avec attention, et je reconnus que les glandes de Meibomius étaient hypertrophiées; les bords palpébraux rouges aussi, un peu inégaux, avaient perdu une partie de leurs cils, que la conjonctive était injectée et présentait quelques rameaux variqueux, et j'en conclus que c'était probablement ce désordre portant sur l'un et l'autre des deux yeux qui devait être la cause de la tuméfaction œdémateuse pour laquelle on demandait mon avis. Je recommandai de simples lotions d'eau blanche, et le fermier vint me voir huit jours après, parfaitement guéri.

Comme il est très-difficile de distinguer au début l'œdème malin du bénin, dans quelque lieu qu'il apparaisse, divers moyens d'arriver à cette connaissance ont été conseillés; entre autres, M. Girouard de Chartres en préconise deux pour les voiles oculaires : le premier consiste à gratter, préalablement et assez rudement, la surface des paupières avec une spatule, puis de passer sur la peau un pinceau de charpie imbibé d'ammoniaque liquide pure; s'il y a une piqûre d'insecte, elle se décèle par une petite tache brune qui permet d'établir un jugement; dans le second, on badigeonne la surface palpébrale avec un crayon de nitrate d'argent mouillé, comme je l'ai conseillé dans le traitement de ce mal lui-même; on recouvre avec un onguent de la mère, et, au bout de six heures, il s'est formé de petites vésicules; si elles sont remplies d'un liquide transparent, le mal est charbonneux; si elles contiennent une sérosité laiteuse et purulente, il est de toute nature. Dans des cas douteux, il serait bon de tenter ces épreuves; je pense que la dernière serait préférable : j'avouerai cependant que je ne les ai jamais vérifiées.

Fluxion et abcès dentaires. — L'absence de boutons dans ces deux sortes de gonflement ne permet guère de les confondre qu'avec l'œdème malin de la face ou des paupières. Dans la simple fluxion, la tuméfaction qui peut acquérir assez vivement un grand volume est pâle, arrondie, sans bosselures ; elle a été le plus souvent précédée de douleurs dentaires; aussi en regardant attentivement les bords maxillaires du côté malade, on rencontre facilement un ou plusieurs de ces ostéides cariés, avec boursouflement gengival. Dans les abcès, l'enflure est souvent moins étendue, un peu plus consistante, on voit et on sent surtout une dureté correspondante à la dent altérée, la gencive est gonflée, rouge, et offre une tumeur qui est fluctuante si le mal a deux ou trois jours de durée. La douleur, dans ce dernier cas, est constamment des plus vives et cesse dès qu'un peu de pus fétide est évacué naturellement ou par la lancette. Dans l'abcès encore, il y a une fièvre vive, inflammatoire, différente des accidents internes du charbon et qui manque le plus souvent dans la simple fluxion. Aussi, en examinant avec attention tous ces phénomènes, on ne se méprendra pas sur leur cause.

Dans d'autres régions, l'absence d'escarres et souvent de vésicules est une nouvelle difficulté que j'ai signalée plus haut ; on pourra croire qu'il ne s'agit que de piqûres d'insectes si on rencontre dans le centre un petit bouton dur, blanchâtre et jaunâtre, opaque, avec un point noir accusant la présence de l'aiguillon.

L'érysipèle, avec lequel l'œdème comme la pustule maligne peut être confondu (Obs. XXXIII), donne lieu à un gonflement plus plat, plus disséminé; ses bords sont nettement tranchés et à *contours géographiques;* les bulles sont autrement disposées dans l'œdème que dans l'érysipèle, celles de celui-ci suivent la migration du mal; dans le gonflement malin, s'il y en a, elles se groupent irrégulièrement sur le point où a débuté l'enflure, qui peut être fort envahissante sans doute, mais qui ne change jamais de place, quant à son centre. Dans les ultimes phases de ce dernier, la teinte rouge sombre des téguments, les tubercules qui ordinairement s'y développent et y donnent l'aspect de *peau de crapaud*, la manifestation de l'appareil symptomatique interne, ne permettent enfin plus de doute, mais il est malheureusement bien tard.

La morsure de la vipère serait plus facile à confondre avec la forme œdémateuse du charbon qu'avec la pustule maligne elle-même; on ne pourra même l'en différencier que par la rapidité de la marche des accidents toxiques occasionnés par la première et son origine connue ou soupçonnée, et encore par la couleur de la peau l'état de sa surface, et la présence des petites piqûres, si elles sont encore reconnaissables.

Comme il y a presque toujours, sinon toujours, doute au premier abord, au moins toutes les fois qu'on rencontre une tuméfaction dont il est difficile de se rendre compte, il faut, comme pour sa congénère, s'informer avec le plus grand soin de la profession, des habitudes, de la demeure et du pays du malade.

Dans l'œdème malin de toute autre partie que des paupières, on pourrait aussi avoir recours, comme épreuve diagnostique, différentielle, au badigeonnage de la solution de nitrate d'argent, conseillé par M. Girouard, si surtout on soupçonne quelques piqûres d'insectes. Enfin je terminerai ce qui a rapport au diagnostic du charbon par un conseil qu'on ne saurait trop inculquer aux élèves et même aux médecins qui ont peu d'occasions de voir les maladies charbonneuses : c'est de chercher à observer tous les cas dont ils peuvent avoir connaissance. Un examen *de visu*, de quelque courte durée qu'il soit, leur en apprendra bien plus que les descriptions les plus exactes et les mieux faites. Il y a, en effet, dans l'apparence, la forme, les contours du gonflement, ainsi que dans l'aspect du bouton central, quelque chose de presque impossible à rendre par l'expression écrite : cette habitude est telle, que les médecins exercés n'ont pas besoin, ordinairement, que le malade, qui le plus souvent tient son mal couvert, défasse le bandage pour reconnaître ce dont il est atteint; la plus petite partie qu'ils peuvent apercevoir les renseigne suffisamment, et la vue de la pustule ne fait que justifier leur premier jugement.

CHAPITRE XI.

PRONOSTIC.

Bien que je ne cite qu'un seul cas où la pustule maligne laissée à son cours naturel ait guéri (Obs. IX), je suis convaincu que si on n'en rencontre pas plus souvent de cette catégorie, cela tient à ce qu'il est rare que la maladie soit méconnue dans toutes ses phases, et qu'on n'y applique pas un traitement destructif à une époque quelconque de son développement. D'ailleurs ceux qui n'ont rien fait n'ont pu être vus par le médecin; aussi je suis loin de partager l'opinion admise par le vulgaire de nos pays et même par quelques médecins, c'est-à-dire qu'abandonnée à elle-même *elle serait toujours mortelle*. J'en ai surtout été convaincu de bonne heure par la grande quantité de cas d'affections charbonneuses que j'ai vu attaquer ou que j'ai attaquées moi-même par le caustique à une période où l'absorption virulente était complète et où on ne pouvait guère arriver à un résultat bien neutralisant par ce moyen employé alors pour l'acquit de sa conscience et la satisfaction des malades et des parents. (Obs. XXI.)

Si cette preuve n'était pas convaincante, il suffirait de citer les nombreux agents, plus singuliers ou inactifs les uns que les autres, que les médicastres et même les médecins de certaines contrées ont mis ou mettent encore généralement en usage, tels que de simples applications émollientes, l'oliban pulvérisé, des topiques à l'œuf, des applications de sangsues dont on était si peu sobre aux beaux temps de la *médecine physiologique*, etc., etc.: toutes médications, que, sans être taxé d'un rationalisme absolu en thérapeutique, on peut très-bien regarder comme entièrement inertes dans l'espèce; je n'en excepte pas, bien entendu, les fameuses feuilles de noyer, qui ont eu l'avantage de passionner, il y a deux ou trois ans, la première assemblée médicale de France. Il faut même, pour que ces applications aient l'air de réussir aussi souvent, puisqu'elles sont d'un usage fréquent en certains pays, que la pustule charbonneuse, non-seulement, soit moins dangereuse qu'on ne le pense généralement, mais encore qu'elle n'ait pas partout la même gravité.

Ce n'est pas à dire pourtant que les affections charbonneuses de l'homme n'offrent à mes yeux que peu de danger. Je crois au contraire que l'épithète de *maligne* que lui ont donnée les anciens est parfaitement justifiée, et par leur fréquente léthalité et par leurs formes, souvent si insidieuses et si peu redoutables en apparence, dans le principe surtout.

Mais, dira-t-on, dans quelle proportion cette maladie abandonnée à elle-même pourrait-elle guérir? Je répondrai qu'il est sinon impossible, du moins très-difficile, de donner à cette question une réponse qui satisfasse tout le monde et soit basée sur des données mathématiques, car, je le répète, il est bien peu de cas qui soient entièrement abandonnés à eux-mêmes, et il faut nécessairement dans ce jugement faire la part de l'époque où le traitement a été mis en usage, celle de son efficacité réelle, tenir compte de la promptitude avec laquelle la pustule a cédé, etc. ; toutes choses plus de sentiment que de démonstration logique ; cependant avec l'habitude que j'ai pu acquérir pendant une longue pratique, je crois pouvoir affirmer que chez nous, au moins, supposant qu'aucun traitement actif ne soit fait, c'est à peine si les tiers des cas seraient mortels, et la proportion favorable serait encore bien plus grande dans certaines années et pendant certaines épizooties. Je dis épizooties et non épidémies, car comme nous l'avons vu au chapitre de l'étiologie, ce sont toujours les animaux qui nous la transmettent, et si l'homme la communique à son semblable, la chose doit être si rare qu'on peut n'en pas tenir compte.

Un fait doit aussi être signalé ici, c'est que toutes les bêtes atteintes, à quelque espèce qu'elles appartiennent, succombent infailliblement ; je n'ai jamais ouï dire qu'une seule ait échappé, tandis que, grâce à Dieu, il n'en est pas de même chez nous, ce qui doit surtout tenir à la différence d'organisme, puisque la marche du mal n'est déjà plus la même chez les ruminants divers et surtout chez les solipèdes. Peut-être qu'aussi cette différence résulte en partie de la manière dont procède l'affection, qui, interne dès le début chez les animaux, est d'abord locale chez l'homme ; enfin, chez ce dernier, le virus peut subir une sorte d'élaboration sur place, qui en modifie la nature.

La plupart des auteurs qui ont écrit sur la pustule maligne, il est vrai, paraissent établir ou penser, au moins, qu'elle n'est pas toujours mortelle ; mais ils ne sont pas très-nets sous ce rapport, et laissent cette importante question dans le vague. M. Raimbert, lui, affirme positivement qu'elle n'est pas constamment fatale sans formuler non plus aucune proportion ; j'avais dit la même chose en 1843.

1. Circonstances qui peuvent influer sur la gravité de la pustule maligne.

Le danger dans la pustule charbonneuse variera suivant qu'on aura à la considérer, dans ses diverses périodes, suivant ses apparences, son siége, la saison peut-être, l'âge, le sexe des sujets, et les années où on pourra la rencontrer en quelque sorte sous forme épidémique, c'est-à-dire où elle sera beaucoup plus commune qu'habituellement.

Suivant ses périodes. — Bien que la durée de celles-ci soit variable, on peut affirmer que, si on est appelé de bonne heure, quand le mal est encore local ou dans sa première phase, il présentera infiniment moins de gravité ; le virus n'étant pas alors suffisamment *élaboré*, ou non encore absorbé, on pourra, qu'on me passe ce mot d'un de nos poëtes, l'*écraser dans l'œuf*, et prévenir toute manifestation ultérieure. Mais à mesure qu'une proportion de plus en plus considérable du venin passe dans le torrent circulatoire et va intoxiquer l'économie, la chance de guérison diminue en raison de cette proportion manifestée par les accidents généraux ; et si, arrivé très-tard auprès du malade, vous le voyez cependant guérir, ce qui n'est pas rare, n'attribuez pas ce résultat à votre traitement, mais rendez-en grâce plutôt à la nature relativement *bénigne* du cas, ou à la résistance constitutionnelle du sujet.

Aspect, apparences. — Toutes choses égales d'ailleurs, tant qu'une pustule maligne arrivée à un certain développement offre une belle teinte rosée, que la *tumeur charbonneuse* est bien limitée, un peu sensible ; que de franches et douloureuses traînées inflammatoires vont gagner les ganglions lymphatiques de la région voisine; que quel que soit le volume du gonflement, le pouls conserve de l'ampleur et une certaine fermeté, qualité qu'il ne possède jamais du reste à un haut degré ; que toutes les parties du corps soient chaudes, et que six ou sept jours se soient écoulés, à partir de l'apparition du bouton, vous pouvez porter, presque toujours sans crainte, un jugement favorable sur l'issue du mal. Vous ne désespérerez pas entièrement, même si la tuméfaction, étant énorme, s'accompagne de vomissements fréquents, de petitesse et d'absence presque complète du pouls, de soif vive, d'oppression, du refroidissement des extrémités : il pourra encore survenir ici, malgré la gravité du fait, une heureuse réaction, principalement si le sujet est fort et vigoureux. Mais lorsque, l'enflure étant même peu étendue, la peau est pâle grisâtre, ou bien violacée, autour de la pustule à peine développée, si les mouvements fluxionnaires ont l'air de se passer avec difficulté, si de bonne heure vous voyez des signes d'intoxication considérable et non en rapport avec l'apparence extérieure du mal, une anxiété très-marquée, unie à une soif inextinguible, des vomissements incessants, un étouffement pénible, qu'une sueur froide inonde le corps, ou qu'il n'y ait même qu'un refroidissement, non humide, que le pouls soit petit, irrégulier, absent, surtout quand cet appareil se manifeste rapidement; oh! alors, ayez les plus sérieuses craintes; le patient est dans le plus grand danger et il succombera même souvent plus tôt que vous ne l'aurez pensé.

Ne vous fiez même pas dans ces circonstances à une réaction faible qui consistera dans un réchauffement imparfait, partiel, dans le retour de légers battements artériels, dans la cessation plus ou moins absolue du vomissement; ces faibles efforts de l'organisme ne suffiront plus pour expulser le venin, le patient pourra peut-être aller un peu plus loin, mais il n'en succombera pas moins. (Obs. VII et XVIII.)

Le délire, même celui qui vient par suite de l'aggravation des accidents, est loin d'annoncer toujours un extrême danger (obs. XXIV); il est d'ailleurs rare. Quant à celui que j'ai appelé de réaction, je ne l'ai jamais vu suivi de mort, je ne nie pas toutefois qu'il ne puisse l'être. (Obs. XVII.)

La diminution, l'arrêt seul du gonflement joint à l'apaisement des symptômes généraux, sont toujours de bon augure.

Je dois déclarer n'avoir jamais observé le retrait de la tuméfaction, alors que les signes d'intoxication continuaient et emportaient le malade, comme l'indique M. Raimbert : ce que j'ai vu, c'est que la mort a pu arriver bien que cette tuméfaction n'eût plus fait de progrès depuis un ou deux jours.

En général dans le jugement à porter il faut surtout avoir égard à l'appareil symptomatique interne.

L'apparence du début, la grandeur des vésicules, la rapidité plus ou moins grande, avec laquelle survient le gonflement, ne m'ont jamais paru, considérées isolement, comme devant former une base certaine à un jugement d'avenir, à peine si on peut en tirer quelques légères présomptions.

Siége. —Le point que le charbon occupe sur le corps est important à considérer. Ce mal a plus de gravité quand il se développe à la tête et au cou que su le tronc ; il en a aussi plus en général sur ce dernier qu'aux extrémités.

Bien que ce soit peut-être la pustule du cou qui soit la plus dangereuse de toutes, elle me paraît cependant moins redoutable que ne l'a pensé M. Raimbert, témoin les obs. III, XXIV, XXVI, auxquelles j'en pourrais ajouter un très-grand nombre. Il n'est pas rare de voir dans cette région, et même par suite de l'extension de l'enflure, le mal siégant dans le voisinage, la déglutition devenir impossible, ou à peu près impossible, pendant un certain temps, et cela sans entraîner nécessairement la perte du malade. (Obs. XXIV.) Je ne sache pas non plus qu'on en ait vu périr par suite de la compression de la trachée, ou de celle des gros vaisseaux et des nerfs importants de cette partie si complexe ; mais on ne peut nier que cette gêne des organes respiratoires et autres ne puisse augmenter beaucoup dans les cas graves l'oppression de *cause interne* et l'excessif malaise du patient. Les escarres étant *naturellement* très-superficielles, ce ne ɜrait que par suite d'une cautérisation poussée très-loin ue les gros vaisseaux du cou pourraient être atteints ; 'autant plus que l'extrême gonflement qui survient lors les éloigne beaucoup de l'enveloppe tégumentaire, ux-mêmes restant en place.

Le charbon externe est peut-être aussi plus à redouter ux extrémités supérieures qu'aux inférieures.

Il est encore une remarque signalée par Énaux et haussier, et que l'expérience de chaque jour vérifie, 'est que les parties où abonde un tissu lamineux, lâche, t où la peau est très-fine, sont aussi celles où l'absorpion devient plus facile et souvent le danger plus grand.

Age. — L'âge du malade influe également sur la gravité u charbon ; moins redoutable chez l'enfant que chez l'aulte, et surtout chez le vieillard, il peut cependant ameer la mort dès l'âge le plus tendre. (Obs. XLIX.) Il est rai de dire qu'aux extrémités de l'existence il est bien noins fréquent que vers le milieu de la vie, à cause sans ucun doute de l'exposition plus rare des sujets aux causes ui le déterminent.

Sexe. — Je n'ai jamais reconnu une bien grande différence dans les résultats de l'action du virus charbonneux chez l'homme ou chez la femme à l'état de vacuité. Pendant la menstruation, et surtout durant la grossesse, on l'a vu produire des accidents sérieux, des avortements, les troubles plus ou moins persistants, ce qui s'explique non par une action spécifique de ce virus sur l'appareil génital féminin, mais bien par l'excessive perturbation qui se produit alors chez la femme où le charbon s'observe ; il est moins commun aussi chez elle que chez l'homme par un semblable motif que pour l'enfant et le vieillard.

Constitution du sujet. — L'influence que la constitution ou le tempérament du malade peut imprimer à la marche du charbon se conçoit plutôt qu'elle ne peut se démontrer d'une manière péremptoire. Il est en effet rationnel de penser que chez des sujets épuisés, scrofuleux, cacochymes, nerveux, le virus charbonneux produira des conséquences plus fâcheuses que chez ceux qui sont dans des conditions opposées.

Saisons, température, état météorologique. — Plusieurs auteurs ont pensé que la pustule maligne était plus dangereuse au printemps et à l'automne que dans l'été et l'hiver. Je ne nie pas la vérité de cette remarque, mais je dois dire que je ne l'ai jamais faite et il faut que ces différences ne soient pas extrêmes, car je n'aurais pas manqué de le constater depuis une trentaine d'années que j'observe en grand cette affection.

Je crois bien pourtant qu'une température orageuse, qu'un air chargé de beaucoup d'électricité, pourraient être des circonstances aggravantes, comme dans toute autre maladie, et encore pour moi c'est là plutôt une présomption qu'un fait absolument démontré.

D. J. Larrey (1) prétend qu'elle est plutôt suivie de symptômes généraux graves dans le midi que dans le nord ; pourtant c'est du Piémont et du Languedoc que nous sont venus ces traitements soi-disant si efficaces par l'encens et la feuille de noyer, ce qui semblerait démentir l'assertion du grand chirurgien militaire.

(1) *Mémoires de médecine militaire.* Paris, 1812. 4 vol. in-8.

Quoique je me sois efforcé dans l'exposition qui précède de donner le plus grand nombre de signes, d'indices, sur lesquels on doit baser le jugement prognostique dans la pustule maligne, il arrivera cependant un certain nombre de cas où il sera difficile, impossible même, malgré les apparences, d'avoir une opinion nette et certaine des résultats qu'elle devra entraîner. Quelquefois vous serez disposé à porter un heureux pronostic, et à peine aurez-vous quitté le patient depuis quelques heures que vous apprendrez avec un pénible étonnement qu'il est mort, et mort non-seulement sans agonie, mais sans même qu'on s'y soit attendu dans la famille ; pourtant quand vous l'aviez laissé, il ne vomissait plus, ou que très-peu ; il avait encore du pouls, de la chaleur, et rien ne présageait un tel événement. D'autres fois vous quittez le malade sans pouls, glacé, le corps violacé, il n'a plus, suivant toute probabilité, que quelques heures à vivre, et pourtant à une prochaine visite que vous osez à peine faire, vous le trouverez, à votre grande satisfaction non-seulement mieux, mais hors de danger.

C'est ici que le *nil mirari* doit s'appliquer surtout, et qu'il faut être prudent dans l'expression de son jugement.

Au reste, toutes les fois qu'à une maladie vous voyez le qualificatif *malin* accolé par les anciens, méfiez-vous. Nos prédécesseurs, moins préoccupés que nous des altérations organiques et s'attachant principalement aux manifestations vitales, ne donnaient ce nom qu'à des affections dont les apparences étaient presque constamment trompeuses, mais dont la gravité était toujours considérable; aujourd'hui nous avons les inconvénients de nos avantages, analytiques au dernier point, trop peut-être? la *synthèse*, l'*ensemble*, nous échappe souvent.

2. Pronostic de l'œdème charbonneux.

La seconde forme de charbon externe, l'œdème charbonneux, est plus grave encore que la pustule maligne elle-même. Comme il est impossible, ou d'une difficulté extrême, de le reconnaître dans ses premières phases, on conçoit qu'on ne peut l'attaquer et détruire son venin dès le début, comme lorsqu'il s'agit d'un bouton charbonneux, et quand on s'aperçoit de la nature du mal, déjà l'économie est fortement imprégnée. On a donc ainsi bien moins de chance d'agir utilement.

Toutefois l'œdème charbonneux des paupières paraît moins grave que celui des autres parties du corps, dont on ne cite jusqu'à présent qu'un seul exemple de guérison, tandis qu'il n'est pas rare dans le premier cas de voir échapper les malades. (Obs. XXXII.)

La mort n'est pas le seul résultat fâcheux à redouter comme suite des affections charbonneuses; en effet, elles laissent presque constamment après elles des cicatrices, des difformités plus ou moins pénibles en raison, surtout, de ce qu'elles siégent presque toujours sur des parties découvertes, et notamment à la face; mais comme ces difformités sont plutôt la conséquence du traitement que de la perte de substance survenue naturellement à la suite d'escarres vierges de toute cautérisation, je ne les exposerai qu'à la fin de ce travail, et quand j'aurai terminé ce qui a rapport à la médication de ces maladies.

CHAPITRE XII.

TRAITEMENT DE LA PUSTULE MALIGNE.

S'il est de la dernière importance de reconnaître au plus tôt la pustule maligne, c'est principalement dans le but d'y opposer un prompt et efficace remède, lequel a d'autant plus de chance de réussite qu'il est appliqué à une époque plus voisine de son apparition.

La pustule procédant, comme nous le savons, de dehors en dedans, il est bien évident que si, à l'aide d'agents destructeurs, de caustiques, vous agissez assez à temps et que le mal ne soit encore qu'à sa première période, c'en sera là tout le traitement; mais, au contraire, si, appelé à un moment déjà avancé, un appareil symptomatique d'intoxication maligne a éclaté, vous devrez déployer toutes les ressources de la thérapeutique médicale pour essayer de neutraliser le poison circulant au sein des organes, sans négliger toutefois, et dans aucun cas, la cautérisation, à moins que la mort ne soit évidemment prochaine; car d'un côté on ne peut être certain de la quantité de virus absorbé, et on empêchera ainsi qu'il en passe une nouvelle quantité dans le torrent circulatoire; de l'autre on ignore toujours jusqu'où ira la puissance de réaction de l'économie du patient. De là il convient de diviser le traitement du charbon en *externe* et en *interne*, suivant la marche qu'il affecte, en deux périodes bien distinctes, et comme il apparaît d'abord localement avant de se généraliser, c'est la partie externe de la médication que j'exposerai en premier lieu.

Art. 1er. — Traitement externe ou local.

Pendant bien longtemps la curation de la pustule charbonneuse fut le monopole à peu près exclusif de charlatans ou de guérisseurs qui avaient de soi-disants arcanes infaillibles contre le *charbon*. Ces médicastres, aussi ignorants que fripons, traitaient tous les boutons, toutes les petites tumeurs inflammatoires de la peau comme autant de pustules malignes ; de là l'immense clientèle qu'ils obtenaient par des guérisons nécessairement très-communes, car, pour un charbon, ils soignaient cinq ou six bobos sans importance aucune quant au danger. Cette clientèle s'explique aussi par le genre d'individus le plus communément aptes à contracter le bouton, c'est-à-dire de simples ou stupides paysans et des ouvriers d'une intelligence à peu près aussi cultivée.

Les moyens employés par ces guérisseurs des deux sexes consistaient en applications plus ou moins actives, quelquefois ridicules seulement, et le plus ordinairement sous forme d'*emplâtres*. C'était ou du jaune d'œuf, ou de la pâte, ou bien des corps gras dans lesquels ils mêlaient le plus souvent du verdet, de la couperose bleue, et les plus habiles, du sublimé ; quelques-uns même se bornaient à de simples simagrées, comme pour les brûlures.

Il en existait encore dans ce pays à l'époque où j'ai publié mon premier Mémoire, c'est-à-dire en 1843 ; depuis ils ont complétement disparu, et la population en général, fort effrayée de tous les boutons qui apparaissent à la peau, n'a plus recours qu'aux médecins, ce qu'il faut sans doute attribuer au développement des lumières, et peut-être, si je ne m'abuse, à la connaissance de mes travaux sur cette nature. — Je ne parle, bien entendu, que de notre contrée.

Il est pourtant vrai de dire que, dans les campagnes particulièrement, certains médecins appartenant presque toujours à l'ordre le moins élevé, prétendent encore avoir des moyens connus d'eux seuls ou transmis par d'illustres guérisseurs ; assurément on ne peut pas dire qu'il y ait, chez ceux dont je parle, un sentiment bien élevé d'honorabilité, car tout médecin honnête homme se fait un devoir de transmettre à ses confrères ce qu'il peut avoir reconnu ou cru reconnaître de vraiment utile ; mais au moins, quel que soit le degré d'instruction de ces praticiens, ils sont plus à même que le premier venu de connaître l'action des substances qu'ils emploient, de les appliquer où il convient et d'en surveiller les résultats.

On ne saurait trop le redire, la pustule maligne est à peu près indolore, et, dans tous les cas, c'est celle de toutes les affections de la peau avec lesquelles on peut la confondre qui occasionne le moins de souffrance. Pour mon compte, je n'ai cessé de proclamer chez nous cette utile vérité, que les auteurs jusqu'ici n'avaient pas signalée ; loin de là, la plupart la disent très-douloureuse. Malgré cela, comme je le faisais remarquer plus haut, nos populations craignent tant le charbon que, pour le plus petit mal, on vient réclamer du secours ; mais on attend presque toujours que la pustule, si redoutée, ait atteint de grandes proportions et se soit compliquée de symptômes d'intoxication pour se faire traiter, en raison du peu de douleur qu'elle occasionne.

Un fait qui serait surprenant si on ne savait combien le public, même celui qui est instruit, est mauvais observateur des faits médicaux, c'est que les individus qui ont été à même de voir un certain nombre de cas de charbons, chez leurs amis, leurs camarades, qui en ont été atteints eux-mêmes, la méconnaissent presque toujours et s'en inquiètent bien moins qu'ils ne le font pour tout bouton inflammatoire.

En énumérant les agents topiques qui ont été successivement proposés et employés pour attaquer le mal, je commencerai par les médications plus ou moins inertes, dont quelques-unes ont été basées sur des théories médicales qui n'ont plus cours ; puis j'exposerai les modes de destruction par le caustique soit actuel soit potentiel ; enfin je terminerai par la méthode que je crois la plus sûre, qui m'a donné des succès presque constants lorsque j'ai été appelé à une époque non encore trop avancée du mal, et avec laquelle aussi je suis le plus familiarisé.

Moyens inertes. — Parmi eux, nous voyons d'abord mettre en usage, soit par des empiriques, soit par des hommes de l'art, le fiel de bœuf desséché au four, le sel commun seul ou mêlé au jaune d'œuf, la petite consoude pilée entre deux pierres, le savon mélangé avec de la crème recommandé par Monfils. Thomassin conseille d'y ajouter de la colombine, le savon, le poivre, l'oignon cuit, etc., etc. De notre temps nous voyons l'encens en poudre être proclamé comme un remède merveilleux en Piémont, et tout dernièrement chacun sait l'émotion causée par les fameuses feuilles de noyer fraîches et les honneurs académiques qu'elles ont obtenus. Tous ces moyens, dont quelques-uns sont ridicules et sans action réelle, n'ont eu que cet avantage, c'est de nous *révéler* que la pustule charbonneuse n'était pas aussi souvent mortelle que beaucoup de gens le pensaient; mais ils ont dû, par contre-coup, occasionner souvent la mort par *omission*, comme on le dit en médecine légale, et il va sans dire que je serais bien loin de conseiller d'y avoir recours, même dans une épidémie *bénigne relativement;* je ne les cite que sous le rapport historique. Car si je suis loin d'être de ceux qui veulent toujours trouver de la *rationalité* dans l'action de nos agents curatifs, je crois également qu'il ne faut pas tomber dans le *mysticisme thérapeutique*, qui devient de la niaiserie. Je placerai encore au-dessous des agents que je viens d'exposer les émissions sanguines locales, si vantées par Reignier et M. Sacken, de Nancy, parce que non-seulement elles n'ont pas la moindre prise sur le virus charbonneux, mais encore qu'elles affaiblissent la résistance organique du malade, produisent des plaies susceptibles parfois de devenir graves, et que leur emploi n'était que le résultat d'idées théoriques qui avaient envahi la médecine il y a 30 à 40 ans. En cela je vois heureusement les meilleurs observateurs de tous les temps être de l'avis que j'émets.

Moyens excitants, modificateurs, légèrement cathéré-

tiques. — Ces derniers agents, parmi lesquels on peut compter l'ail pilé et cru, le sel ammoniac dissous dans le vinaigre, l'ammoniaque liquide, la moutarde, l'onguent égyptiac seul ou additionné de verdet, et le fameux remède composé de vitriol de cuivre et de jaune d'œuf, acheté très-cher par les États de Provence en 1764, lequel remède j'ai encore vu mettre en pratique de nos jours par des médicastres, toutes ces substances, dis-je, approchent plus ou moins du but qu'on doit se proposer dans le traitement *sur place* de la pustule charbonneuse; mais ils n'ont pas encore une action assez énergique, assez destructive des tissus envahis pour être employés seuls, tout au plus certains d'entre eux, la moutarde, l'ammoniaque liquide, plus ou moins diluée, pourraient-ils servir à exciter dans le gonflement qui environne le bouton malin un certain degré de phlogose franche qui aidât l'action de plus puissants caustiques sur ce bouton lui-même.

Moyens destructeurs. Extirpation. Cautère actuel. Caustiques. — Bien que pour le mode opératoire il y ait une très-grande différence entre l'extirpation qui se fait avec l'instrument tranchant et la cautérisation, j'ai cru devoir ranger ces divers moyens de destruction sous le même chef parce qu'ils concourent au même but : l'anéantissement des tissus malades.

L'extirpation consiste à enlever à l'aide du bistouri tout ce qui constitue la tumeur charbonneuse. Mise en pratique au dix-septième siècle, nous la voyons fréquemment usitée encore au dix-huitième par Chambon, Fournier et Maret de Dijon, qui finit par la rejeter. On doit à Thomassin (1), à Énaux et Chaussier (2) de l'avoir bannie du traitement de la pustule maligne. C'était évidemment un moyen barbare qui, dans certains cas, devait produire des pertes de substances considérables et pouvait amener des hémorrhagies aussi fâcheuses que difficiles à arrêter.

C'est donc avec la plus grande justice que l'extirpation est tombée dans l'oubli et qu'elle ne fait plus partie que de l'histoire du traitement du charbon externe.

La cautérisation, mise en usage dès la plus haute antiquité, se propose le même but que l'extirpation ; elle a deux principaux modes : celle qui se pratique à l'aide du *cautère actuel*, du fer chaud, seul moyen d'appliquer dans ces cas la chaleur physique, et celle qu'on obtient avec les caustiques ou *cautères potentiels*.

Soins ou opérations précédant la cautérisation. — Avant de parler de l'emploi des cautères actuel ou potentiel, il est bon d'exposer les soins ou les petites opérations nécessaires pour en faciliter l'action, comme l'*ouverture des phlyctènes*, l'*ablation de l'escarre* et les *incisions* ou *scarifications*.

Ouverture des vésicules. — Quel que soit le mode de cautérisation adopté, les vésicules qui avoisinent l'escarre seront nécessairement ouvertes ; la plupart des praticiens font cette ouverture préalablement et avec la lancette. Pour mon compte et d'après mon procédé opéra-

(1) *Dissertation sur le charbon malin de Bourgogne, ou la pustule maligne.*

(2) *Méthode de traiter les morsures des animaux enragés et de la vipère, suivie d'un précis de la pustule maligne.* 1785.

toire, comme je le dirai plus loin, je ne la fais qu'en même temps que j'applique l'agent caustique; le liquide qu'elles contiennent sert même à le dissoudre et en faciliter la pénétration.

Mais doit-on ouvrir les grosses bulles qui sont plus ou moins éloignées de la pustule ? Généralement on le fait. Je crois que c'est une mauvaise pratique. En effet, la peau, sur laquelle elles se sont développées, est très-disposée à se mortifier; elle est douloureuse quand elle se trouve dénudée, et la moindre parcelle de caustique peut en déterminer la destruction et produire des plaies et des cicatrices au moins inutiles; de plus, les sucs plus ou moins putrides qui découlent de la pustule peuvent y être absorbés. Quant à la sérosité que renferment ces phlyctènes, on sait combien elle est peu chargée de principe septique, puisqu'on n'a jamais pu l'inoculer avec elle. L'épiderme, d'ailleurs assez ferme, est un moyen de protection. Enfin je puis dire que j'ai toujours cru me bien trouver de les avoir laissées intactes.

Ablation de l'escarre. — Lorsque celle-ci est très-mince, à peine commençante, son extirpation est, on le comprend, inutile; mais pour peu qu'elle ait d'étendue ou d'épaisseur, beaucoup de praticiens l'enlèvent en la fendant crucialement et en disséquant les quatre portions, commençant par les angles qui répondent au centre. Je rejette encore cette manière de faire, qui allonge l'opération, et comme il est excessivement rare de voir la mortification très-étendue, je me contente, quand l'escarre a une certaine épaisseur, d'en enlever quelques couches avec une lancette très-affilée; j'évite ainsi la longueur, la douleur et souvent la perte de sang, qui gêne la cautérisation, et qui parfois est difficile à arrêter. Si, par hasard, l'escarre était très-grande, comme elle est alors molle et le plus souvent secondaire, le caustique en dissout très-bien le tissu sans qu'il soit nécessaire d'en enlever une parcelle. Dans cette circonstance comme dans tout ce qui constitue la chirurgie, je pense qu'on ne saurait être trop simple soit dans l'appareil instrumental, soit dans le mode opératoire lui-même; on ne tient pas en général assez compte des tortures physiques et morales du pauvre patient. Ce que je dis ici est, bien entendu, sous la réserve d'employer ce qui est vraiment utile.

Incisions, scarifications. — Le but de ces espèces d'entailles est ordinairement de faire pénétrer plus ou moins profondément le caustique ou d'autres agents modificateurs dans les chairs tuméfiées, ou bien de donner issue à la sérosité qui les engorge pour en diminuer le volume. On les pratique non loin de l'escarre, suivant au reste l'étendue du gonflement; les uns les conseillent profondes, d'autres superficielles. Reste de la pratique barbare des siècles précédents, elles ne sont plus, en général, conseillées que par des chirurgiens qui aiment à manier l'instrument, ou qui sont peu familiarisés avec les affections charbonneuses et leur marche habituelle. Je suis vraiment étonné de voir M. Raimbert et beaucoup de médecins de Chartres y avoir encore recours, il est vrai avec une certaine modération relative. Un de leurs inconvénients, sans parler des cicatrices qui en résultent et de la douleur, trop souvent comptées pour rien, est d'amener d'abondantes hémorrhagies, si nuisibles aux individus débilités par le virus malin ; il est encore possible qu'elles facilitent l'absorption des liquides septiques que fournit la principale plaie et qu'elles deviennent ainsi de nouveaux foyers de gangrène, en raison du peu de vitalité des chairs sur lesquelles elles sont pratiquées, dont la moindre phlogose peut produire la mortification. D'ailleurs je puis affirmer, d'après une longue expérience, qu'elles sont complétement inutiles. Aussi je les repousse de toute ma force. Du reste, ceux qui y ont recours les pratiquent immédiatement après la cautérisation.

Du cautère actuel. — Dès la plus haute antiquité, le fer rouge a été mis en usage pour détruire les tumeurs de nature ou d'apparence charbonneuses. Pouteau, dans le siècle dernier, en était grand partisan ; cependant Énaux et Chaussier, bien que lui accordant une grande valeur, lui préfèrent le caustique. De nos jours, beaucoup de chirurgiens distingués le recommandent aussi ; mais, il faut le dire, ces praticiens sont, en général, peu habitués à observer notre maladie. La plupart, sinon tous les médecins actuels qui exercent dans les *pays à charbon*, le rejettent au contraire, et se servent d'agents destructeurs de nature chimique.

Le fer rouge, en effet, effraie, terrifie même certains malades, avec son appareil de supplice et de torture, et par le sifflement et la fumée à odeur de chair brûlée qu'il produit ; encore s'il agissait sûrement et profondément, mais non : il s'éteint bien vite au milieu des tissus, forme une croûte sèche qu'on ne peut discerner de l'escarre et qui ne permet pas de juger jusqu'où il a pénétré ; en un mot, je pense que ce moyen doit être réservé en chirurgie pour les cas où on ne peut lui en substituer d'autres, et dans l'espèce, il est inférieur aux caustiques, plus faciles à diriger et d'une action plus profonde.

Lisfranc, dans un but dont il ne semble pas s'être bien rendu compte, promenait le métal incandescent sur les parties tuméfiées qui avoisinaient l'escarre. De cette manière, il est vrai, il pouvait déterminer une inflammation phlegmoneuse qui n'était pas sans quelque avantage; mais cette pratique amenait infailliblement d'énormes difformités et des suppurations intarissables.

Pour mon compte, je ne me sers de ce moyen de cautérisation que comme un *pis-aller* et que quand, appelé auprès d'un malade éloigné, je n'ai pas à ma disposition le caustique nécessaire et qu'il serait alors trop long de me le procurer. Si je suis forcé d'y avoir recours, je choisis le morceau de fer le plus approprié au mal, et je le fais rougir comme dans le cas suivant :

Obs. XLVIII. *Pustule maligne traitée par le fer rouge. Guérison.* — Dans l'automne de 1855, la dame F..., âgée de 56 ans, de la commune de Boutervilliers, ayant perdu depuis peu une vache du sang, est prise de démangeaison au bas de la joue droite; elle y sent bientôt un petit bouton qu'elle écorche et qui, malgré cela, continue à grossir. Je la vois trois jours après l'apparition de celui-ci, et je reconnais une pustule maligne. L'escarre est petite, lenticulaire, jaunâtre, superficielle, l'aréole vésiculaire bien dessinée; la tumeur charbonneuse peu développée est cependant très-appréciable, et une tuméfaction mollasse s'est emparée de la joue, de la paupière inférieure et de la région sous-maxillaire. La peau n'a pas changé de couleur : la malade affaiblie est couchée, elle se plaint de malaise, de céphalalgie, n'a plus d'appétit et a mal dormi la nuit dernière. Ces accidents généraux ont commencé il y a environ trente-six heures. N'ayant sur moi aucun caustique, et la commune étant éloignée de plus de deux lieues de mon domicile, je résolus de détruire le charbon avec le cautère actuel. Pour cela, je choisis une broche de fer de moyenne grosseur que je fis rougir, et, avec la pointe, je cautérisai assez fortement pour détruire l'escarre et une certaine quantité de tissus sous-jacents, ce qui fut très-douloureux. Le lendemain, les accidents s'arrêtèrent, et, au bout d'une semaine, la malade était guérie ; l'escarre se détacha sans suppuration et laissa une cicatrice rouge, étroite et légèrement saillante, mais peu difforme.

Si tous les cas réussissaient aussi bien que celui-ci, le cautère actuel semblerait le moyen préférable; mais il faut remarquer que la dame D... n'avait qu'une légère pustule maligne et que l'action destructive la plus superficielle a suffi pour s'en rendre maître; en aurait-il été ainsi si le gonflement eût été énorme, l'escarre large et profonde?

Si on croyait devoir mettre en usage, pour un motif quelconque, le fer incandescent et qu'on n'eût pas de cautères avec soi, il vaudrait mieux choisir une tige métallique un peu grosse qu'une petite tringle, parce qu'il serait nécessaire de faire rougir et d'appliquer plusieurs fois cette dernière, en raison de son peu de volume pour truire le mal.

Des caustiques ou cautères potentiels.

Déjà Celse parle de médicaments qui brûlent, *quæ adurunt;* mais ce n'est qu'un grand nombre de siècles après cet élégant écrivain, quand l'alchimie, dans ses recherches du grand œuvre, de la pierre philosophale, eut découvert beaucoup d'agents de cette nature, qu'on mit surtout en usage les *cautères potentiels*, ainsi désignés parce qu'ils renferment en eux la *puissance* de brûler, de détruire les chairs, sans qu'on la leur communique comme au métal.

Les caustiques sont de deux genres : liquides ou solides.

Caustiques liquides. — Ils sont assez nombreux. On s'est servi, et certains d'entre nous se servent encore des acides sulfurique, nitrique, du nitrate acide de mercurce, du sel de tartre par défaillance ou potasse caustique dissoute par l'humidité de l'air, du beurre d'antimoine liquide. Énaux et Chaussier lui donnaient la préférence ; Boyer, quoique lui préférant la potasse caustique, l'employait également ; le sel d'antimoine était encore fortement recommandé au commencement de ce siècle par Bidault de Villiers.

Tous ces liquides brûlants s'appliquent sur les chairs vives après ou avant l'ablation de l'escarre; on les fait quelquefois même pénétrer à travers des incisions pratiquées autour du charbon, incisions contre lesquelles je me suis élevé plus haut. Pour s'en servir, on en imbibe de petits bourdonnets de charpie ou d'étroites rondelles d'agaric qu'on place sur le mal; on les recouvre de quelques plumasseaux et on maintient le tout avec un morceau de sparadrap ou un bandage approprié, suivant le besoin.

Mais ces genres de caustique, d'une application délicate, souvent difficile, sujets à des bavures fâcheuses, sont les moins usités, et je n'y recourrais, pour ma part, que si je n'en avais pas d'autres à ma disposition ; peut-être même qu'alors je préférerais encore le fer rouge.

Caustiques solides. — Ceux-ci sont aujourd'hui bien plus fréquemment mis en pratique. Les principaux sont : le nitrate d'argent ou pierre infernale qui, malgré son nom effrayant, est plutôt un modificateur qu'un destructeur de tissus vivants, où au moins il faut qu'il reste longtemps appliqué pour produire la mortification, encore l'escarre est-elle sèche et met-elle obstacle à une nouvelle pénétration de ce sel ; aussi son usage doit-il être banni du traitement de la pustule maligne. Je l'ai conseillé toutefois en badigeonnage dans l'œdème malin ; dans ce cas, il ne peut être qu'un simple excitant ou un *substitutif*. Le chlorure de zinc n'est employé que par bien peu de médecins. Quant au caustique Filhos et à la pâte de Vienne, un plus grand nombre s'en servent ; ces derniers agents n'agissent guère que par la potasse qu'ils renferment, leur mode d'application n'a rien de particulier, et on peut en tirer un bon parti ; mais deux caustiques solides se disputent principalement aujourd'hui la prééminence dans notre Beauce : ce sont le *sublimé corrosif* et la *potasse caustique ;* je ne parlerai donc spécialement que de ces deux moyens.

Sublimé corrosif. — Le sublimé ou deuto-chlorure mercuriel était l'agent secret qu'employaient les médicastres les plus intelligents ; c'est de leur pratique, si je puis parler ainsi, qu'il a pénétré dans la médecine régulière, et bien que je le regarde comme inférieur à la potasse, j'avouerai cependant que c'est un des meilleurs moyens que le traitement topique ait à sa disposition pour anéantir la pustule charbonneuse, et je lui accorderais la seconde place.

Beaucoup de praticiens de Beauce, ceux de Chartres et de Châteaudun, s'en servent presque exclusivement, soit en poudre, soit en fragments cristallins un peu plus grossiers. Voici comment on procède : après avoir ouvert les vésicules et enlevé l'escarre, comme je l'ai indiqué, on met une pincée de cette substance en poudre, plus ou moins fine au fond de la plaie, qui doit être abstergée de sang et on recouvre de sparadrap, d'onguent Canet ou de la Mère, appliqué sur un linge, puis on maintient le tout avec un bandage approprié.

Quelques médecins, M. Raimbert entre autres, placent d'abord sur le mal dont on a extirpé l'escarre, un morceau de sparadrap troué suivant la demande et mettent ensuite le sel mercuriel sur l'ouverture, puis par-dessus un second morceau entier de toile emplastique. On peut, de cette manière, borner l'action du caustique, comme lorsqu'on applique un cautère. Ceux qui pratiquent des incisions mettent souvent dans celles-ci une certaine quantité de poudre mercurielle ou encore en répandent sur la peau des phlyctènes préalablement enlevées et même sur la peau sèche qui avoisine le bouton malin.

L'escarre se forme au bout de plusieurs heures; elle est grise, sèche, de forme en général irrégulière et dépasse sensiblement les chairs sur lesquelles le sublimé a été appliqué. Je l'ai vu déterminer une mortification de la largeur de la main; la plaie qui en résulta alors mit plusieurs mois à guérir : sans doute la substance avait été trop peu ménagée. (Obs. XXVI.)

Le plus souvent un cercle de vésicules isolées, contenant parfois une sérosité purulente, se forme autour des chairs sphacélées ; la mortification pénètre à quelques millimètres au-dessous des téguments, suivant au reste a quantité de sel hydrargyrique employé, et la peau du 'oisinage prend une teinte rosée plus ou moins vive; il i'y établit un travail inflammatoire franc.

Il faut, du reste, de l'habitude et une certaine habiété pour manier convenablement ce caustique; sans cela n est exposé à aller beaucoup au delà des limites qu'on 'est tracées et à amener des suites d'une longueur in-alculable, ainsi que des difformités bien plus hideuses ou lus nuisibles qu'elles n'eussent dû être. Mais ce n'est pas out, et quoi qu'en disent les praticiens qui l'emploient, 'absorption de ce subtil poison, si facile dans certains as et chez certains sujets, peut très-bien avoir lieu et ne as toujours se borner alors à produire une salivation plus u moins intense, ce qui est déjà un fort désagrément. Obs. XIV et XXXIII de M. Raimbert.) Si, en effet, une uantité plus considérable de sel mercuriel passe dans 'organisme, la mort elle-même ne peut-elle pas arriver, idée surtout qu'elle est par le virus charbonneux? Quel era alors l'homme assez perspicace pour faire la part les symptômes toxiques propres au charbon et au sublimé? La grande mortalité citée par le médecin de Châteaudun (17 sur 48) n'en serait-elle pas une preuve, car our mon compte, n'employant jamais le chlorure mercuriel, je n'ai vu à aucune époque le charbon faire autant de victimes sur un nombre égal de malades, et je ne sache pas, du reste, qu'il y ait une grande différence entre le mal observé à Châteaudun ou à Étampes. Nous levons surtout craindre ce résultat quand nous voyons Pibrac, dans son mémoire sur le sublimé inséré au quatrième tome des *Mémoires de l'Académie royale de chirurgie*, citer des cas d'empoisonnements terribles arrivés sous l'influence de l'usage externe de cette substance; on a objecté qu'il ne s'agissait pas là de maladies charbonneuses; la preuve n'en est que plus convaincante, puisqu'on ne peut attribuer la terminaison fatale à un autre venin circulant simultanément dans l'organisme, comme on peut toujours le dire quand il y a charbon. Énaux et Chaussier signalent également les dangers de ce sel caustique. Il se pourrait donc fair eque la mortalité considérable observée par M. Raimbert ne fût pas entièrement due au virus charbonneux.

Potasse caustique. — De tous les agents capables de détruire la pustule maligne, la potasse caustique est celui que je préfère.

Il existe deux manières de l'employer : ou bien comme beaucoup de médecins, — car un grand nombre s'en servent et s'en sont toujours servis, — on place sur le centre du bouton malin, qu'on ait ou non enlevé l'escarre, un morceau de cet alcali proportionné à la cautérisation qu'on veut produire, puis on couvre le tout d'un morceau de sparadrap. Employée de cette manière, son action est fort irrégulière et mérite le même reproche que le sublimé sous le rapport de l'escarrification; peut-être même a-t-elle encore davantage d'inconvénients que ce dernier, car si le mal siége sur une surface plus ou moins verticale étant très-avide d'humidité, la sérosité des vésicules, celle que l'irritation y fait affluer, délaye la pierre ; de là des escarres larges, anfractueuses, avec bavures et traînées, difformes et plus ou moins douloureuses ; quelquefois même les parties malades n'ont été atteintes que d'une manière tout à fait insuffisante par l'agent cathérétique. Il est vrai qu'on pourrait, comme pour établir un cautère, percer un premier morceau de sparadrap pour y placer le fragment de potasse, entourer celui-ci de ouate afin d'en absorber la partie diffluente et le recouvrir d'un second emplâtre plus grand et entier. Mais on ne ferait qu'atténuer les inconvénients de ce mode d'emploi sans les empêcher tout à fait.

Cautérisation potassique par dilution.

Frappé de ces inconvénients dès le début de ma pratique, j'imaginai un procédé de cautérisation avec la potasse que j'emploie également contre une foule de petites tumeurs et que, dans un mémoire spécial, j'ai désigné sous le nom de *cautérisation par dilution*, parce qu'il consiste à délayer, à former une sorte de magma des tissus désorganisés en promenant circulairement l'alcali sur les parties malades, ce qui se fait séance tenante. Voici comment je procède pour la pustule charbonneuse :

Le malade étant assis ou couché, suivant son état de souffrance, la partie sur laquelle repose le bouton dans une position qui se rapproche le plus de l'horizontale, je saisis un cylindre de potasse bien sec avec des pinces à pansement ou je le place dans un porte-pierre; j'ai soin de l'affiler si le mal est très-étroit et peu développé, puis je le promène circulairement sur la petite escarre et la couronne de vésicules qui la circonscrit ; celles-ci ne tardent pas à se rompre et dissolvent une quantité suffisante de pierre à cautère qui, pénétrant dans les chairs, les désorganisent ; le mouvement de friction circulaire ne tarde pas à les désagréger et à les réduire à l'état de détritus grisâtre, qui se rassemble circulairement sur le bord du petit fonticule qui est creusé de cette manière. Je continue, en général, jusqu'à ce que le fond de l'excavation, qui peut avoir deux ou trois millimètres ou un peu plus, soit rouge et même fournisse un peu de sang, ce qui, dans les cas légers, n'est pas toujours nécessaire. L'espèce de magma résultant de la dissolution des tissus organiques qu'on a obtenue par ce procédé, contient nécessairement une assez grande quantité d'alcali caustique et deviendrait bientôt très-diffluent ; pour éviter les bavures qui se feraient alors et détermineraient des traînées d'escarres sur les parties saines, à l'aide d'un linge, ou simplement du mouchoir du patient, j'essuie ce détritus avec la plus grande attention au fur et à mesure qu'il se produit.

Quand l'escarre a envahi la plus grande partie de la peau, elle est sèche, coriace et ne se laisse pas entamer facilement ; alors, à l'aide d'une lancette à tranchant bien affilé, j'en enlève une suffisante quantité de couches (deux ou trois au plus) pour que la pierre morde facilement. Il arrive quelquefois qu'une partie des tissus mortifiés est si réfractaire à la dissolution, que cette portion forme au milieu et au fond de la petite excavation une sorte de pyramidion, que j'enlève encore de la même manière avec la lancette.

Dans les cas assez rares d'ailleurs où il n'y a point du tout de vésicules, on pourrait, à la rigueur, mouiller légèrement la potasse ; mais celle-ci est si avide d'humidité, qu'alors même, après plusieurs frictions, l'irritation qu'elle produit a amené une sorte de sécrétion séreuse suffisante pour que l'alcali puisse perforer le derme et atteindre le tissu cellulaire sous-cutané. L'opération marche d'autant plus vite qu'on a pénétré plus profondément.

Le petit écoulement de sang noirâtre dont j'ai parlé plus haut se borne le plus habituellement à teindre légèrement le détritus des chairs ; dans quelques circonstances, fort rares, il pourrait être d'une certaine abondance, mais le moindre pansement suffirait alors pour l'arrêter.

Lorsque la mortification propre à la pustule est très-mince, pelliculaire, et quand il n'y en a pas encore, il n'est même pas besoin de creuser un fonticule dont la cicatrice est toujours un peu difforme malgré sa régularité ; après quelques instants, on a obtenu une escarre de quelques millimètres d'un jaune brun et entière. Dans ce cas encore, il faut essuyer l'excédant de potasse dissoute qui a une très-grande tendance à couler.

Si j'ai affaire à une petite pustule maligne, qu'elle siége au visage par exemple, j'ai soin d'affiler, comme je l'ai dit, le crayon potassique, afin d'éviter une difformité pénible et inutile.

Obs. XLIX. *Pustule maligne du bout du nez traitée avec le crayon de potasse apointé. Guérison sans difformité sensible.* — La jeune femme d'un équarrisseur se présente à l'hôpital ayant au beau milieu du lobe du nez, tout à fait sur la ligne médiane, une petite pustule maligne datant de trois jours. L'escarre, de deux millimètres, est mince, jaune et parcheminée, les vésicules environnantes petites, le gonflement du nez peu marqué, nul engorgement des ganglions sous-maxillaires ou parotidiens. La peau autour du bouton est un peu rouge et luisante. Cette femme éprouve un peu de mal de tête et n'est pas à son aise. Une cautérisation faite avec peu de ménagement et par tout autre procédé eût certainement déterminé une difformité des plus pénibles. Il suffit, à l'aide d'un crayon pointu, de brûler, durant quelques instants, et dans une étendue circulaire ne dépassant pas trois millimètres, sans même être obligé de creuser de fonticule. Les accidents s'arrêtèrent immédiatement, et cette personne n'est nullement défigurée. On remarque aujourd'hui, après deux années écoulées, qu'elle a eu comme un grain de variole sur le bout du nez.

Obs. L. *Pustule maligne de la paupière supérieure fort petite, traitée par le crayon affilé et guérie, sans cicatrice apparente.* — Un jeune garçon de 8 ans, habitant dans le voisinage d'une mégisserie, est atteint à la paupière supérieure, près du grand angle de l'œil, d'un petit bouton démangeant. Je le vois deux jours après l'apparition de ce petit mal, et je reconnais une pustule maligne débutante, caractérisée par une escarre jaune foliacée, d'un millimètre à peine, entourée d'une vésicule circulaire transparente. Un gonflement œdémateux qui gêne l'ouverture de l'œil s'est emparé de la paupière ; il est tout à fait pâle. Je cautérise à l'aide d'un crayon de potasse bien affilé avec toutes les précautions possibles, de manière à former une escarre de deux à trois millimètres. Le gonflement augmente encore pendant deux jours, l'œil se ferme complétement, quelques symptômes généraux se manifestent ; mais vers le cinquième jour, tout s'améliore, et ce petit garçon, qui aujourd'hui est un grand jeune homme, n'a conservé de ce mal qu'une cicatrice analogue à celle d'une pustule variolique qu'il faut regarder de près pour la voir.

Avec le sublimé, il eût été absolument impossible de laisser dans les deux cas précédents aussi peu de traces, quelque ménagement et quelque habileté qu'on ait mis dans son emploi.

Quelle que soit l'étendue de la mortification cutanée,

il me paraît nécessaire de détruire la partie de la peau encore vive sur laquelle repose le cercle vésiculaire, en proportion, du reste, de la grandeur de la pustule maligne elle-même. Il est bien entendu que la désorganisation artificielle doit dépasser également l'escarre naturelle de quelques millimètres, dans le sens de la profondeur.

Si je crains même qu'elle n'ait pas été suffisante, je laisse au fond de l'excavation un petit morceau de potasse, qui ne doit guère excéder la tête d'une forte épingle, et qui achève la destruction du mal.

Sitôt la cautérisation achevée, je mets sur l'escarre une petite rondelle d'agaric bien moelleux, un peu plus étendue que celle-ci ; elle ne tarde pas à y adhérer de telle sorte, que des compresses mouillées même ne la détachent pas habituellement, et qu'elle tombe avec les chairs mortifiées, faisant corps ensemble. S'il n'existe pas de tuméfaction, que le malade soit à peu près dans son état normal, c'est là le seul pansement que j'emploie, il ne le gêne ni ne l'empêche en rien de continuer son travail. J'y trouve l'avantage de n'avoir pas besoin d'emplâtre, de bandage d'aucune sorte, de garantir la petite plaie du contact de l'air, et surtout d'absorber complétement les restes de caustique qui, malgré tous les soins possibles, pourraient s'échapper et couler sur la peau voisine.

Jamais, dans les innombrables cautérisations que j'ai pratiquées, je n'ai vu d'accidents se produire par l'atteinte des organes importants sur lesquels le bouton aurait pu se développer ; la plus petite réflexion en donnera la raison : d'abord la mortification naturelle ne dépasse guère la peau, et, dans les cas intenses, le gonflement, dû surtout à l'engorgement du tissu cellulaire sous-cutané, éloigne les téguments des parties importantes, dont la blessure serait grave : vaisseaux, nerfs, trachée, œil, etc. Ce gonflement est d'autant plus développé même que ces organes, qui ne changent pas de place en pareil cas et éprouvent plutôt un refoulement interne, sont eux-mêmes normalement plus superficiels, parce que le tissu connectif qui les unit à la peau est très-lâche, à larges mailles et plus susceptible d'enflure, de sorte qu'il n'y a alors même aucune chance de les atteindre. Si, au contraire, la tuméfaction est nulle, on n'a besoin que d'un léger attouchement du caustique. Il faudrait être ou bien maladroit ou bien imprudent pour déterminer ces lésions. Je dois cependant dire que j'ai vu l'œil atteint et détruit, mais c'était avec du sublimé appliqué sans ménagement.

Je laisse ordinairement intactes les phlyctènes éloignées de la pustule ; pourtant lorsque la partie sur laquelle celle-ci s'est montrée n'est pas très-apparente, il m'arrive quelquefois de passer légèrement la pierre sur les bulles qui sont dans le voisinage de l'aréole vésiculeuse, ce qui, au reste, n'est pas indispensable.

La petite opération que je viens de décrire est assez douloureuse, mais la souffrance ne dure guère que peu de temps après son achèvement, à moins qu'on n'ait cru nécessaire de laisser dans la plaie un peu de potasse, alors même elle n'est pas longue. Elle a, du reste, entre autres avantages, celui de ne nécessiter aucun appareil effrayant, ce qui est bien d'une certaine importance.

Douze heures après la cautérisation, l'escarre artifiielle est d'un beau noir, un peu moins sèche et moins lure que celle de la pustule ; elle a envahi de deux à inq millimètres les chairs vivantes au delà des points ttaqués avec la pierre, et suivant l'intensité de l'action u'a demandée le mal. Elle est assez régulièrement arondie ; sa surface offre parfois comme des cercles conentriques onduleux, et au centre un petit renflement, ui est en rapport avec la mortification primitive. Elle st plus ou moins affaissée, eu égard aux parties voiines, suivant que le sphacèle spontané était plus ou noins étendu ; s'il n'a occupé qu'une partie de l'épaiseur de la peau, il n'y a qu'un léger enfoncement ; mais ce ernier devient, dans tous les cas, très-marqué, lorsque 'enflure continue à faire de rapides progrès. Le plus orlinairement, surtout si une tuméfaction d'une certaine mportance existait avant le traitement, l'escarre est séarée des parties vivantes de la peau par *un cercle vésiuleux*, entier, continu, grisâtre, formant un bourrelet l'un millimètre ou deux au plus de saillie, à surface lissée, renfermant une sérosité roussâtre, très-peu abonlante, infiltrée entre les lamelles épidermiques écartées. e bourrelet vésiculeux, qui, dans les cas légers, manque réquemment, ne ressemble pas à l'aréole vésiculaire aturelle, et se distingue très-facilement des bulles ou hlyctènes qui peuvent s'être soulevées autour de lui. l est le fait de la cautérisation, et cependant ne s'oberve après celle-ci que dans la maladie qui nous occupe. n dehors du cercle que je viens de décrire, les téguments ont le plus souvent pris une teinte plus vive qu'elle 'était auparavant, dans une étendue restreinte pourtant.

Cet avivement de la rougeur tient évidemment à l'action irritante de la potasse.

Lorsqu'il s'est agi d'une pustule peu étendue, l'escarre petite, étroite, mince, commence à se détacher d'abord par son pourtour après dix ou douze jours, puis une semaine après, un peu plus tôt, un peu plus tard, tombe tout à fait, entraînant avec elle le disque d'agaric, qui y est intimement adhérent. Il n'y a pas eu de trace de suppuration, et la solution de continuité, dans ces cas, a guéri comme une *plaie non exposée*, suivant l'expression de M. Jules Guérin. La cicatrice arrondie, un peu saillante dans le principe, d'un rouge foncé, d'autres fois briquetée, ne finit jamais par se déprimer plus tard d'une manière désagréable; après plusieurs années, elle prend une teinte blanche ou nacrée; je ne me rappelle guère l'avoir vue conserver une coloration brunâtre avec des points noirs, comme on le voit quelquefois avec le sublimé.

Dans les cas où la perte de substance est plus considérable, l'escarre, au bout de huit à dix jours, commence par se cerner sur ses bords, qui s'écartent des chairs vivantes, lesquelles rougissent et s'enflamment dans un certain rayon; une suppuration parfois fétide s'échappe, des bourgeons charnus se développent, soulèvent les tissus sphacélés, qui finissent par se détacher complétement au bout de trois, quatre ou cinq semaines, quelquefois même plus, lorsque la mortification est très-étendue. On ne doit pas attendre alors que tout soit tombé, mais enlever les parties flottantes avec des ciseaux. Lorsque la plaie est ainsi mise à nu, elle ne tarde pas à se déterger, et la cicatrisation se fait assez rapidement, si ce n'est dans les circonstances où la cautérisation a été portée très-loin, ou bien qu'il est survenu des escarres secondaires (Obs. XVI), ou quand la constitution du malade est plus ou moins viciée. (Obs. XXX.)

On doit penser que, dans ce second cas, la cicatrice pourra être plus grande, plus anfractueuse, plus vasculaire même que dans le premier. Je dirai encore ici que je ne l'ai vue, en aucune circonstance, enfoncée, adhérente aux os, comme après l'application de sel mercuriel, dont il est impossible de diriger l'action, ainsi qu'on peut le faire avec la potasse par la méthode de dilution.

Bien qu'on ait attaqué vivement une pustule maligne naissante, et sans aucuns symptômes internes encore bien manifestes, il peut arriver pourtant que les accidents, tant locaux que généraux, continuent leur marche ascendante et qu'ils puissent même déterminer la mort. (Obs. VII.) Le fait est rare sans doute, car dans ces cas la destruction du bouton d'où émane le virus met fin le plus ordinairement à toute absorption possible, et à l'extension locale de ce bouton malin lui-même; mais si vous êtes appelé quand déjà une tuméfaction plus ou moins considérable s'est développée, que des symptômes d'intoxication existent, il est, on peut dire assez rare que le mal n'aille plus au delà du point où vous l'avez trouvé, et cela malgré une cautérisation énergique. Les symptômes généraux et locaux pourront alors suivre leur progression comme si vous n'aviez rien fait; il est utile qu'on en soit averti et qu'on en prévienne même le malade ou ses parents; il ne faut pas d'ailleurs s'en trop effrayer; ainsi donc le gonflement prend un accroissement considérable, son centre durcit, se couvre de phlyctènes, le malaise augmente, le pouls devient petit, des vomissements surviennent, etc., etc. Tout cela tient évidemment à ce qu'une certaine quantité de venin absorbé circulait déjà au sein de l'économie, quand vous avez été appelé à secourir le patient, et à ce que vous n'avez pu atteindre cette portion du virus avec vos agents externes; il ne vous a été possible, en détruisant le centre d'où il émanait, que d'en empêcher de nouvelles portions de se répandre dans l'organisme. Si la dose était déjà trop forte, vous n'y pouviez rien, seulement on ne le sait que par l'événement; mais quelque loin qu'aillent les phénomènes morbides subséquents, il ne faut jamais se désespérer, témoin les Obs. XXI, XXIV, XXXII et tant d'autres; il ne faudrait pas non plus, sous prétexte que vous avez brûlé et bien brûlé le charbon, croire que la mort soit impossible, l'événement pourrait venir vous donner un triste démenti.

Pour obvier à cette aggravation du mal qui s'effectue bien que vous ayez dûment appliqué le caustique, on pratique ce qu'on appelle des *cautérisations secondaires*. Quand devra-t-on recourir à celles-ci?

Cautérisations secondaires.

La plupart des auteurs, et je dois dire le plus grand nombre des praticiens recommandent de les mettre en usage tant que la maladie n'est pas enrayée, dût-on y revenir à trois ou quatre reprises différentes et même

lus. Pour mon compte, je pense qu'il faut être excessive-
ient sobre de ces escarrifications nouvelles, car quelque
;pétées qu'elles soient, elles enrayeront bien difficilement
n appareil morbide, qui bien que de plus en plus me-
açant n'est que le résultat, comme je l'ai dit plus haut,
e la quantité de virus absorbé, contre lequel vos moyens
caux sont actuellement sans efficacité aucune; et si vous
vez bien et suffisamment détruit le foyer d'infection,
oncentré dans la pustule et ses environs immédiats, vous
vez fait tout ce que vous deviez, tout ce que vous pouviez:
ue votre esprit et votre conscience soient donc en paix,
uoi qu'on dise; en effet, si l'événement est fatal, atten-
ez-vous à vous voir accuser d'impéritie. Irez-vous, sous
rétexte d'enlever l'aliment à l'intoxication générale,
étruire tous les tissus couverts de phlyctènes ou plus
u moins endurcis et tuméfiés? Alors si le mal fait encore
es progrès, il faudrait pour être conséquent anéantir
utes les parties, siége du gonflement œdémateux, qui, lui
ussi, est bien de nature septique; et où vous arrêteriez-
ous? Pour moi, toutes les fois que j'ai brûlé suffisam-
ent le bouton et les chairs vives à quelques millimètres
u à un centimètre ou deux de celui-ci, suivant la gra-
té du cas, je n'y reviens pas. Il faudrait, pour cela, que
uelques parties du charbon m'eussent évidemment
chappés; j'évite ainsi les affreuses difformités pou-
ant aller même jusqu'à de fâcheuses infirmités, que ne
anqueraient pas de produire de larges cautérisations
condaires, et je ne sache pas que ma pratique soit plus
alheureuse que celle de mes confrères qui agissent
utrement.

Lorsque vous vous croyez obligé d'en revenir à la cautérisation, le procédé est exactement le même que pour la première fois ; mais je ne saurais encore trop recommander de soins et de prudence pour éviter qu'il n'échappe sur les parties de peau voisines et auxquelles vous ne voulez pas toucher, quelques parcelles de caustique : elles produiraient avec la plus grande facilité une mortification absolument inutile.

Pansement et soins après la cautérisation.

La cautérisation achevée, tout n'est pas fini : deux indications restent encore à remplir pour achever le traitement local de la pustule maligne. Ces indications sont de faire disparaître, ou au moins d'aider la disparition du gonflement et des accidents développés autour du mal, et ensuite de conduire le plus promptement possible la plaie jusqu'à parfaite cicatrisation. On peut donc distinguer ces soins en *consécutifs immédiats* et *secondaires.*

Soins consécutifs immédiats. — Après la cautérisation, s'il n'y a nul gonflement et point d'accidents généraux, je ne fais aucun pansement ; à proprement parler, la rondelle d'agaric ne peut guère être considérée comme tel, avertissant bien le malade de me revenir voir s'il apparaît quelque symptôme plus grave.

Si l'enflure est médiocre, on peut se contenter d'applications chaudes de laine ou de ouate, et éviter le contact de l'air.

Quand, au contraire, la tuméfaction a pris un grand développement, que l'appareil morbide est intense et que le patient est obligé de garder le lit, dans le but de favoriser la résolution du gonflement et même d'exciter une inflammation franchement phlegmoneuse, un érythème artificiel, on couvrira les parties malades de compresses de décoctions de sureau ou de quinquina, animées d'alcool camphré, une ou plusieurs cuillerées à bouche par verrée, suivant la gravité du mal. On a aussi conseillé l'eau blanche, l'eau salée, la solution de sel ammoniac, les différents chlorures, etc. Je pense que les premières suffiront toujours. Dans les saisons froides, il faut recouvrir avec soin l'appareil d'étoffes de laine, et se contenter même de coton cardé, si on ne peut pas empêcher les pièces de pansement de se refroidir. Je me suis bien trouvé, dans quelques cas, de saupoudrer les parties tuméfiées et que je voulais animer, d'une très-légère couche de farine de moutarde fine, qu'il faut bien égaliser, car une trop grande quantité ne manquerait pas de produire, aux environs de la pustule surtout, des escarres plus ou moins larges, en raison de l'extrême facilité avec laquelle la peau se mortifie dans ce genre de maladie.

Soins ou pansements consécutifs secondaires. — Ceux-ci consistent en pommades ou onguents, simples d'abord, puis plus ou moins détersifs, à l'époque où l'escarre se détache et où la plaie se cicatrise. Ainsi, au début, on se contentera de cérat, de pommade de concombre, d'axonge; plus tard on aura recours, pour exciter les bourgeons charnus, au styrax, à l'égyptiac; il sera souvent nécessaire de réprimer leur végétation trop considérable avec la pierre infernale, ou à l'aide de quelques poudres cathérétiques, l'alun calciné entre autres. Il est bien entendu qu'on ne peut guère s'occuper de la plaie qu'alors que le gonflement et tous les symptômes charbonneux proprement dits sont passés.

Chacun sait qu'il est quelques sujets chez lesquels l'application de certains onguents, de certaines matières emplastiques appliquées sur la peau produisent des éruptions vésiculeuses qu'on confond quelquefois avec l'érysipèle. A la suite de la pustule maligne, ce fait n'est pas rare, en raison surtout de la longueur que la plaie met quelquefois à se boucher; ces éruptions s'étendent assez souvent sur toute l'enveloppe cutanée et apparaissent fréquemment aussi par poussées successives, qui peuvent durer plusieurs mois et même plus longtemps encore. Elles effrayent en général beaucoup les malades, et dans le commencement on a quelquefois de la peine à les dissuader qu'il n'y pas là quelque chose de charbonneux en raison des petites vessies développées sur les points malades du tégument externe, surtout si c'est non loin de la plaie encore ouverte.

Obs. LI. *Pustule maligne dont la plaie est pansée avec du styrax, lequel détermine un eczéma artificiel et général, dont les vésicules très-grosses ont quelque ressemblance avec celles de certains charbons.* — Le sieur S..., cultivateur à Bouville, est atteint d'une pustule maligne grave au côté gauche du cou; la cautérisation en triomphe, et la plaie, presque débarrassée de son escarre, se cicatrisait déjà, lorsque cet homme, pansé depuis huit à dix jours avec du styrax, est pris d'une vive démangeaison, avec rougeur comme érysipélateuse; apparition d'une multitude de petits boutons transparents, d'abord autour de la partie qui avait été le siége de son charbon. Il survient de la fièvre, l'appétit se perd, et cet homme croit être d'autant plus repris de son mal, que la peau, sur les points occupés par l'éruption, avait assez l'aspect de celle qui environne la pustule à un certain degré de développement. Cette éruption, de nature eczémateuse artificielle, ne tarde pas à s'étendre et à gagner le tronc, la tête et une partie des membres. Un traitement rafraîchissant, quelques laxatifs, l'application de poudres absorbantes inertes semblaient en avoir triomphé, lorsque, après quinze jours de repos, elle apparaît de nouveau sur tout le corps. Les choses se passent à peu près comme la première fois, et, durant trois mois, il eut encore trois ou quatre poussées plus ou moins généralisées. Après la disparition de cette affection tégumentaire, il conserva longtemps une simple démangeaison.

Lorsque, après la cessation des accidents propres au virus charbonneux, il survient des phénomènes de nature franchement inflammatoire, sub-inflammatoire et même gangréneuse, ils nécessitent un traitement topique approprié; mais je n'en parlerai point, parce que chacun sait quel genre d'applications nécessitent ces complications qui n'ont plus rien de spécial.

Art. 2. — Traitement local de l'œdème charbonneux.

Si le diagnostic de l'œdème malin est si difficile au début, on doit penser aussi qu'il n'est pas aisé d'y porter remède dans les premières phases de son existence; j'ajouterai même qu'on n'est souvent guère plus avancé, alors qu'il est apparu avec tous ses caractères charbonneux.

Quand il n'y a encore ni induration, ni phlyctènes, et c'est ce qui se voit souvent jusqu'à la fin, les escarres ellesmêmes n'ayant jusqu'ici été constatées qu'aux paupières, il semble qu'on n'ait d'autres ressources que de s'efforcer de changer le mode de vitalité morbide, d'amener par des agents plus ou moins excitants et légèrement cathérétiques une inflammation franche et substitutive ; aussi le badigeonnage avec un crayon de nitrate d'argent mouillé que je conseillais déjà en 1843, de légers sinapismes, la teinture d'iode renforcée d'iodure du même métalloïde, en badigeonnage aussi, ou tous autres moyens analogues, pourront être utiles ; mais si des bulles caractéristiques apparaissent, si des escarres se forment, je n'hésite pas alors à mettre le caustique en usage, et je l'emploie de la même manière que dans la pustule maligne ; seulement quand il n'y a pas d'induration analogue à la tumeur charbonneuse de la pustule, ce qui est toujours arrivé jusqu'ici, quand cette forme de charbon a été trouvée ailleurs qu'aux voiles oculaires, il faut autant que possible détruire toutes les parties sur lesquelles se trouvent ces vésicules, à moins qu'il n'en existe sur une trop grande étendue; dans ce cas on se contenterait d'attaquer les plus centrales, et celles qui auraient apparu sur le point où la tuméfaction s'est d'abord montrée. Ce serait peut-être le cas d'employer le fer rouge, soit en boutons, soit en raies ; il exciterait sans doute une inflammation plus vive et plus franche que les cautères potentiels ; c'est plutôt, au reste, d'après une vue spéculative que d'après l'expérience que je donne ce conseil, n'ayant jamais mis ce moyen en pratique. Un fait rend sans doute l'œdème charbonneux bien plus grave que la pustule maligne, c'est que le virus y est plus disséminé, et plus facile à absorber en grande quantité que dans la seconde, où il se trouve durant un certain temps concentré dans un bouton très-accessible et facile à détruire.

Le pansement et les soins consécutifs sont les mêmes dans l'œdème malin, que dans la pustule charbonneuse.

Parallèle entre la cautérisation potassique par dilution et celle pratiquée par le sublimé corrosif.

Je suis tellement convaincu de la supériorité de la cautérisation par la potasse, telle que je la pratique, elle m'a donné de si bons résultats, que je n'ai pu m'empêcher d'établir ici un parallèle entre l'action de cet agent désorganisateur et celle du sublimé. Ce sont, en effet, sauf des exceptions rares, les seuls caustiques mis en usage par les médecins de la Beauce.

Peut-être mes raisons ne convaincront-elles pas entièrement les honorables confrères qui font autrement que moi; mais s'ils veulent bien, dans quelques cas, essayer un moyen si précieux, j'espère qu'alors les résultats seront plus éloquents que tout ce que j'aurai pu dire.

Je tâcherai de résumer ce parallèle dans les quelques propositions ci-dessous :

1° Avec le sublimé, abandonné sous un emplâtre alors même qu'on aura mis celui-ci double et que le premier aura été percé d'une ouverture limitative, on agit sans presque savoir ce qu'on fait; le moindre mouvement du malade est susceptible de déranger l'appareil, et la cautérisation peut alors ou être incomplète, ou s'adresser à des tissus parfaitement sains. Il en serait de même de la potasse, si elle était appliquée suivant ce procédé. Dans le mien, au contraire, je dissous à mon gré les chairs qui doivent être détruites, et j'atteins, séance tenante, la profondeur et la largeur voulues. La cautérisation, au lieu d'être faite en aveugle, est dirigée par l'œil et l'intelligence.

2° Il faut nécessairement une certaine habitude, de l'expérience dans le maniement du sel mercuriel, et même l'avoir vu employer pour s'en servir convenablement soi-même ; sans cela on s'expose à produire d'affreuses mutilations, comme j'en ai vu des exemples, entre autres celui de l'Observation XXVI. La moindre lecture attentive de la description de ma méthode par dilution à l'aide de la potasse rendra son application aussi facile que si on l'employait de longue main à cause de sa simplicité, et parce qu'avec elle, il ne s'agit pas d'à peu près, comme dans le dosage du sublimé.

3° L'alcali potassique ne peut jamais causer d'accidents toxiques ; il n'en est pas de même du bi-chlorure hydrargyrique, qui, au dire de ses adhérents mêmes, produit quelquefois la salivation et peut par conséquent avoir des résultats plus graves, comme l'a fort bien démontré Pibrac et comme le pensent Énaux et Chaussier. Quant à la dénégation des médecins qui donnent la préférence à ce dernier sel, sans doute elle est de bonne foi ; mais comment analyser les symptômes d'empoisonnement propres à chacun de deux agents vénéneux circulant en même temps dans l'organisme, alors que ces deux poisons engendrent des désordres analogues? Qui pourra jamais les différencier?

4° Dans ma manière d'agir, appareil simple, pas d'instrument tranchant, une pince, un crayon de potasse, un petit morceau d'agaric et un linge pour essuyer ; au plus une lancette que je n'exhibe qu'au besoin. Ces considérations n'ont que peu d'importance, je le sais, auprès de certains chirurgiens, habiles d'ailleurs, mais qui ont l'habitude de s'entourer d'un effrayant arsenal. Pour mon compte, j'ai une telle persuasion de leur influence que je suis convaincu que c'est ce qui a bien longtemps, dans nos pays, éloigné les malades de la médecine régulière, les médicastres se vantant d'avoir des secrets infaillibles et très-inoffensifs, un emplâtre par exemple; et la simplification du traitement que j'ai institué n'a peut-être pas été pour peu dans la disparition de ces empiriques. Tous ceux qui se servent, au contraire, du caustique mercuriel ont l'habitude avant de l'appliquer de faire des scarifications, des taillades plus ou moins profondes dans les chairs voisines, pour l'y faire pénétrer : de là de l'effroi, de la douleur, des hémorrhagies veineuses parfois difficiles à arrêter. Le sang et les liquides séreux dissolvant le sel, il peut encore survenir une extension imprévue de mortification.

5° Bien qu'on puisse peut-être ne pas regarder la proposition suivante comme tout à fait démontrée, néanmoins je suis persuadé pour mon compte qu'indépendamment des désordres ultérieurs bien moindres, j'obtiens une plus faible mortalité qu'avec le sublimé corrosif. En effet, la pustule maligne doit offrir à peu près le même danger dans notre pays, qui est au nord-est de la Beauce, que dans le Dunois, qui est à son sud-ouest. Eh bien, le médecin de Châteaudun, dans un relevé de 48 cas, qui est un des plus considérables de cette nature qui ait encore été produit, accuse 17 décès, et tous ou presque tous ont été traités avec la substance hydrargyrique. Pour mon compte, dans les années où la maladie a été la plus mauvaise, je n'ai jamais vu une telle mortalité; ainsi en 1859 où le charbon a été plus malin qu'à l'ordinaire, nous n'avons perdu à Étampes, tant en ville qu'à l'hôpital, que 8 malades. Encore parmi ceux qui ont succombé, 2 ou 3 arrivaient-ils de la campagne, et bien que le nombre des cas où le mal a guéri, n'ait pas été noté, je pense qu'on peut sans exagération le porter à une soixantaine soit dans notre cité, soit dans ses environs immédiats. La proportion des morts aux guérisons aurait donc été à peu près de 1 sur 7 $^1/_2$. On observe quelquefois des séries bien plus heureuses, où sur 12, 15 et même plus, on ne voit pas un seul décès.

6° Que ce soit le propre du sublimé, ou que cela dépende de la manière dont on l'emploie, toujours est-il qu'indépendamment de la largeur des cicatrices et de leur irrégularité, celles-ci sont encore bien plus profondes qu'à la suite de l'application de la potasse, et de plus, avec le sel mercuriel, on les voit quelquefois devenir adhérentes aux os, ce que je n'ai jamais observé avec cette dernière. J'ai cru remarquer en outre qu'elles étaient bien plus susceptibles de prendre par la suite une teinte brunâtre générale ou piquetée, qui avec l'alcali fixe est fort rare. En voyageant dans les pays de Beauce, où l'emploi du deutochlorure est habituel, on est souvent frappé des difformités considérables, suites de charbons, qu'on y rencontre.

7° On a dit que, l'escarre du sublimé étant sèche, elle

avait l'avantage d'empêcher une plus grande quantité de ce composé de pénétrer plus profondément, et qu'il n'y avait par conséquent rien à redouter dans le cas où la pustule maligne siégerait sur des organes importants, — vaisseaux, conduits, nerfs, etc., — qu'avec des caustiques à escarre molle, ceux-ci pouvaient au contraire être gravement lésés. J'ai déjà dit que sur les 800 ou 900 pustules malignes que j'ai été à même de traiter, je n'avais jamais observé d'accidents de ce genre, parce que si des organes qu'il importe de ménager sont superficiels, il existe toujours entre eux et la peau un tissu lamelleux d'une laxité extrême, que la tuméfaction énorme qui s'en empare dans les cas graves les éloigne considérablement de la surface tégumentaire, et qu'il suffit constamment alors d'attaquer une couche de chairs qui est loin d'aller jusqu'à eux; que dans les cas légers, s'il n'y a point de gonflement, la cautérisation la plus superficielle détruit le mal; que d'ailleurs avec la potasse on peut toujours mesurer de l'œil la profondeur où on désire atteindre et qu'on sait d'un autre côté jusqu'où l'action ultérieure du caustique pénétrera. La préférence donnée au sel mercuriel sous ce rapport n'a donc pas de raison d'être. Je n'ai jamais vu, à la suite de la cautérisation d'une pustule maligne, qu'une seule fois l'œil compromis, et c'était par le sublimé qu'on avait attaqué l'affection charbonneuse (1).

(1) Depuis que j'ai recommandé la méthode potassique par dilution, j'ai vu avec plaisir un certain nombre de confrères m'imiter, et même notre confrère le docteur Babault d'Angerville, dans son intéressante notice sur la pustule maligne la recommander spécialement. Au reste tous ceux qui l'ont mise en pratique m'ont dit s'en être bien trouvés.

Art. 3. — Traitement interne ou général des maladies charbonneuses externes.

Dans ces dangereuses affections la médication interne n'occupe que la seconde place; le mal étant d'abord extérieur, il importe en premier lieu de l'attaquer sur le point où il s'est développé, et c'est seulement dans sa seconde période et lorsque celle-ci n'a pu être prévenue qu'on est appelé à la mettre en usage.

Le traitement interne du charbon a pour but de combattre le virus septique circulant dans l'économie et d'aider les forces vitales à l'éliminer de l'organisme; aussi il est facile de comprendre qu'il doit se composer surtout de toniques et d'antiseptiques, d'*alexitères*, comme on disait autrefois.

Le venin toxique qui produit les deux espèces de charbons extérieurs étant le même, les moyens thérapeutiques que j'exposerai conviendront donc à tous deux, et l'œdème malin ne demandera pas dans ce cas un paragraphe à part.

Je rappellerai successivement et en peu de mots les principaux états de la période d'absorption, et j'exposerai ce que ma pratique m'a démontré comme étant le plus approprié à chacun de ces degrés.

Lorsqu'on est appelé pour un individu atteint de maladie charbonneuse, alors qu'aucun retentissement interne n'a encore eu lieu, le malade peut malgré la cautérisation continuer son régime de vie et même se livrer à ses occupations habituelles, sans inconvénient, en tenant chaudement la partie atteinte. Il faut lui conseiller toutefois de ne pas manquer de revenir vous voir s'il lui survient quelque indisposition et ne le pas perdre de vue autant que faire se peut.

Mais il n'est pas ordinaire qu'on vienne réclamer vos soins à la première période du bouton malin; presque toujours déjà, il y a du malaise, de la céphalalgie et une incapacité plus ou moins grande de travail. L'appétit est souvent perdu ou presque nul. La seconde période est alors commencée, bien qu'elle n'ait encore acquis qu'une intensité médiocre. Ce n'est guère qu'à ce moment que les pauvres patients s'inquiètent; jusque-là ils n'avaient généralement considéré leur bouton à apparence si trompeusement bénigne, que comme un bobo de très-minime importance, en raison surtout du peu de douleur qu'il leur occasionnait et du peu de gonflement qui l'accompagnait. Dans ce cas il faut de toute nécessité prescrire la cessation du travail, faire garder le lit, ou au moins la chambre, suivant les forces qui restent et la gravité des accidents. S'il n'existait que peu de malaise et qu'il fît beau, on pourrait cependant permettre, dans certaines circonstances, une petite promenade. L'alimentation se bornera à des bouillons ou à quelques potages. Pour boisson vous pourrez vous contenter d'eau rougie sucrée ou non. Il est rare qu'il y ait encore une fièvre intense et de la soif.

A un degré plus avancé d'intoxication, lorsque surviennent des nausées, des vomissements, que le pouls perd de son volume, devient fréquent, que la caloricité tend à diminuer, qu'il y a des faiblesses, des lipothymies, le lit doit être forcément gardé, on pourra, si la langue est chargée et que les vomissements soient bilieux ou non, administrer un vomitif, composé surtout d'ipéca, dont la dose variera, selon l'âge, de 2 grammes à 1 gramme et même moins; s'il s'agit d'un jeune enfant, le sirop de cette racine pourra suffire. Le vomitif fait souvent évacuer une très-grande quantité de bile et calme fréquemment les nausées et les vomissements spontanés. Quoique le plus ordinairement il existe de la constipation, peu de praticiens recommandent le purgatif; moi-même je m'en abstiens également, à moins que pendant la convalescence il ne reste une sorte d'embarras gastrique compliqué d'une difficulté d'évacuer plus ou moins grande. Simultanément on recommande les boissons toniques ou aromatiques, les plus au goût du malade, l'infusion de tilleul, de camomille, de feuilles d'oranger, de menthe, de mélisse, de thé, etc., prises chaudes et sucrées; on peut y mêler quelques gouttes de rhum ou d'eau-de-vie, l'eau rougie peut toujours être permise. S'il n'existe pas de refroidissement, et que le patient éprouve de la répugnance à boire chaud, on pourra lui donner ses boissons froides et y ajouter même un peu d'eau de Seltz artificielle, si elle lui plaît. Des bouteilles d'eau chaude ou un corps échauffé quelconque pourront être placés aux pieds, le long du tronc et des membres.

Quand on se trouve malheureusement en présence des symptômes graves qui constituent la phase la plus avancée de la seconde période, que le patient étouffe, qu'il est dévoré d'une soif ardente, que son pouls est irrégulier, d'une petitesse extrême ou insensible même, qu'il a le corps glacé et l'enveloppe cutanée de couleur bleuâtre, absolument comme s'il s'agissait du degré ultime du choléra indien, les toniques seuls et les boissons chaudes pourront convenir; elles sont souvent supportées en apparence, l'estomac, comme paralysé, ne pouvant plus expulser les liquides qui le surchargent; je fais assez souvent prendre alors du sirop d'éther pur ou mêlé avec partie égale d'élixir de Garus. Les potions les plus excitantes, avec les eaux distillées aromatiques, et soit de l'élixir de Garus, soit de l'esprit de Mendererus; en un mot toutes les substances portant à la peau et déterminant une vive excitation, devront être prescrites. On redoublera d'attention pour chercher à communiquer au malade une chaleur artificielle, et des sinapismes seront promenés sur les extrémités inférieures; en général ils sont peu sentis. Malgré tous ces soins, il serait peu sage de compter beaucoup sur la médication interne la plus active et la plus rationnelle en pareille circonstance; il est bien vrai que, dans ces cas extrêmes, des malades échappent contre toute attente, mais le fait est exceptionnel et rare. Cependant ce traitement doit être mis en usage jusqu'à la fin, puisqu'il n'y a rien de mieux à faire.

Tel est l'ensemble des moyens les plus généralement préconisés et mis en pratique de nos jours par presque tous les médecins pour combattre le virus charbonneux lorsqu'il a envahi la constitution. On conçoit que j'en ai plutôt indiqué le genre que les espèces elles-mêmes, et qu'il sera toujours plausible d'ajouter et de retrancher à ce que j'ai conseillé, suivant les habitudes ou les prédilections de chacun.

Dans les cas heureux, quand le pauvre patient se relève, que tous les symptômes graves s'amendent, qu'une salutaire réaction apparaît, il faut peu à peu éliminer les médicaments excitants, et bientôt même se contenter de boissons fraîches acidulées. L'alimentation ne doit pas être tardive, et du bouillon, du vin, doivent être administrés pendant même la période la plus aiguë du mal, à moins qu'ils ne soient rejetés constamment. On devra revenir progressivement et sans secousse au régime de vie habituel et au travail, en ayant soin de ne pas découvrir la plaie jusqu'à sa parfaite cicatrisation, comme je l'ai déjà recommandé.

Quelle qu'ait été l'intensité des phénomènes morbides, une fois le neuvième jour passé, le rétablissement survient rapidement ; mais il est souvent entravé par l'état local du mal, qui demande dans beaucoup de cas un temps très-long, plusieurs semaines, plusieurs mois, parfois, pour arriver à cicatrisation complète, ce qui varie au reste suivant la largeur de la plaie, l'âge, le tempérament du malade, la saison, etc.

Bien que je vienne d'exposer le traitement suivi aujourd'hui par la presque unanimité des médecins dans les pays à pustule maligne et notamment dans la Beauce, cependant, au siècle dernier, et il n'y a pas longtemps encore, pendant le règne de la médecine physiologique, les émissions sanguines générales ou locales étaient fréquemment et largement employées par presque tous les hommes de l'art; les guérisseurs seuls, en cela plus sages, n'y avaient pas recours. Cependant, à cette époque même elles étaient repoussées par des hommes éminents, entre autres Énaux et Chaussier, Boyer, etc. MM. Raimbert, Babault et beaucoup d'auteurs récents la rejettent également. Cependant, de nos jours, nous les voyons encore employées par quelques-uns d'entre nous; M. Sacken, de Nancy, entre autres, les préconise par-dessus tout.

Cette pratique était fondée autrefois sur l'idée qu'en tirant du sang on extrayait la *matière peccante*, et aussi sur l'*apparence inflammatoire* de la tumeur; c'est surtout cette considération qui a porté à y recourir de nos jours, où cet élément morbide a joué un si grand rôle. Illusions funestes, car on n'enlève pas plus par là le venin virulent qu'on ne détruit la soi-disant inflammation, qui n'est autre chose qu'un gonflement *sui generis*, accompagné quelquefois, il est vrai, d'une pseudo-phlegmasie, et il est positif que de cette manière on épuise le patient, qu'on gêne, et qu'on peut empêcher même une salutaire réaction. J'ai observé des cas où la mort m'a paru entièrement due à cette déplétion intempestive. Le sang tiré est d'ailleurs noir, diffluent et a évidemment déjà subi une décomposition *vitale*, sinon *chimique*.

En un mot, les évacuations sanguines, si même elles pouvaient combattre réellement un état inflammatoire franc, iraient certainement contre le but qu'on doit se proposer dans l'espèce, puisqu'il faut s'efforcer ici d'appeler ce travail phlogosique et que c'est à son aide seul que l'économie peut éliminer et combattre le virus qui la déprime et menace de l'anéantir.

Moyens prophylactiques.

Il y aurait un moyen de faire disparaître à peu près complétement la pustule maligne de l'homme, ce serait de prévenir la maladie de sang, les fièvres charbonneuses de nos animaux de basse-cour, de qui nous la tenons presque toujours ; on ne l'observerait plus alors que dans les rares circonstances où elle nous serait communiquée par des animaux herbivores vivant dans notre voisinage à l'état sauvage.

Les pertes énormes subies, dans les pays dits *sanguins*, par la cultures'élèvent tous les ans à plusieurs millions rien que pour la Beauce ; aussi peu de questions ont occupé au même degré les hommes compétents. On a cherché à garantir les bestiaux de ces cruelles affections, toujours mortelles pour eux, par une alimentation moins succulente et moins sèche, en mêlant à leur nourriture des racines, du son, du sel commun, en aérant les étables, les écuries, les bergeries, en les blanchissant à la chaux, et en enlevant avec soin tous les fumiers, dès que le mal se montre. Le pâturage sur des prairies naturelles est surtout un excellent moyen, quoiqu'il ne doive pas être prolongé trop longtemps, car si celles-ci sont très-humides, comme dans certaines vallées, on ne tarderait pas à voir apparaître les affections cachectiques contraires ; c'est, au reste, ce que font la plupart de nos fermiers quand ils ne sont pas trop éloignés de ces vallées, et dès qu'ils aperçoivent les symptômes de sang de rate chez leurs bêtes. Cette sorte de transhumance n'est guère suivie que pour les moutons ; peut-être devrait-on l'étendre aux bêtes à cornes et aux chevaux ; ce serait toutefois plus difficile, car ces dernières espèces étant en général composées d'animaux de service et non de rente, dans nos contrées au moins, il ne serait pas aisé de s'en priver, et il faudrait, pour agir de cette manière, qu'il régnât une épizootie des plus meurtrières qui menacerait tous les bestiaux.

Les différents moyens dont je viens de parler n'ont, du reste, qu'une efficacité relative et ne peuvent pas malheureusement empêcher dans beaucoup de cas les ravages des maladies charbonneuses. Souvent on croit avoir réussi, et bientôt la triste expérience du contraire vous apparaît.

Hygiène publique.

Le bon sens, la loi elle-même veulent qu'on enfouisse profondément les cadavres ou les débris des animaux qui ont succombé au charbon ; mais, d'un côté, l'insouciance des autorités de la campagne, la difficulté qu'il y aurait à se faire obéir, empêche cet enfouissement dans la plupart des cas, ou, s'il est fait, c'est avec si peu de soin et si superficiellement, que les chiens et les animaux sauvages n'ont pas de peine à les déterrer ; ces débris sont ainsi de nouveau mis au jour et dans le cas de nous transmettre le mal, car on ne peut malheureusement pas dire, suivant le proverbe : *Morte la bête, mort le venin.* Cet enfouissement ne peut, d'un autre côté, se faire que pour le mouton, et encore dépouillé; l'industrie et la société perdraient évidemment trop à ce que ces restes fussent entièrement perdus, et on verrait alors des malheureux venir les exhumer au risque de gagner le mal.

C'était autant, du reste, dans le but d'éviter les émanations putrides de ces charognes, que dans la crainte de voir des mouches ou des animaux domestiques, chiens, chats, servir de véhicule au virus de la pustule maligne, que l'édit de 1784 a été rendu. Cet arrêt, le premier en date dans les mesures d'hygiène publique de cette nature, ordonne que les bestiaux morts ou abattus pour maladies charbonneuses seront enterrés (chairs et ossements) dans des fosses de six pieds de profondeur, qui ne pourront être creusées à moins de cent toises des habitations, et les peaux tailladées (sans doute autant pour les reconnaître que pour prévenir la contagion), le tout sous peine de 500 livres d'amende. La loi du 6 octobre 1791 et les articles 459, 460, 461 et 469 du Code pénal renouvellent à peu près les mêmes prescriptions; mais cette législation est tombée en désuétude ou n'est pas suivie, à cause surtout du parti que l'industrie actuelle retire de ces restes, comme je l'ai indiqué tout à l'heure.

Dans les villes d'une certaine importance, il existe bien des inspecteurs pour constater l'état des viandes livrées à la consommation ; mais cette police n'existe pas dans les petites villes et les campagnes, de sorte que non-seulement les bêtes mortes du sang (bœufs, vaches, porcs) n'y sont pas enfouies, mais encore sont souvent vendues en cachette et servent à l'alimentation, au grand dommage possible de ceux qui en usent.

Pourtant il faut dire que de nos jours l'établissement des conseils d'hygiène a rendu déjà des services et est appelé à en rendre de plus grands encore, en éclairant l'autorité sur les mesures à prendre relativement aux établissements nuisibles et malsains, et sur les précautions qui diminuent leur fâcheuse influence. Ces établissements sont particulièrement les ateliers d'équarrissage, les fabriques de noir animal, les tanneries, mégisseries, boyauderies, etc.

Hygiène privée.

Tout individu qui par profession est appelé à manier habituellement des dépouilles d'animaux suspectes, des peaux de moutons morts du sang, si faciles à reconnaître même quand elles sont sèches, à leur couleur noire, tous ceux qui pansent des animaux malades, doivent se nettoyer attentivement les mains toutes les fois qu'ils quittent leur ouvrage ; ils redoubleront alors d'attention pour ne pas se gratter avec les ongles enduits de substances contagieuses. Il leur sera utile, surtout dans les cas où ils se seraient fait quelque écorchure, de les laver soigneusement avec de l'eau de chaux, de la lessive, de l'eau de Javel, ou tout autre liquide analogue qu'ils auraient sous la main, de l'urine même, s'ils ne pouvaient se procurer autre chose. Préalablement un lavage à grande eau de la partie atteinte, qui est presque toujours facile dans ces établissements, sera nécessaire.

Les vétérinaires et les gens de la campagne qui sont appelés à *fouiller* des animaux malades, devront se graisser avec soin le bras servant à l'opération et le laver ensuite avec la plus scrupuleuse attention à l'aide de savon ou de lessive.

Les familles des ouvriers se trouvant dans les conditions que je viens d'énumérer, éviteront également de raccommoder leurs effets, avant qu'ils aient été nettoyés ; elles ne les toucheront avant cela qu'avec les plus grandes précautions, et se laveront soigneusement les mains aussitôt après.

Enfin autant que possible, on ne fixera pas son habitation dans le voisinage où se manipulent des débris d'animaux morts de maladies charbonneuses, les nombreux insectes qui vont s'y abattre pouvant vous transmettre la pustule maligne.

Des accidents consécutifs aux moyens locaux de traitement des affections charbonneuses.

Les accidents dont il me reste à parler eussent dû être rationnellement décrits après ce qui a trait à la médication externe des affections charbonneuses, puisqu'ils en sont la conséquence ; mais j'aurais ainsi scindé tout ce qui a rapport à ce traitement, et disjoint notablement les deux parties qui le constituent : c'est pourquoi, au risque d'être légèrement illogique, j'ai rejeté à la fin, même après la prophylaxie, ce que j'avais à dire sur deux résultats fâcheux de l'application forcée des caustiques, je veux parler du *tétanos traumatique* qui en est quelquefois la conséquence et des *difformités* produites par la cicatrisation des plaies qui en résultent.

Du tétanos traumatique, suite de la cautérisation du charbon externe.

Le premier j'ai signalé le tétanos traumatique survenant durant le travail de réparation de la plaie qui suit l'application caustique. Depuis lors plusieurs nouveaux exemples en ont été rapportés ou observés par d'autres et par moi-même. Toujours la mort en a été la conséquence. M. Babault en cite un cas survenu sur une petite fille où le sublimé avait été employé ; tout dernièrement M. Putegnat en a rapporté un autre où le cautère actuel avait été l'agent destructeur. Tous les autres auteurs, même M. Raimbert, sont muets à cet égard.

Chez les trois malades où, pour mon compte, je l'ai constaté, les accidents malins avaient disparu, depuis quelques jours déjà, l'escarre, quoique encore adhérente, était cernée et même en partie détachée. On a pu avec raison, chez ces trois hommes, en attribuer l'origine à l'action du froid sur la plaie. Il est probable que la même cause aura agi sur les malades de M. Babault et de M. Putegnat : c'est même l'opinion de ce dernier médecin.

Toutes les fois que je l'ai rencontré, la marche du mal a été aiguë et rapide. Les malades ont succombé en quatre ou cinq jours au plus. Il avait constamment débuté par les muscles de la mâchoire et de la partie postérieure du cou, et bien qu'il se soit toujours généralisé, il ne m'a jamais offert une très-grande intensité au tronc, beaucoup moins que dans les cas assez nombreux, où je l'ai vu succéder à des plaies d'une autre nature, et surtout que dans ceux de tétanos spontané, bien que ce dernier offre infiniment moins de gravité.

La nature de l'agent caustique ne paraît pas avoir ici une grande influence, puisqu'il peut suivre l'emploi de la potasse, du sublimé et du fer rouge, et sans doute de tous les agents actifs de cette nature.

Je vais sommairement rapporter les exemples qui me sont proposés.

OBS. LII. *Pustule maligne pendant la guérison de laquelle il survient un tétanos mortel.* — Un cultivateur d'une soixantaine d'années, habitant le hameau de Bonvilliers, commune de Morigny, est pris, dans l'automne de 1837, d'une pustule maligne à la paupière supérieure gauche ; elle prend des proportions considérables. Néanmoins, au bout d'une huitaine de jours, tous les accidents, tant internes qu'externes s'apaisent; l'escarre s'était déjà cernée depuis quelque temps et se détachait à moitié lorsque cet homme, par une gelée blanche de novembre, va, le matin, la paupière à peu près découverte, lâcher de l'eau dans sa cour; il sent sur la plaie une impression de froid assez pénible, et, le soir même, il éprouve une sorte de gêne dans les mouvements de la mâchoire, de la difficulté à avaler. Je le vois le lendemain, et je constate à ma grande surprise, je n'avais jamais vu ce résultat, qu'il était atteint de trismus et d'opistotonos commençants. Les accidents tétaniques présentent chaque jour une intensité plus grande, et il succomba à la fin du quatrième jour.

Obs. LIII. *Pustule maligne dont le détachement de l'escarre est suivi de tétanos mortel.* — Quelques années après, un tailleur, d'une trentaine d'années, d'assez forte constitution, demeurant en cette ville, rue d'Arnatal, fut atteint d'une pustule maligne au bas de la joue gauche, laquelle, après avoir déterminé un gonflement assez considérable et des accidents internes sérieux, s'amenda vers le septième jour. Le malade était arrivé au douzième et se trouvait dans le meilleur état possible ; aussi, voulut-il s'aller promener. C'était en hiver. Il fut immédiatement pris, comme le précédent, de spasmes des masséters et des muscles du gosier, puis les secousses tétaniques s'étendirent à la région postérieure du cou, au dos et successivement à tous les muscles du corps sans être d'une violence extrême, excepté aux régions cervicales et dorsales. A chaque secousse, ce malheureux jetait des cris perçants. Il mourut au commencement du cinquième jour.

Obs. LIV. *Pustule maligne dont le détachement de l'escarre est suivi de tétanos mortel.* — L'année dernière, un jeune charretier entre à l'hôpital pour un charbon de l'avant-bras modérément développé. Après huit à dix jours, se trouvant mieux, l'escarre se détachait déjà en partie; il sortit sans le demander, et même, retourna chez lui, à pied, à deux lieues de la ville, où il demeurait. Ce garçon était à peine pansé et avait le bras presque découvert. La saison était encore fraîche ; il contracta, dès le lendemain de son arrivée, un tétanos qui l'enleva le quatrième jour.

Des cicatrices plus ou moins difformes que laisse la cautérisation de la pustule maligne sur les différents points du corps où elle a siége.

L'escarre naturelle de la pustule maligne étant presque constamment petite, si on n'y opposait pas de traitement local destructeur, et qu'elle pût toujours guérir sans cela, la difformité serait insensible sauf les cas où elle se montre aux paupières, sur lesquelles elle peut déterminer spontanément de larges mortifications, et ceux où il survient des escarres secondaires non *provoquées,* de larges gangrènes, suite de phlegmons ou d'érysipèles consécutifs de mauvaise nature. (Obs. XVI.) C'est donc à peu près dans tous les cas comme suite de la médication par cautérisation que se produisent les cicatrices désagréables, pénibles, nuisibles parfois au jeu de certains organes, aux mouvements des parties où elles existent ; d'un rouge, souvent briqueté pendant plusieurs années, finissant, il est vrai, par pâlir et même par offrir une surface d'un blanc nacré, mais tranchant encore péniblement sur la couleur des téguments voisins.

Un fait qui doit surprendre les étrangers qui assistent à une réunion publique dans la Beauce (foire ou marché), c'est la quantité d'yeux éraillés, de taches rouges, blanches, plus ou moins apparentes sur les joues, le front, le cou, en un mot sur toutes les parties découvertes, que portent un grand nombre de ceux qui en font partie, ce qui prouve combien l'affection charbonneuse est commune dans nos contrées.

Pour suivre un ordre analogue à la description spéciale que j'ai donnée de la pustule maligne, j'étudierai topographiquement les cicatrices qui en sont la conséquence en commençant par la tête, le cou, le tronc, et finissant par les extrémités.

Cicatrices de la tête.

Toutes les parties de la tête, le crâne et la face peuvent voir se développer le charbon externe. Nous passerons successivement en revue les cicatrices de ces diverses régions :

Cicatrices du crâne. — A peine peut-on ici reconnaître qu'elles existent en raison de leur peu de développement habituel et de la protection que leur offre la chevelure. Tout au plus, si la cautérisation avait été un peu étendue, en serait-il résulté une légère alopécie.

Cicatrices de la face. — Il n'en est pas de même à la figure, c'est là que la difformité devient des plus pénibles.

Au front. — Elles ne consistent en général qu'en taches plus ou moins saillantes dans le principe, qui finissent par s'aplatir. Leur largeur, la régularité de leurs contours, varient suivant le caustique employé ; arrondies et étroites à la suite de la cautérisation potassique par dilution, dans laquelle on en trace, en quelque sorte, la forme et les dimensions, elles sont bien moins limitées, consécutivement aux substances cathérétiques qu'on abandonne à elles-mêmes sous un emplâtre. Celles des tempes sont dans le même cas.

Cicatrices des paupières. — C'est sur ces voiles qu'on doit redouter le plus l'apparition des affections charbonneuses à cause des résultats fâcheux qui en découlent. Ici elles ne se bornent pas à de simples difformités, déjà si hideuses ; l'action d'un des organes les plus importants, de l'œil, est plus ou moins compromise, et celui-ci, abandonné sans protection ou ne pouvant se recouvrir que partiellement, s'enflamme et peut se désorganiser plus ou moins complétement, bien que jamais il ne soit compris dans la destruction de tissu produite par le charbon lui-même.

L'organisation des paupières explique la facile mortification de leurs téguments externes, ainsi que celle du tissu connectif très-lâche qui les sépare des cartilages tarses qu'on ne voit jamais être envahis eux-mêmes par le sphacèle naturel. La peau d'une finesse extrême, alimentée par des vaisseaux, ténus, flexueux, rampant lâchement dans le tissu cellulaire sous-cutané, ne peut résister à une cause, à un mal de nature aussi septique et aussi gangréneuse que le charbon, surtout lorsqu'une tuméfaction énorme distend outre mesure tout leur appareil constitutif et en suspend la nutrition et l'innervation ; les escarres doivent donc y être bien plus étendues que partout ailleurs. D'un autre côté les voiles palpébraux sont à peu près composés comme presque tous nos vêtements, qu'on me pardonne cette comparaison, c'est-à-dire, d'une étoffe formée par la peau et d'une doublure constituée par la conjonctive de pus entre eux, d'un corps qui leur donne une certaine consistance, le cartilage tarse; lorsque l'étoffe, je continue ma comparaison, vient à manquer en certaine quantité, ses deux bords se rapprochent et se rejoignent en se cicatrisant ; mais alors la doublure devenue trop étendue obéit au mouvement de rétraction extérieur et vient faire bourrelet au dehors; ce bourrelet en contact avec l'atmosphère et la lumière, ne se trouvant plus dans son milieu habituel, s'enflamme, ses vaisseaux se dilatent, et il prend une teinte rouge écarlate, des plus désagréables à voir. L'œil, manquant de protection, se renverse en haut et ne tarde pas non plus à devenir le siége d'une phlogose chronique plus ou moins désorganisatrice ; il se forme souvent alors une sorte de paupière supplémentaire, constituée par un repli transversal, parfois assez marqué, de la paupière inférieure, quand c'est sur elle que le mal s'est montré. En un mot, d'énormes *ectropions* s'établissent.

Les deux voiles palpébraux ne sont pas relativement aux deux membranes qui les constituent, tout à fait dans le même cas : ainsi la paupière supérieure bien plus large, pouvant s'étendre sur plus des trois quarts du devant de l'orbite, n'est revêtue en arrière par la muqueuse conjonctivale, que dans sa moitié inférieure, à peine même ; elle forme d'assez nombreuses plicatures cutanées transversales et est la plus extensible des deux. Elle peut donc perdre une grande partie de son étoffe sans qu'il se produise un ectropion sensible ; et même pour que celui-ci ait lieu, il faut qu'il n'en reste que des traces. D'où il suit que la difformité est loin d'être la même, suivant que le charbon a attaqué la paupière supérieure ou l'inférieure. Dans le premier cas, si la destruction a été limitée, il faut y regarder de près pour s'en apercevoir. A un degré plus avancé, la cicatrice est il est vrai inégale, plus marquée, les plis palbébraux transverses n'existent plus, elle est peu mobile, présente un bourrelet cutané plus ou moins dur; pourtant encore ici, la rangée de cils s'est peu déviée, tout au plus, regardent-ils légèrement en haut. Dans un troisième degré, quand la peau a été complétement détruite, ce qui est rare, il se manifeste un ectropion, mais il n'est jamais très-marqué et est d'un rouge pâle. Les cils dans ce dernier cas ont disparu en plus ou moins grand nombre, et ceux qui restent sont complétement déviés, en haut surtout. Le voile est donc devenu insuffisant pour couvrir l'œil, et, chose à noter, il n'est pas rare de voir dans cette circonstance son congénère acquérir plus d'élévation et venir souvent le rejoindre. Le globe oculaire peut aussi se renverser sous la voûte orbitaire après cette destruction plus ou moins complète.

Si la mortification a porté sur la paupière d'en bas, les choses se passent bien différemment. Cette dernière étant peu étendue, la conjonctive qui la double ayant à peu près les mêmes dimensions, en outre liée qu'elle est avec la peau, assez lâche, qui recouvre l'os malaire et forme le haut de la joue, il en résulte que la plus petite perte de substance entraîne chez elle des conséquences très-fâcheuses, et que de plus elle est en quelque sorte solidaire de ce qui peut arriver à la joue, dans son voisinage. Ainsi donc, un renversement considérable avec un simple bourrelet, ou même une surface rouge, sanglante, ayant 2 ou 3 centimètres de largeur de haut en bas, en résulte, suivant que la gangrène a porté sur la peau palpébrale seulement ou a gagné la région voisine. Dans le dernier cas, le bord ciliaire peut être intact, mais les cils regardent ou en avant ou en bas, et forment une sorte d'arc immobile plus ou moins abaissé : le point lacrymal inférieur dévié ne fonctionnant plus et la gouttière palpébrale ayant disparu, il en résulte un épiphora continuel, qui ajoute encore à ce pénible état. Il est rare qu'on observe ce larmoiement lorsque la supérieure seule a été affectée.

C'est seulement dans le cas de renversement de la paupière inférieure que le bourrelet conjonctival semble vouloir en reconstituer une supplémentaire, pour garantir partiellement au moins le globe oculaire; et, chose singulière, j'ai souvent cherché à l'enlever pour atténuer la difformité, et ce bourrelet s'est constamment reformé presque aussi volumineux, malgré la perte de substance importante que je lui avais fait subir. Un fait de réparation spontanée fort remarquable et fort rare, que je n'ai vu qu'une fois, au reste, à la suite d'un charbon de la région malaire, est la reconstitution d'une partie de peau presque normale, très-mobile, un peu mince, il est vrai, avec un très-faible renversement du bord ciliaire, à la suite d'une vaste perte de substance; voici au reste ce cas :

Obs. LV. *Pustule maligne de la paupière inférieure et de la région malaire avec perte de substance considérable. Formation d'une cicatrice ressemblant beaucoup à la peau. Renversement à peine sensible.* — M. M..., cultivateur aux Poelées, commune de Brières-les-Scellés, est atteint d'une pustule maligne siégeant à la partie moyenne de la région malaire. Un énorme gonflement survient, et une large escarre se forme par suite de l'envahissement de la paupière inférieure dans ses trois quarts externes surtout. Le malade guérit, et, aujourd'hui, après une quinzaine d'années, on constate ce qui suit : Le bord palpébral forme une légère courbure arquée, plus marquée en dehors, et dirigée en avant. Les cils en sont très-réguliers. Ce bord est très-peu mobile, et un peu adhérent. Le point lacrymal, légèrement dévié, en avant aussi, peut encore absorber les larmes, car il existe peu ou point d'épiphora. Tout à fait à la partie externe, on remarque un bourrelet conjonctival rouge, à peine appréciable. L'œil est entièrement couvert par la paupière supérieure qui, dans ces cas, prend aussi plus d'extension. Sous le bord palpébral inférieur on remarque une partie de téguments de nouvelle formation, plissée en divers sens, mobile sur l'os malaire même, d'une coloration grisâtre avec quelques points plus foncés, mais peu différents des autres parties de l'enveloppe cutanée, et jouissant de la même sensibilité tactile. Cette portion de peau nouvelle est de toute la largeur de la paupière ; de haut en bas, dans sa plus grande étendue, elle a trois centimètres et demi, et est plus étroite en dedans qu'en dehors. En somme, toute la difformité est ici très-tolérable et bien moins marquée que dans la plupart des cas où il y a eu moins de désordres primitifs.

Si la pustule n'attaque la peau des paupières que sur une petite partie de son étendue en dehors ou en dedans, les résultats fâcheux ne porteront que sur les points correspondants et la cicatrice pourra n'être que légèrement difforme. Lorsque l'escarre envahit l'un et l'autre angle et que les deux voiles oculaires sont mortifiés partiellement, il survient un rétrécissement notable de l'ouverture de l'œil, avec bourrelet conjonctival et déviation des cils plus ou moins marquée du côté des points attaqués : ce fait arrive surtout à la commissure externe, où on voit bien plus souvent apparaître la pustule que vers le grand angle. Quand une large mortification détruit la peau en haut, en bas, et dans tout le pourtour orbitaire, alors, par suite de la rétraction des tissus, l'œil n'apparaît plus qu'à travers un pertuis étroit, arrondi et peu mobile, qui ne laisse guère voir que la cornée avec un tout petit cercle blanc de sclérotique, enchâssé dans un bourrelet conjonctival, ce qui lui donne jusqu'à un certain point de la ressemblance avec celui du porc. Ceci est du reste assez rare.

Il semblerait au premier abord que rien ne serait plus facile que de remédier aux différents désordres que je viens de signaler. La chose n'est pourtant guère possible. Presque toujours, comme je l'ai dit plus haut, après son ablation, le bourrelet d'ectropion se reproduit ; et puis il y a là une sorte d'induration, un ratatinement de peau avec perte de substance, semblable aux cicatrices de brûlure, qui ne se remarque que bien rarement dans les difformités dues à d'autres causes traumatiques. Peut-être dans certains cas pourrait-on tenter quelque opération auto-plastique, lorsque surtout la rangée des cils est complète et n'est que déviée.

Cicatrices du nez. — Les cicatrices de la racine et du dos du nez peuvent déformer sans doute cette éminence faciale, mais c'est principalement lorsque la perte de substance porte sur ses ailes ou sur son lobe que l'accident devient pénible. Sur ses ailes, il peut en résulter des échancrures plus ou moins profondes qui laissent voir la cloison nasale d'un rouge vif, et détruisent d'ailleurs l'harmonie de ce trait important du visage. A sa pointe c'est pis encore : quand une partie importante en a été détruite, les narines ouvertes directement en avant, séparées par le cartilage triangulaire de la cloison, présentent l'aspect d'un nez de tête de mort. (Obs. XXII.)

Cicatrices des joues. — Dans cette portion de la face, les cicatrices sont les moins difformes de celles qu'on peut y observer, à moins que la cautérisation n'ait été faite sans méthode et très-largement.

Cicatrices de la bouche. — Les lèvres et la commissure peuvent être désagréablement échancrées par des pertes de substance, résultant du charbon. Dans les cas ordinaires il n'existe qu'une difformité modérée produite par le défaut de régularité de cette ouverture et de ces replis, qui s'amincissent en ces points et y prennent une couleur blanchâtre. On sait, au reste, combien les vides s'y comblent facilement en raison de leur élasticité. Cependant si par une cautérisation poussée au delà de toute prudence et de toute raison, vous produisez une énorme destruction de tissus, il peut en résulter, comme nous en avons un exemple dans notre voisinage, que toutes les parties molles formant les lèvres ainsi que celles du menton lui-même soient détruites et qu'il ne reste plus póur dissimuler l'horrible difformité qui en résulte que d'y appliquer des appareils de protèse destinés en outre à prévenir l'écoulement habituel de la salive, à moins qu'on n'aime mieux tenter une opération chanceuse d'autoplastie.

Cicatrices des oreilles, des régions auriculaires. — Si le charbon se développait sur le pavillon, ce que je n'ai jamais rencontré, il pourrait en être plus ou moins échancré et sa régularité en serait ainsi sensiblement altérée. Quand il siége dans les régions voisines, ce qui n'est pas commun non plus, les traces en sont généralement peu choquantes.

Cicatrices du menton. — Sur cette partie on peut observer après la pustule maligne des destructions organiques suivies de déformations très-pénibles par l'excavation, l'adhérence aux os, qu'elles y déterminent, par leur largeur et l'irrégularité de leurs contours, surtout si c'est le sublimé qui a été le moyen employé.

Cicatrices du cou.

Visibles seulement sur les parties antérieures et latérales où la pustule maligne est plus commune qu'en arrière, leur étendue est en général médiocre, à moins qu'il ne soit survenu des gangrènes secondaires. (Obs. XVI.) Elles sont plus apparentes et plus désagréables chez la femme, qui a souvent cette partie découverte, que chez l'homme, qui peut d'ailleurs les cacher par sa barbe ou dans sa cravate ; elles ont l'inconvénient de ressembler quelquefois à des cicatrices d'écrouelles.

Cicatrices du tronc.

Poitrine. — Elles ne présentent guère de désagrément que chez la femme, encore quand elles occupent le devant et le haut de cette région.

Ventre. — On ne pourrait guère redouter qu'une perte énorme de substance survenant chez la femme susceptible de devenir enceinte, comme chez la jeune fille qui fait l'objet de l'Obs. XXVII. Heureusement, au reste, que le fait se produit rarement.

Dos, bassin. — On voit bien rarement le charbon occuper cette partie, et ses cicatrices sont peu à redouter.

Cicatrices des membres.

Cicatrices des membres supérieurs. — Ces extrémités, surtout l'avant-bras et le poignet, sont assez sujettes au charbon. Après de très-larges cautérisations on peut craindre non-seulement des difformités, toujours plus ou moins pénibles chez les personnes du sexe particulièrement, mais encore des brides parfois fort gênantes. J'ai vu, à la suite d'une application de sublimé, les os du carpe attaqués, ainsi que tous les tendons de la main, s'exfolier en partie, le poignet atteint d'une fausse ankylose et les doigts rester presque immobiles dans une extension à peu près complète.

Cicatrices des membres inférieurs. — Moins exposées que les extrémités thoraciques au développement de la pustule charbonneuse, ces cicatrices y sont moins à craindre; elles pourraient toutefois présenter les mêmes inconvénients que sur ces dernières, dans certaines limites toutefois.

Le traitement qu'il est possible d'appliquer dans le but de remédier aux inconvénients de ces cicatrices, ne peut guère consister que dans la destruction du tissu inodulaire qui constitue les brides plus ou moins gênantes qu'elles forment, ou dans la restitution des pertes de substances qu'elles produisent, par des opérations autoplastiques appropriées, mais qui ne trouveraient que rarement ici leurs indications. Quant à la couleur de ces cicatrices, le temps seul a sur elle de l'influence (1), et aucune application ne peut hâter la disparition de leur teinte rouge, assez désagréable, principalement quand c'est le visage qui en est le siége.

Je ne saurais trop recommander, en terminant ce qui a rapport à ces difformités, de ménager avec le plus grand soin, lors de l'application du caustique, toutes les parties qu'on n'a pas besoin de sacrifier, et pour cela rien n'est assurément plus convenable que la potasse employée par la méthode de dilution.

(1) Plusieurs années sont ordinairement nécessaires pour produire ce résultat.

CHAPITRE XIII.

RÉCAPITULATION.

Je me suis efforcé de rendre cette monographie aussi complète que possible, sous le rapport pratique au moins, non pas que j'aie en médiocre estime le côté scientifique, mais parce qu'il ne nous est pas toujours facile, habitant la province, de nous adonner à la science pure, à cause du temps employé à l'exercice de la profession, de la longueur de nos courses, qui ne nous laissent guère le loisir de nous livrer à de grandes recherches bibliographiques, à des expériences nombreuses, répétées, et encore pour une autre et excellente raison, c'est que le plus souvent les moyens nécessaires à cette étude nous manquent. Trop heureux quand nous pouvons mettre en note les faits qui nous ont le plus frappés.

J'ai cherché de mon mieux à représenter la physionomie trop souvent insidieuse du charbon externe, ainsi que ses diverses allures. Je ne me flatte certes pas d'y avoir entièrement réussi, trop heureux si j'ai pu ne pas arriver trop loin du but.

Comme un voyageur qui vient de parcourir une route longue, inconnue et accidentée, a besoin de repasser et de résumer dans son esprit les principaux points par lesquels il est passé, afin de bien se représenter son chemin et particulièrement ce qu'il y a trouvé de plus remarquable, de même il me semble nécessaire, à l'instar de M. Raimbert, de donner ici une récapitulation qui, sous une forme condensée et exempte de détails, fournisse à l'esprit une idée simple et nette de l'affection qui fait l'objet de ce mémoire.

Dans cette sorte de *contraction*, je ne suivrai pas tout à fait l'ordre avec lequel j'ai procédé dans ma description; j'adopterai la marche la plus ordinaire, par la raison que je suppose les faits déjà exposés à peu près connus, et je choisirai pour cela la forme de propositions qui me paraît la plus convenable, par sa concision et sa netteté.

Toutefois, avant de donner cette série de propositions, je signalerai ici, en peu de mots, les préjugés et les erreurs si nuisibles à la masse de notre population, au sujet de la pustule maligne, erreurs et préjugés que partage même la partie de nos concitoyens qui, vivant au milieu des causes qui la produisent, et qui, pouvant en constater fréquemment l'existence, semblerait devoir être la plus éclairée à son sujet.

Erreurs et préjugés communs en Beauce.

Ce qui fait que chez nous, comme peut-être en d'autres pays à charbon, on vient souvent tard s'adresser au médecin, quand on est atteint de ce mal et qu'on se hâte de consulter au contraire pour le plus léger bouton, est que :

1° On se figure le charbon, qu'on sait de nature fort grave, comme devant être *très-douloureux*. Erreur !

2° Qu'il doit avoir *une marche très-rapide.* Aussi, quand un mal a duré deux ou trois jours, et plus surtout, on ne peut pas croire qu'on en soit atteint. Autre erreur très-grave, qui vous fait attendre, pour réclamer des soins, la période la plus avancée.

3° Que le malade est toujours endormi dès qu'il en est affecté. J'ai dit que ce fait était si rare, que l'insomnie était la règle, pour peu que le mal fît des progrès.

4° Que, le charbon devant être toujours *noir*, si un bouton n'offrant pas cette couleur apparaît sur la peau, on ne s'en inquiète pas, et on laisse marcher les choses. Tandis qu'il n'est pas du tout rare, qu'il est même ordinaire de voir l'escarre centrale ne prendre cette teinte qu'après un temps relativement assez long, et que dans un grand nombre de furoncles une coloration brunâtre se montre dès le début.

5° Que le mal charbonneux, lorsqu'il existe sur les membres, offre ordinairement des *racines* ou traînées rouges qui en sont caractéristiques. De cette manière, tout bouton suppurant, accompagné d'angioleucite, serait un charbon, et si, comme nous l'avons vu quelquefois, cette dernière venait à en manquer, on n'y ferait pas attention.

On s'accorde donc vulgairement dans nos contrées, à regarder comme étant de nature *charbonneuse* tout bouton ou tumeur qui offrirait les conditions ci-dessous :

1° Douleur vive;

2° Excessive rapidité dans la terminaison fatale : douze, vingt-quatre, trente-six heures, au plus (1) ;

(1) Il est bien vrai que le public admet un charbon de *neuf jours*,

3° Somnolence;

4° Couleur noire à toutes les époques;

5° Traînées inflammatoires.

Ce n'est pas toujours, mais c'est le plus souvent là le contre-pied des caractères de la pustule maligne, qu'il n'est guère possible, au reste, de méconnaître que dans ses premières phases; car bientôt les accidents augmentent, des symptômes d'intoxication grave survenant, l'erreur n'est plus permise, même pour le public de nos localités, où la crainte est toujours en éveil.

Propositions résumant l'histoire des maladies charbonneuses de cause externe.

I

La pustule maligne et l'œdème charbonneux sont au fond des affections de *nature identique*. La première est caractérisée au début par une tache, puis une vésicule, se changeant bientôt en une escarre presque toujours très-restreinte; et le second, infiniment plus dangereux encore et heureusement plus rare, consiste primitivement en un gonflement pâle, incolore, tremblotant, sans la moindre douleur. Ce n'est qu'après plusieurs jours et après avoir acquis un développement très-marqué, que ce dernier présente des vésicules et quelquefois des escarres, aux paupières notamment; mais à son origine la peau est lisse, et il n'y a pas la plus petite trace de bouton.

mais il le croit sans doute fort rare, car il n'en tient guère compte dans son appréciation.

II

Les affections charbonneuses de cause externe sont *spécifiques* (1), de nature essentiellement septique et gangréneuse et occasionnées par une cause appelée *virus charbonneux*, susceptible d'une prompte absorption et de donner souvent lieu à la mort ou au moins à des accidents formidables, quand elles ne sont pas attaquées à une période convenable.

III

Leur cause prochaine, *constante*, consiste dans l'application sur l'enveloppe cutanée, *le plus souvent recouverte de son épiderme, quelquefois, mais rarement excoriée*, et aussi sur l'origine des membranes muqueuses, de liquides, de chairs, de débris quelconques provenant d'animaux atteints *habituellement* de maladies charbonneuses (2).

Le premier, j'ai fait connaître que ces animaux étaient tous herbivores, vivant le plus souvent en domesticité

(1) Dans la discussion qui eut lieu en 1857 devant l'Académie de médecine, à l'occasion des feuilles de noyer. *Bulletin de l'Académie de médecine*, t. XXII, 1857, p. 1272. M. le professeur Piorry émit cette singulière opinion: que toutes les gangrènes et notamment celles qui survenaient chez les typhoïdés par suite de pression étaient identiques à la pustule maligne. Il faut que le savant académicien n'ait jamais rencontré de pustule charbonneuse dans sa longue pratique.

(2) Il n'est pas entièrement prouvé à mes yeux que les substances capables de transmettre le charbon à l'homme, lorsqu'elles sont appliquées sur sa peau, auraient le même résultat si elles étaient plus profondément insérées dans les tissus. Peut-être dans ces cas pourrait-il survenir toute autre chose qu'une pustule maligne ; tels qu'érysipèle, phlegmon gangréneux, inflammation toxique analogue à la pi-

(bestiaux) et quelquefois à l'état sauvage (lapins, lièvres, etc.). J'ai encore établi qu'il n'était pas toujours nécessaire que les animaux fussent en apparence très-malades ou mourussent au moins pour que cette contagion ait lieu, qu'une plaie suppurante simple pouvait la donner. (Obs. XIX et VI.)

IV

Les dépouilles animales susceptibles de transmettre à l'homme la pustule charbonneuse peuvent, pendant un temps indéterminé et malgré toutes les préparations qu'on leur fait subir, conserver cette fâcheuse propriété.

V

Les affections charbonneuses en question ne s'observent que dans certains pays. La nature du sol, la sécheresse, paraissent être les deux principales causes de leur développement chez les animaux de qui nous les tenons, car il est nécessaire que le virus ait été élaboré dans leur organisme avant qu'il puisse prendre racine dans le nôtre (1). Les saisons chaudes en sont encore une cause

qûre anatomique (Obs. XLI et LXII). Il me paraît encore que le virus a besoin d'être élaboré sur place dans un bouton spécial pour acquérir tous ses caractères vénéneux spéciaux.

(1) L'opinion de Bayle, renouvelée par quelques médecins modernes, M. Putegnat, entre autres, qui pensent que la pustule maligne peut se former de toute pièce dans notre économie, n'est basée que sur ce fait : qu'on n'assiste pas toujours à l'inoculation, qu'on ne peut la constater même que dans le plus petit nombre de cas. Mais ne serait-il pas fort singulier que le mal dans ces cas se développât à peu près exclusivement sur les parties découvertes du corps, et qu'il offrît toujours

occasionnelle très-importante; certaines variations météorologiques, les orages, peuvent bien aussi en augmenter la fréquence, mais dans une moindre proportion.

Lorsqu'on les observe dans des localités où elles ne se montrent pas habituellement, il est à croire qu'elles doivent leur naissance à des débris d'animaux morts ou tués dans des pays à charbon.

VI

Il n'est pas démontré, quoi qu'en disent certains auteurs, qu'elles soient transmissibles de l'homme à l'homme. Les débris de la pustule charbonneuse humaine, inoculés aux animaux, donnent lieu chez ces derniers à des fièvres charbonneuses, mais non à un mal qui procède de la même manière.

VII

Les affections charbonneuses dont il est ici question (pustule et œdème) ne se développent jamais dans la profondeur de nos organes, et les soi-disant pustules malignes qu'on aurait rencontrées dans l'estomac et dans l'intestin ne sont autres que des lésions anatomiques secondaires propres à ces maladies.

La *pustule* n'apparaît qu'à la peau. L'*œdème* peut commencer à l'origine des membranes muqueuses.

la même marche, qu'il soit de cause externe ou de cause interne; car ces mêmes médecins ne peuvent nier que l'application sur la peau des matières virulentes ne puisse aussi y donner naissance.

Quant aux fièvres charbonneuses admises par MM. Salmon et Maunoury, les exemples qu'ils en donnent ne sont rien moins que concluants.

VIII

Il existe dans la marche de la pustule maligne et de l'œdème charbonneux deux périodes bien tranchées : une *première* ou *locale* ou encore *externe*, et une *seconde*, *générale* ou d'*intoxication*, suivant que les accidents sont encore bornés au point où s'est montré le mal ou que, par suite de l'absorption de la matière virulente, il y a contamination de l'économie.

IX

Dans la période locale de la pustule maligne, on reconnaît le plus souvent, d'abord une tache d'un rouge plus ou moins foncé, puis une vésicule, le tout accompagné de démangeaison ; une escarre se forme bientôt, jaune dans le principe ; elle noircit secondairement, est déprimée et entourée circulairement par les restes de la vésicule primitive, aggrandie ensuite par un cercle de nouvelles, en nombre plus ou moins grand, formant ce qu'on nomme l'*aréole vésiculaire;* un peu plus tard les tissus sous-jacents se tuméfient, se durcissent et constituent ce que j'ai appelé *tumeur charbonneuse*, pour la différencier de l'engorgement mou œdémateux qui, consécutivement, se forme au pourtour de celle-ci, peut devenir très-considérable et s'étendre fort loin. La plupart des auteurs, d'après Énaux et Chaussier, ont répété que ce gonflement était crépitant et emphysémateux ; ils ont évidemment fait confusion et ont pris pour lui l'emphysème accompagnant certains érysipèles ou phlegmons gangréneux consécutifs à la pustule maligne.

Dans l'œdème charbonneux la première période est simplement caractérisée par un gonflement d'une étendue médiocre, régulier, mou, tremblotant même et tout à fait indolent. Pas le plus petit bouton n'existe sur les parties tuméfiées. Des vésicules dès leur principe assez grandes, et quelquefois des escarres (aux paupières), apparaissent après un, deux ou trois jours, comme aussi elles peuvent manquer; et à une époque plus ou moins voisine de l'origine de cette singulière tuméfaction, surviennent des accidents généraux complétement identiques à ceux de la pustule maligne.

Lorsque, dans l'une ou dans l'autre affection charbonneuse, les signes d'intoxication virulente apparaissent, ce qui varie du reste beaucoup, — du deuxième au quatrième jour, en général — la période extérieure, loin de s'arrêter, continue sa marche progressive et les phénomènes locaux et généraux marchent simultanément, et presque toujours *proportionnellement*.

X

La période d'intoxication offre des accidents ayant une grande analogie avec ceux produits par les poisons narcotiques, le venin de certains insectes (guêpes, abeilles) et celui des quelques serpents (vipères).

XI

La pustule maligne présente des différences non-seulement relatives aux régions où elle peut se développer, mais encore sur les mêmes parties, où elle est loin d'avoir toujours la même apparence, la même marche, la même intensité et une léthalité semblable. Selon certains auteurs cela tiendrait à ce qu'elle ne serait pas toujours de même nature : à la quantité ou la qualité du virus absorbé, à la profondeur à laquelle il aurait pénétré, etc. MM. Salmon et Maunoury en admettent une contagieuse et l'autre qui ne le serait pas. Pour mon compte, je pense qu'il n'existe qu'une seule et même espèce de charbon externe offrant, il est vrai, de nombreuses variantes, mais qui ne vont pas jusqu'à modifier son *essence ;* il en est, en un mot, de cette maladie comme de beaucoup d'autres de nature plus ou moins contagieuse, la petite vérole par exemple. Elle peut être plus ou moins forte, eu égard à l'idiosyncrasie du sujet et à des circonstances inappréciables, mais voilà tout.

XII

La durée des affections charbonneuses externes, quand elles sont mortelles, peut varier de 3 à 18 jours ; mais le plus habituellement c'est entre 5 et 7 qu'elles se terminent.

XIII

On peut avoir non-seulement plusieurs pustules malignes à la fois, 2, 3 même, mais encore elles peuvent se montrer sur le même individu à un nombre de reprises indéterminé et à des époques plus ou moins rapprochées ou éloignées. Si le virus n'est pas susceptible d'immunité subséquente pour lui-même, *à fortiori* est-il peu probable qu'il la produise pour des affections d'autre nature, produites également par un empoisonnement de l'économie (fièvres graves, par exemple).

XIV

Les lésions anatomiques externes produites par le charbon consistent dans l'escarre, le plus ordinairement peu étendue en largeur et en profondeur, dans l'induration du tissu cellulaire sous-jacent, qui est de couleur jaunâtre ou brunâtre, infiltré d'une grande quantité de sang noir, en général; puis en un œdème jaunâtre dû à une infiltration dans le tissu lamineux, non-seulement sous-cutané, mais encore intermusculaire et même profond, d'une sérosité citrine qui lui donne plus ou moins de fermeté. Jamais je n'ai observé d'altération dans les muscles ou les autres organes, même les plus voisins.

Les désordres internes sont la fluidité du sang ; la facile décomposition des tissus dans lesquels de nombreux gaz putrides ne tardent pas à se produire ; les plaques, les élevures, souvent d'un rouge noir, sur la muqueuse stomacale ou intestinale, que des observateurs peu habitués à cette sorte de mal ont pris pour des pustules malignes internes, et en général l'injection et le ramollissement des viscères parenchymateux, comme la rate, le foie, les reins, etc. Il n'est pas rare de trouver des épanchements séreux dans les cavités splanchniques, notamment quand elles sont voisines du charbon.

Jusqu'ici l'étude microscopique n'a rien fait connaître de bien particulier à ce mal, si ce n'est la présence de bâtonnets, découverts par M. Brawell de Dorpat, qui peu de temps après la mort se changent en vibrions. Ils sont surtout très-abondants dans la rate.

XV

Les affections déterminées par le virus malin peuvent se confondre avec beaucoup de maux siégeant dans l'épaisseur de la peau ou au-dessous d'elle. On devra toujours avoir égard dans son jugement diagnostique à l'absence à peu près complète de douleur, à l'aplatissement, à l'enfoncement même du bouton, au cercle vésiculeux qui entoure l'escarre, à la dureté et à l'inégalité du gonflement central, à la mollesse et au tremblotement de celui qui est périphérique, lequel jamais ne se termine par une ligne *géographique* comme dans l'érysipèle, et surtout à l'*absence complète de pus dans le bouton*, car sitôt qu'il en apparaît spontanément, ou par suite de pressions exercées sur lui, on peut dire hardiment que le mal n'est pas charbonneux. Il faudra toujours avoir égard aux symptômes généraux s'il en existe, et s'informer de la profession, des habitudes et de la demeure de la personne atteinte.

Ce diagnostic n'est au reste difficile que dans les premiers moments; quant à la pustule, pour l'œdème, c'est différent, on ne pourra bien reconnaître son existence que quand des vésicules ou des escarres se seront développées, ou qu'auront apparu les symptômes internes propres aux maladies charbonneuses.

XVI

La pustule maligne est une maladie très-grave, lorsqu'elle est abandonnée à son cours naturel; mais elle est loin, même alors, d'être toujours mortelle, comme quelques observateurs l'ont pensé. Elle est d'autant plus redoutable qu'elle est attaquée plus tard, parce qu'une plus grande quantité de virus a pénétré dans le sang. Elle est aussi plus meurtrière quand elle se développe à la tête et sur le tronc que lorsqu'elle survient aux extrémités. La plus dangereuse est peut-être celle du cou. Aux membres supérieurs elle est plus à redouter qu'aux inférieurs.

L'œdème charbonneux est infiniment plus grave que la pustule elle-même. Tous les cas qu'on cite jusqu'ici ont été mortels, excepté ceux des paupières, qui encore le sont souvent, et celui développé sur le dos de la main. (Obs. de M. Anthoine de Châteaudun.)

XVII

La mort n'est pas seule à craindre à la suite du charbon. S'il siége à la figure, au cou et même sur les membres, il peut produire des difformités et même des infirmités fort pénibles, qui sont souvent, il faut le dire, la suite d'une cautérisation peu ménagée; mais qui peuvent aussi être consécutives à des inflammations gangréneuses secondaires.

Il n'est pas très-rare encore de voir un tétanos mortel, suite de la cautérisation, enlever le malade guéri de son affection charbonneuse et quand la plaie commençait à se cicatriser. On peut dire qu'alors le froid, agissant sur cette plaie, en est à peu près la cause constante.

XVIII

La mort devra être à craindre toutes les fois que la tuméfaction aura une teinte bleuâtre au centre, pâle et peu chaude à la circonférence, que le pouls deviendra petit, irrégulier, intermittent; que des vomissements bilieux, abondants, surviendront; que le malade sera glacé et accusera une soif ardente, ainsi qu'une vive oppression. Il succombe ordinairement sans agonie, et quand il y a du délire, ce qui est rare, malgré l'affirmation de certains auteurs, il n'ajoute pas le plus ordinairement une gravité considérable à la maladie; d'ailleurs il est très-souvent un phénomène réactionnaire. Il ne faut jamais se hâter de porter un pronostic absolu, car il peut se faire que le malade revienne de très-loin. De même, dans des cas légers en apparence, on voit survenir une terminaison fâcheuse, et quelquefois malgré des signes de réaction, qui, dans ces circonstances, indiquent bien un effort curatif naturel, mais qui n'est qu'incomplet.

XIX

On peut mourir à tous les âges du charbon; il est pourtant plus dangereux chez le vieillard, et aussi chez l'adulte que chez l'enfant. Il ne m'a jamais présenté de différence sous le rapport de la léthalité sur l'un et l'autre sexe, à moins que la femme atteinte ne soit enceinte; s'il offrait dans ce cas plus de gravité chez cette dernière, ce serait probablement en provoquant l'accouchement avant terme.

XX

Il n'y a qu'une manière véritablement efficace d'attaquer les maladies charbonneuses, c'est la cautérisation. Tous les autres moyens inertes ou à peu près inertes, qui ont été et sont encore vantés contre ce mal, tels que feuilles de noyer, encens, sangsues, saignées, etc., ne prouvent qu'une chose, c'est que le mal est beaucoup moins grave qu'on ne le suppose généralement.

XXI

La cautérisation se fait, ou au moyen du fer rouge, que le plus petit nombre préfère, ou à l'aide des caustiques, soit liquides, soit solides, plus généralement employés.

Le fer rouge, ou cautère actuel, a l'inconvénient d'effrayer beaucoup le malade et de pénétrer peu profondément, à moins de l'appliquer à plusieurs reprises. Les caustiques détruisent mieux et occasionnent moins d'effroi.

XXII

En Beauce, deux caustiques solides se disputent surtout la préférence : le sublimé et la potasse ; tous deux sont généralement abandonnés sous un emplâtre, et produisent des escarres, qui, bien qu'en rapport avec la quantité de substance cathérétique employée, sont cependant fort irrégulières et d'une étendue très-variable; tandis qu'avec la méthode potassique par dilution, qui m'est propre, on a l'avantage de ne détruire que ce que l'on veut, et d'attaquer constamment le mal lui-même, ce qui n'a pas toujours lieu par le procédé ci-dessus, alors même que la potasse est employée, puisque, la substance destructive coulant, elle peut mortifier les parties qu'on voulait ménager, et ménager celles qu'on voulait brûler. Le sel mercuriel a, de plus, le grave inconvénient de produire de la salivation, et même, comme l'a démontré Pibrac, et comme le font remarquer Énaux et Chaussier, il peut encore amener la mort. Il serait sans doute difficile de démêler quels sont les accidents propres au remède et quels sont ceux qui appartiennent au charbon, si le fait se présentait; ce qui me fait supposer que cette intoxication mortelle a lieu, dans un certain nombre de cas, c'est la mortalité considérable rapportée par M. Raimbert — 17 sur 48 — proportion que je n'ai jamais observée dans ma manière de faire; et pourtant le charbon ne doit pas différer beaucoup dans nos localités respectives, qui appartiennent à la même province.

XXIII

Je donne donc la préférence à la potasse employée *par dilution*, c'est-à-dire en délayant les chairs par une sorte de friction circulaire. De la sorte, je détruis immédiatement tous les tissus qui me paraissent malades, et j'obtiens consécutivement une cicatrice ronde, régulière et la moins difforme possible, ce qui est très-important quand on réfléchit que le mal siége le plus souvent à la face. Cette méthode, que j'emploie également contre d'autres tumeurs, a été adoptée par tous ceux qui en ont pu constater les avantages, et mon confrère d'Angerville, M. Babault, la recommande également dans son mémoire sur la pustule maligne.

XXIV

Si le mal est arrivé à la seconde période, c'est-à-dire s'il existe des symptômes d'absorption, même légers, quoi que vous fassiez, ces derniers pourront acquérir de grandes proportions, et marcher encore jusqu'au septième et même au neuvième jour; le malade pourra même succomber. En effet, vous avez beau détruire le virus resté sur place, si la dose qui est passée dans le sang peut anéantir l'organisme, vous n'avez rien pu sous ce rapport. Aussi faut-il se contenter de détruire le bouton, les vésicules qui l'entourent et même la tumeur charbonneuse si elle est peu étendue. Quant aux cautérisations secondaires, il y a bien rarement lieu d'y avoir recours, à moins qu'une partie du mal n'ait évidemment échappé d'abord.

Je rejette de plus comme inutiles, barbares, dangereuses même, et capables d'éloigner les malades toutes les incisions ou scarifications recommandées encore par plusieurs d'entre nous.

XXV

La cautérisation dans l'œdème malin est d'un emploi beaucoup plus difficile et d'une action bien plus incertaine. Comme il n'y a souvent ni escarre, ni vésicules, ni induration centrale, que doit-on détruire de la tumeur? Je me borne alors à appliquer la potasse sur le centre et les vésicules quand il en existe dans ces cas. Aux paupières j'agis comme dans la pustule.

J'ai conseillé le badigeonnage avec le nitrate d'argent mouillé, plutôt comme modificateur que comme caustique.

XXVI

Après la cautérisation, il pourra être utile d'appliquer des compresses imbibées de liquides plus ou moins excitants et résolutifs.

XXVII

Lorsque le gonflement est à peu près dissipé, et que l'escarre commence à se cerner, on devra hâter le détachement de celle-ci, à l'aide de styrax, d'onguent de la mère ou de basilicum. Ensuite, il sera peut-être nécessaire de réprimer les bourgeons charnus avec quelques poudres cathérétiques, ou le nitrate d'argent. Il faudra, par-dessus tout, éviter le froid sur la plaie, dans la crainte de voir apparaître le tétanos.

XXVIII

Quant au traitement interne, ou de la période d'intoxication, il ne consiste qu'en moyens stimulants et réconfortants, suivant la gravité des accidents. Je m'abstiens absolument d'émissions sanguines, que je regarde comme funestes.

Du reste, il ne faut malheureusement compter que médiocrement sur l'emploi de ces agents.

On alimentera le malade, sitôt qu'il sentira le besoin de réparation, suivant la demande et l'état des organes digestifs.

XXIX

La vraie prophylaxie consisterait à faire disparaître toutes les circonstances qui aident au développement des maladies charbonneuses internes chez les animaux qui nous les transmettent *en sens inverse*. Jusqu'ici on n'a guère fait de progrès manifestes dans cette direction; aussi pour les éloigner de nous autant que possible, on ne peut que s'en tenir aux soins de propreté, qu'à détruire ou enfouir les débris d'animaux morts d'affections charbonneuses, et qu'à éviter le plus possible le voisinage des lieux d'où émane la cause morbigène.

CHAPITRE XIV.

GÉOGRAPHIE DE LA PUSTULE MALIGNE.

On a vu, par ce qui précède, que la pustule maligne reconnaît presque exclusivement pour cause générale et primitive, un état particulier du sol, plus ou moins appréciable; lequel sol donne naissance à une végétation qui a la funeste propriété d'occasionner chez les animaux herbivores, plus particulièrement chez ceux qui vivent dans notre domesticité, les affections appelées suivant l'espèce : *sang de rate*, *maladie de sang* et *fièvre charbonneuse*, qui toutes ne sont qu'une seule et même chose, comme je le disais déjà en 1843, et comme l'ont tout à fait démontré les belles expériences de la Société médicale d'Eure-et-Loir; affections pouvant s'inoculer à l'homme, et déterminer sur son enveloppe extérieure, la pustule et l'œdème malins; or on sait que la latitude, l'altitude des conditions climatologiques et météorologiques diverses, une différence parfois insaisissable dans les qualités du terrain, sont susceptibles d'apporter dans les produits végétaux et même dans leurs maladies, des variations très-manifestes. Pourquoi n'en serait-il pas ainsi de l'affection morbide qui nous occupe ? Pourquoi n'observerait-on pas dans sa marche, dans ses allures, dans ses symptômes et même dans ses résultats, des différences analogues ? Ceci ne rendrait-il pas compte, ne donnerait-il pas la raison du désaccord qu'on remarque dans la description donnée par les auteurs qui habitent tels ou tels pays, et surtout de la soi-disant efficacité de certaines médications vantées par ces médecins ?

Jusqu'ici les maladies charbonneuses de cause externe, ne se montrant que dans certaines localités, et très-rarement dans les grands centres de population, là où existent les écoles, où s'enseigne la médecine, et où résident les hommes les plus en renom, jusqu'ici dis-je, ces affections, du plus haut intérêt, n'ont encore eu que peu d'*historiens locaux*, qui les aient observées sur une grande échelle ; à peine çà et là quelques thèses, ou un petit nombre de mémoires, encore basés sur trop peu de faits et rarement originaux. Il serait pourtant à désirer, pour que la connaissance de ce mal devienne familière à tous les médecins, dont il n'est aucun qui ne puisse par hasard le rencontrer et dont l'immense majorité en connaît à peine le nom ou s'en fait la plus fausse idée, que ceux d'entre nous qui se trouvent dans les localités où le charbon a l'habitude de se montrer, communiquassent leurs recherches au corps médical ; alors en comparant les descriptions données par ces auteurs, avec connaissance de cause, on pourrait voir si partout cette insidieuse et grave affection suit une marche identique, offre des résultats semblables, et si les différences sensibles qu'on trouve dans les livres à son sujet, tiennent à une observation incomplète ou à la nature des choses ;

en un mot, on établirait aussi la *géographie* de ce mal.

Avant de terminer je dirai un mot sur l'iconographie de la pustule maligne. On ne trouve jusqu'à présent que bien peu de représentations de ce genre de mal. Le petit nombre de ceux qui en donnent n'ont cherché qu'à reproduire le bouton central, telles sont les planches noires de M. Raimbert. Il m'a semblé impossible, lorsqu'on n'a pas vu encore l'affection charbonneuse, de pouvoir s'en faire une idée d'après cette sorte de gravure. Il serait nécessaire pour que cette représentation fût vraiment utile, qu'elle embrassât non-seulement le bouton, mais encore toute la partie atteinte, avec son gonflement, ses bosselures, l'état de ses téguments et sa coloration, et aussi ses principales variétés ; toutes choses bien difficiles en province, et d'ailleurs, il est très-peu de malades qui vous en laisseraient le loisir. J'ai donc préféré, ne pouvant arriver au but que j'eusse désiré atteindre, sous ce rapport, ne joindre aucune planche à ce traité, plutôt que d'en donner qui eussent faussé le jugement de ceux qui n'auraient pas encore observé le mal sur nature.

BIBLIOTHÈQUE IMPÉRIALE

FIN.

TABLE DES MATIÈRES

DEUXIÈME PARTIE.

Corbeil, typographie et stéréotypie de Crété.

IMPR

NOUVELLES PUBLICATIONS DE J. B. BAILLIÈRE et FILS.

BOUDIN. **Traité de géographie et de statistique médicales et des maladies endémiques,** comprenant la météorologie et la géologie médicales, les lois statistiques de la population et de la mortalité, la distribution géographique des maladies, et la pathologie comparée des races humaines, par le docteur J. CH. M. BOUDIN, médecin en chef de l'hôpital militaire de Vincennes. Paris, 1857, 2 vol. gr. in-8, avec 9 cartes et tableaux........................ 20 fr.

CHAUVEAU. **Traité d'anatomie comparée des animaux domestiques,** par A. CHAUVEAU, chef des travaux anatomiques à l'École impériale vétérinaire de Lyon. Paris, 1857, 1 beau vol. grand in-8 de 838 pages, illustré de 207 figures intercalées dans le texte, dessinées d'après nature....... .... 14 fr.

C'est le scalpel à la main que l'auteur, pour la composition de cet ouvrage, a interrogé la nature, ce guide sûr et infaillible, toujours sage, même dans ses écarts. M. Chauveau a mis largement à profit les immenses ressources dont sa position de chef des travaux anatomiques de l'école vétérinaire de Lyon lui permettait de disposer. Les sujets de toutes espèces ne lui ont pas manqué ; c'est ainsi qu'il a pu étudier successivement les différences qui caractérisent la même série d'organes chez les animaux domestiques, qu'ils appartiennent à la classe des Mammifères ou à celle des oiseaux. Parmi les *mammifères* domestiques, on trouve le Cheval, l'Ane, le Mulet, le Bœuf, le Mouton, la Chèvre, le Chien, le Chat, le Dindon, le Lapin, le Porc, etc., parmi les *oiseaux* de basse-cour, le Coq, la Pintade, le Dindon, le Pigeon, les Oies, les Canards.

COLIN. **Traité de physiologie comparée des animaux domestiques,** par M. G. C. COLIN, chef du service d'anatomie et de physiologie à l'École impériale vétérinaire d'Alfort. Paris, 1855-1856. 2 vol. grand in-8 de chacun 700 pages, avec 114 figures intercalées dans le texte.................................. 18 fr.

DAVAINE. **Traité des entozoaires et des maladies vermineuses de l'homme et des animaux domestiques,** par le docteur C. DAVAINE, membre de la Société de Biologie, lauréat de l'Institut. Paris, 1860, 1 fort vol. in-8 de 950 pages, avec 88 figures intercalées dans le texte.... .... 12 fr.

GERVAIS ET VAN BENEDEN. **Zoologie médicale,** Exposé méthodique du règne animal basé sur l'anatomie, l'embryogénie et la paléontologie, comprenant la description des espèces employées en médecine, de celles qui sont venimeuses et de celles qui sont parasites de l'homme et des animaux, par PAUL GERVAIS, doyen de la Faculté des sciences de Montpellier, et J. VAN BENEDEN, professeur de l'Université de Louvain. Paris, 1859, 2 vol. in-8, avec figures intercalées dans le texte.. 15 fr.

LEBLANC ET TROUSSEAU. **Anatomie chirurgicale des principaux animaux domestiques,** ou Recueil de 30 planches représentant : 1° l'anatomie des régions du cheval, du bœuf, du mouton, etc., sur lesquelles on pratique les opérations les plus graves; 2° les divers états des dents du cheval, du bœuf, du mouton, du chien, indiquant l'âge de ces animaux ; 3° les instruments de chirurgie vétérinaire ; 4° un texte explicatif ; par U. LEBLANC, médecin vétérinaire, ancien répétiteur à l'École vétérinaire d'Alfort, et A. TROUSSEAU, professeur à la Faculté de médecine de Paris. Paris, 1828, grand in-fol. composé de 30 planches gravées et coloriées avec soin.............................. .... 42 fr.

MOQUIN-TANDON. **Monographie de la famille des Hirudinées,** par A. MOQUIN-TANDON, membre de l'Académie des sciences et de l'Académie impériale de médecine, professeur d'histoire naturelle médicale à la Faculté de médecine de Paris. *Deuxième édition*, considérablement augmentée. Paris, 1846, in-8 de 450 pages, avec atlas de 14 planches gravées et coloriées... .... 15 fr.

ROBIN. **Histoire naturelle des végétaux parasites** qui croissent sur l'homme et sur les animaux vivants, par le docteur CH. ROBIN, professeur agrégé à la Faculté de médecine de Paris. Paris, 1853. 1 vol. in-8 de 700 pages, accompagné d'un bel atlas de 15 planches, dessinées d'après nature, gravées, en partie coloriées.. 16 fr.

TARDIEU. **De la morve et du farcin** chronique chez l'homme, par le docteur AMBR. TARDIEU, professeur agrégé de la Faculté de médecine de Paris, médecin des hôpitaux. Paris, 1843, in-4.. 5 fr.

VERNOIS. **Traité pratique d'hygiène industrielle et administrative,** comprenant l'étude des établissements insalubres, dangereux et incommodes, par le docteur MAX. VERNOIS, médecin consultant de l'Empereur, membre du Conseil d'hygiène publique et de salubrité de la Seine, médecin de l'hôpital Necker. Paris, 1860, 2 forts volumes in-8 de chacun 700 pages........................ 16 fr.

CORBEIL. — Typog. et stér. de CRÉTÉ.

www.ingramcontent.com/pod-product-compliance
Ingram Content Group UK Ltd.
Pitfield, Milton Keynes, MK11 3LW, UK
UKHW012011240726
13965UKWH00001B/291

9 782012 971431